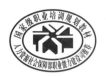

国家职业技能等级认定培训教材——合编版

老年人能力评估师

（三级　二级　一级）

人力资源社会保障部教材办公室　组织编写

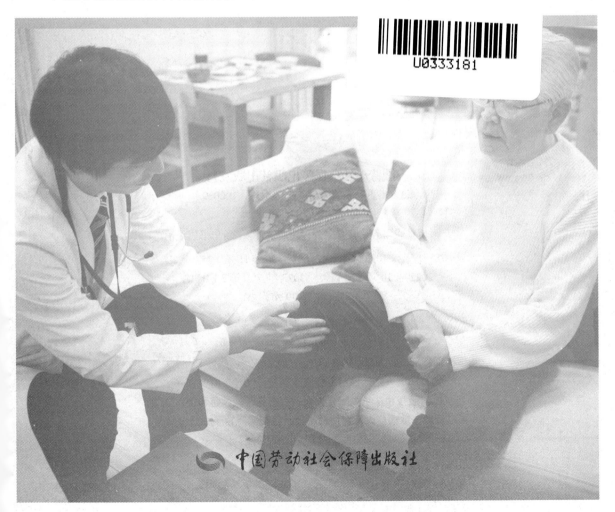

中国劳动社会保障出版社

图书在版编目（CIP）数据

老年人能力评估师：三级　二级　一级 / 人力资源社会保障部教材办公室组织编写 . -- 北京：中国劳动社会保障出版社，2022

国家职业技能等级认定培训教材：合编版

ISBN 978-7-5167-5482-5

Ⅰ . ①老… Ⅱ . ①人… Ⅲ . ①老年人 – 健康状况 – 评估 – 职业技能 – 鉴定 – 教材 Ⅳ . ①R161.7

中国版本图书馆 CIP 数据核字（2022）第 165514 号

中国劳动社会保障出版社出版发行

（北京市惠新东街 1 号　邮政编码：100029）

*

三河市华骏印务包装有限公司印刷装订　　新华书店经销

787 毫米 × 1092 毫米　16 开本　20.25 印张　357 千字

2022 年 10 月第 1 版　　2023 年 7 月第 3 次印刷

定价：55.00 元

营销中心电话：400-606-6496

出版社网址：http://www.class.com.cn

前　言

　　为贯彻落实中共中央、国务院《关于分类推进人才评价机制改革的指导意见》精神，推动老年人能力评估师职业培训和职业技能等级认定工作的开展，推行职业技能等级制度，推进实施职业技能提升行动，人力资源社会保障部教材办公室组织有关专家编写了老年人能力评估师国家职业技能等级认定培训教材——合编版。

　　本套教材依据相关国家职业技能标准、结合岗位工作实际编写，内容上体现"以职业活动为导向、以职业能力为核心"的指导思想，突出职业技能等级认定培训特色；结构上针对老年人能力评估师职业活动领域，按照职业功能模块分级别编写。

　　本书是老年人能力评估师国家职业技能等级认定培训教材——合编版中的一种，适用于三级、二级、一级老年人能力评估师的培训，是国家职业技能等级认定培训推荐用书。

　　本书在编写过程中得到了成飞医院、四川大学华西医院、成都市第八人民医院、北京嘉禾妇儿医院、丝路培文（北京）职业教育咨询集团等单位的大力支持，在此一并表示感谢。由于时间仓促，不足之处在所难免，欢迎提出宝贵意见和建议。

人力资源社会保障部教材办公室

目 录

一　　级

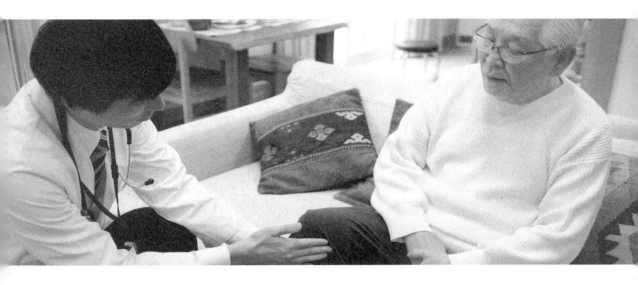

三级

第一章

第一节　资料准备

一、信息鉴别与核实的原则

1. 真实性原则

真实性原则是指采集的信息必须是真实对象或环境所产生的，必须保证信息来源是真实可靠的，必须保证采集的信息能反映真实的状况，是信息采集的基础。

（1）提高信息采集工作人员的素质和工作能力，培养严肃认真的工作精神。

（2）采集被评估者信息时，要对身份证等能证明被评估者身份的证件进行仔细核对。

（3）认真询问，严格进行各种原始资料的记录和登记工作，做好信息的筛选工作，尽可能减少采集过程中的失误现象。

2. 准确性原则

准确性原则是指采集到的信息与应用目标和工作需求的关联程度比较高，采集到的信息是无误的，是属于采集目的范畴之内的，相对于企业或组织自身来说具有适用性，并且是有价值的。采集信息的关联程度越高、适应性越强，就越准确。准确性原则能保证信息采集的价值。

（1）做好信息的处理工作，对原始信息进行认真的筛选、整理、分析和加工，防止信息处理过程中的失真和人为臆断。

（2）被评估者及照护者可能会存在高估或低估被评估者能力的现象，老年人能力

3

评估师必须真实客观评价，正确判断其功能状态。

（3）进行评估时，必须直接观察或向知情人询问，了解被评估者的功能状态，避免主观判断。

（4）避免霍桑效应。进行评估时，应避免霍桑效应，即被评估者在做某项活动时表现得很出色而掩盖了平时的状态，因此要进行全面真实的评估。

3. 可追溯性原则

可追溯性原则是指收集的信息可以追踪反查到信息的来源地、来源时间、来源人、来源途径等。

（1）详细询问并记录被评估者及联系人的姓名、地址、联系方式，以便必要时回访及核实。

（2）被评估者患有疾病时，应核对相关病历资料的真实性，必要时按照相关程序对病历资料进行调阅核对。

二、信息鉴别与核实的方法

1. 被评估者身份核实

根据身份证、军官证等有效证件或其他身份证明文件对被评估者身份进行核实并登记，包括被评估者的姓名、性别、出生年月、国籍、民族、有效证件号码、职业、住所地等信息。

2. 监护人或照护人身份核实

核实监护人或照护人的基本个人信息、联系方式、与被评估者的关系等。

3. 被评估者健康状态核实

根据被评估者提交的有效医疗文书，包括出院证明、疾病诊断证明、残疾证明、伤残等级证明、既往评估报告、交通事故记录单等，对被评估者既往健康情况进行核实，详细了解被评估者的健康状态、患病和治疗情况。为了核对疾病相关资料的真实性，必要时可依法查阅相关病历资料、评估结果报告等。

三、信息采集原则

1. 客观性原则

客观性原则又称真实性原则，是指根据客观事实如实采集被评估者基本信息，力求内容真实、资料准确。

2. 完整性原则

完整性原则是指采集到的信息在内容上必须完整，无缺项、漏项。

3. 针对性原则

针对性原则是指根据具体采集表格所需内容有重点、按计划、按步骤地采集有用的信息。

四、信息采集的方式和方法

1. 信息采集的方式

（1）电话登记。按照老年人能力评估信息登记表的相关内容，通过与被评估者、家属或陪护人员电话沟通的方式，询问并记录被评估者的个人身份信息（如身份证号码、家庭住址等），了解其直接照护人或监护人的个人信息及与被评估者的关系（如母子、兄弟、私人陪护等），并简单了解被评估者的健康情况（如是否残疾等）。

（2）上门登记。老年人能力评估师需携带老年人能力评估信息登记表、黑色中性笔等前往被评估者住所进行询问并记录（内容同电话登记内容）。

（3）网络登记。借助微信、QQ等方式进行信息登记，或依靠软件信息技术，通过指定网站或App进行网络登记信息。

2. 信息采集的方法

（1）按照老年人能力评估信息登记表的相关内容，逐项进行填写。

（2）对于不清楚的项目，可以多次询问后再确定，如果仍不能确定，需单独标注，在进行现场评估时再次确认。

（3）对于特殊事项，需单独标注，以便于后期为评估、照护指导提供依据。

五、老年人能力评估文档

1. 明确评估文档的构成

评估文档主要由老年人能力评估基本信息表（见附录1表A）、老年人能力评估表（见附录1表B）、特殊事项记录单（见附录2）、老年人能力评估报告（见附录1表C）构成。

2. 具体评估项目

（1）日常生活活动能力评估。日常生活活动能力评估主要采用日常生活活动能力评估表。

（2）精神状态评估。精神状态评估主要包括认知功能测试、攻击行为问卷、抑郁症状问卷。

（3）感知觉与沟通评估。感知觉与沟通评估主要采用感知觉与沟通评估表。

（4）社会参与评估。社会参与评估主要采用社会参与能力评估表。

（5）家庭环境评估。家庭环境评估主要采用家庭环境评估表（家庭成员基本信息采集表、APGAR 家庭功能评估表）。

3. 填写特殊事项记录单

根据被评估者实际情况，如果存在可能影响评估结果的情况，需要进行特殊记录，并填写相应的特殊事项记录单。

第二节 工具准备

一、老年人能力评估工具与用品识别

按照老年人能力评估量表要求，准备需要携带的物品。需要携带的物品主要包括基本信息采集表、空白量表、纸、笔、直尺、测试视力的报纸（见图 1-1）、测试听力的手表、音叉（见图 1-2）等，以及电子血压计（见图 1-3）、体温表或红外线电子测温仪（见图 1-4）等基本生命体征测量设备。必要时携带能力评估使用的移动台阶。

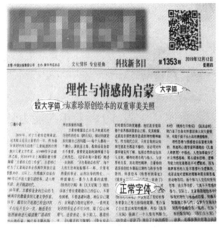

图 1-1　测试视力的报纸

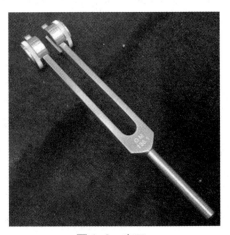

图 1-2　音叉

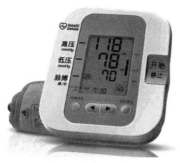

图 1-3　电子血压计

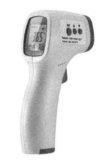

图 1-4　红外线电子测温仪

二、身体基础检测设备的选用和注意事项

1. 血压检测

（1）设备选用。血压检测设备可以采用臂式或腕式电子血压计。

（2）注意事项。血压检测设备使用时应注意血压计需要定期校验，以保障检测结果准确。测量血压之前应使被评估者静息 10~15 min，测量血压的前半个小时不应剧烈活动，避免紧张、焦虑的情绪，避免服用具有刺激性的饮料，如茶、酒、咖啡等。静息后测量血压时，要使前臂或者上臂与心脏处于同一水平位置。

2. 体温检测

（1）设备选用。体温检测设备常用水银体温计。

（2）注意事项。水银体温计测量部位多为腋下。但对于腋下出汗较多或有创伤、手术、炎症者，以及肩关节受伤或极度消瘦夹不紧体温计者，则不宜测腋温，可采用红外线电子测温仪测量体表温度。

三、应用软件的安装与使用

通常，手机、平板电脑等都可以作为应用软件的载体。使用前，应下载正确的应用软件，如采用老年人能力评估信息化系统进行评估，需提前下载、安装软件，并测试其可否顺利使用。安装后，需熟悉评估系统使用方法，同时注意网络准备，以便在评估现场顺利使用。

四、老年人能力评估替代性工具的选用方法和注意事项

1. 选用方法

如果携带的物品损坏或遗漏，可就地取材。例如，未携带移动台阶，可借助住所房屋楼梯。

2. 注意事项

在使用替代性工具时，为了保证评估结果的准确、有效，所使用的替代工具应保证被评估者身体不受损伤，评估结果与使用标准工具应一致。

第三节　环境准备

一、老年人能力评估环境确定

1. 评估日期和环境的确定

（1）老年人能力评估师应提前与被评估者或其监护人联系，确定进行评估的准确时间和地点。

（2）评估过程中需要被评估者本人及其主要照护者或监护人在场，如果因为特殊原因没有照护者或监护人，需要在特殊事项记录单上详细注明。

2. 评估场所的选择和确定

（1）评估原则上应尽可能在被评估者日常居住场所完成，如家、医院、养老机构、社区卫生服务中心等。如果被评估者居住地址与申请资料中的居住地址不一致，需提前核实。

（2）如果评估场所为医院、养老机构或社区卫生服务中心等，需提前与相关负责人进行沟通，确定被评估者是否常住这里。同时，在评估中如果出现需要帮助的情况时，也可以求助相关机构的工作人员。

二、老年人能力评估环境布置和工具配置

1. 评估环境要求安静、整洁、光线明亮、空气清新、温度适宜。

2. 需提前准备至少 3 把椅子、1 张桌子。

3. 评估现场需要具备楼梯或台阶。梯段通行净宽不应小于 1.20 m，各级踏步应均匀一致，楼梯缓步平台内不应设置踏步。踏步前缘不应突出，踏面下方不应透空。应采用防滑材料饰面，所有踏步上的防滑条、警示条等附着物均不应突出踏面。（参照 JGJ 450—2018《老年人照料设施建筑设计标准》）

4. 如果使用评估软件进行评估，需准备网络环境以便评估顺利进行。

三、注意事项

1. 现场评估前，在电话沟通过程中注意对方的语气和态度，若被评估者或其照护者有攻击倾向或态度恶劣的情况，要有所防备并做好记录。

2. 现场评估时，首先观察被评估者家庭环境中是否存在危险情况（人、物、特殊味道等）；如发现异常应立即撤离，再及时上报相关管理部门。

3. 了解被评估者的居住情况，包括是否独居，与家人一起生活还是居住在养老院，照护人是其老伴、子女、亲戚还是雇佣照护者。居住的房屋其地面是否平整，是否容易滑倒跌伤，有无拐杖、助步器、轮椅等，厕所有无坐式马桶，墙壁上有无扶手等。

4. 评估过程中，注意用语准确、态度温和，切勿语言歧视或攻击，以免给双方带来不必要的矛盾。

5. 评估过程中，至少需有一名家属或照护者在现场陪同。

第二章

信息采集与管理

第一节　个人健康信息采集

一、身份信息采集的基本原则及内容

1. 身份信息采集的基本原则

（1）真实性原则。通过被评估者的身份证、护照、医保卡等确认被评估者的身份。

（2）准确性原则。客观记录被评估者的各项身份信息。

2. 身份信息采集的内容

身份信息采集的内容有被评估者的姓名、性别、年龄、出生日期、民族、籍贯、文化程度、职业经历、婚姻状况、宗教信仰、身份证号码、医保信息（若有，记录医保卡号码）。

二、生命体征信息采集的基本原则和方法

1. 生命体征信息采集的基本原则

（1）准确性原则。老年人能力评估师要熟练掌握采集被评估者基本生命体征的操作方法，定期校验仪器，确保结果的准确性。

（2）真实性原则。老年人能力评估师测量被评估者的生命体征数据时，要做到内容真实，如实填写。

（3）安全性原则。老年人能力评估师要遵守医疗操作规范，保障被评估者的人身安全和健康。

2. 生命体征信息采集的方法

（1）老年人能力评估师要注意仪表大方、举止端庄、语言柔和、态度和蔼可亲。

（2）与被评估者认真交流，做好解释工作，动作轻柔。

（3）关爱被评估者，如保护被评估者的隐私、避免被评估者受凉等。

（4）在操作中，备齐用品，把相关用品调试好。

（5）评估时要保证被评估者处于安静状态，如被评估者有情绪激动、剧烈运动、饮用热水的情况，应让被评估者休息 15 min 后再测量。

3. 具体测量方法

生命体征信息的采集包括体温、脉搏、呼吸、血压。

（1）体温信息采集

1）使用水银体温计时，老年人能力评估师应注意在使用前用力地将水银柱刻度甩到 35 ℃以下，然后将水银端完全夹在被评估者的腋窝中心，尽量避免偏离，否则会影响测量的结果，等待 5 ~ 10 min 之后取出体温计，观察其显示的度数即可。

2）使用红外线电子测温仪时，老年人能力评估师要握住红外线电子测温仪的握柄，与被测量部位保持 3 ~ 5 cm 的距离，测量时间大约 0.5 s 后，显示屏上就会出现被测量部位的温度。

一般情况下，体温的正常范围为 36.2 ~ 37.3 ℃。如果成年人的腋下温度超过 37.3 ℃，则属于发热症状，需要去医院作进一步的检查。

（2）脉搏信息采集

1）被评估者取坐位或卧位，老年人能力评估师将被评估者的手臂轻轻放在桌面上或床上，手心向上。

2）老年人能力评估师将食指和中指压在被评估者的桡动脉处（见图 2-1），力度适中，能感觉到脉搏搏动即可。

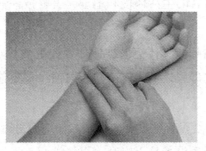

图 2-1　测脉搏

3）测量时间为 1 min。一般成年人的脉搏应为 60～100 次/min。

4）在被评估者紧张、剧烈运动、哭闹等情况下测量的脉搏数值会高一些，可等被评估者平静后再测量，这样更能反映被评估者的真实脉搏。

（3）呼吸信息采集。用眼睛观察被评估者胸腹部的起伏状况，记录 1 min 的呼吸次数。测量呼吸时，需要注意呼吸的节律，以及呼出的气体有无异常气味。

（4）血压信息采集。测量血压时，被评估者需要在安静休息 10～20 min，且膀胱排空的状态下进行测量。可选择使用上臂式或腕式电子血压计。

1）使用上臂式电子血压计。老年人能力评估师将电子血压计的袖带空气排尽，绑在被评估者的上臂处，袖带下端距肘正中 1 横指，松紧适宜（以能放入 1 指为宜）。测量时注意手臂与心脏保持在同一水平位置，袖带要与皮肤接触，或者两者间只隔一件比较薄的衣服，不能有毛衣等较厚的衣服。按下电子血压计的"开始"按钮进行测量。不同型号的电子血压计测量的时间会有所不同。测量过程中手臂放松，手掌张开，不要握拳。休息 3～5 min 以后再测量一次，取平均值即为测量的结果。

2）腕式电子血压计的使用操作比较简便，老年人能力评估师将腕带缠绕于被评估者的腕横纹之上，让其手臂与心脏保持在同一水平，按下电子血压计的开关，便能自动读出血压的数值。

三、生活环境信息采集的基本原则及内容

1. 生活环境信息采集的基本原则

（1）真实性原则。老年人能力评估师要如实了解并客观记录被评估者的居住地址、居家环境、医疗费用支付方式及经济来源等信息。

（2）全面性原则。老年人能力评估师要全面了解并准确记录被评估者生活环境的整体情况。

2. 生活环境信息采集的内容

（1）详细了解被评估者的生活环境和地址，了解被评估者是居家、医院还是养老机构养老。

（2）老年人能力评估师要具体记录被评估者的生活状态。如独居、与配偶/伴侣居住、与子女居住、与父母居住、与兄弟姐妹居住、与其他亲戚居住、与非亲属关系的人居住、养老机构居住等。

（3）确认居家环境中是否有不安全的因素。如地面是否平坦、有无台阶等障碍物、有无管线或杂物放置，厨房设备是否安全，煤气炉旁有无易燃物品，浴室是否有防滑

措施，电源是否安全可靠等。

四、疾病诊断信息采集的基本原则、途径和内容

1. 疾病诊断信息采集的基本原则

（1）客观性原则。老年人能力评估师要如实、客观、详细地进行询问和记录，避免因主观武断导致的偏差。

（2）可追溯性原则。老年人能力评估师要参考既往医疗资料，进行准确判断。

（3）全面性原则。老年人能力评估师要全面询问被评估者及照护者，查看就诊记录、住院情况、服药情况，采集重要病史。

2. 疾病诊断信息采集的途径

老年人能力评估师可询问被评估者及照护者，查看相关资料，必要时可到相关医疗机构依法合规地调取既往医学资料。

3. 疾病诊断信息采集的内容

被评估者的既往重要病史，包括痴呆及其程度、精神疾病（精神分裂症、双相情感障碍、偏执性精神障碍、分裂情感性障碍、癫痫所致精神障碍、精神发育迟滞伴发精神障碍）、慢性疾病（高血压、糖尿病、心脏病、肿瘤）等病史。

五、事件信息采集的基本原则和注意事项

1. 事件信息采集的基本原则

（1）真实性原则。老年人能力评估师要高度重视事件信息对评估的重要性，如实准确地进行询问并记录。

（2）全面性原则。老年人能力评估师要逐项了解、客观记录，必要时询问照护者、查看就诊记录。

2. 事件信息采集的注意事项

（1）老年人能力评估师询问时要注意态度，部分老年人对自己身体状态不佳的情况有刻意隐瞒的现象，需要注意鉴别。

（2）老年人记忆力有不同程度的下降，对于不能准确回答的问题，要多次询问了解。

（3）老年人能力评估师对被评估者跌倒、走失、噎食、自杀、误吸、中毒、中暑、烫伤、冻伤、失明、失聪、失语、意识障碍等特殊情况要逐项记录。

六、特殊事项记录单

1. 使用范围

在填写老年人能力评估基本信息表、老年人能力评估表时，出现易混淆、易错项目时需在特殊事项记录单（见表2-1）上进行记录，以供上级老年人能力评估师审核、复评、复核、指导时使用。

● 表2-1　特殊事项记录单

编号	说明
（例）A.2.13.3	据家属所提供的病历，被评估者在 2 年前被诊断出有轻度糖尿病，经过积极的治疗，最近一次检查结果表明已基本恢复正常

2. 注意事项

（1）特殊事项记录必须在该评估项的指定区域内填写，并书写端正、清晰。

（2）如果指定区域的空间不足以书写全部内容，可使用下一行区域书写，且编号栏不必填写。

第二节　信息管理

一、老年人能力评估基本信息表的内容构成、填写方法和要求

1. 老年人能力评估基本信息表的内容构成

老年人能力评估基本信息表包括三项内容，见表2-2。

（1）评估基本信息。

（2）被评估者基本信息。

（3）信息提供者及联系人信息。

❀　表2-2　老年人能力评估基市信息表的内容构成

编号	内容	说明	需填写项目的数量（项）
1	评估基本信息	评估编码、基准日期、原因	3
2	被评估者基本信息	姓名、身份证号码、病史等老年人基本信息	20
3	信息提供者及联系人信息	信息提供者的姓名、联系方式等	4

2. 老年人能力评估基本信息表的填写方法和要求

（1）按照评估顺序，客观、准确、真实地填写被评估者的基本信息。需要正确记录联系电话，填写能够迅速、直接联系到本人或家属的电话号码。

（2）填写被评估者的基本信息，包括姓名、性别、年龄、出生日期、民族、籍贯、文化程度、职业、婚姻状况、宗教信仰。填写被评估者的家属时，称谓要规范，配偶为"妻子、丈夫"，子女为"儿子、女儿"，多子女为"长子、次子、长女、次女"等。

（3）填写被评估者的基本身体数据，包括身高、体重、血压、呼吸、脉搏，需按照实际测量的数据准确填写。

（4）填写被评估者生活环境和条件信息。需询问被评估者的生活居住情况，包括老年人居住地，合住人员基本信息；需询问医疗费用支付方式是否自费，有无医保（如果为参保，则需询问参保方式），有无购买商业医疗保险（如果购买了商业医疗保险，需询问购买的商业医疗保险品种、报销范围和报销比例情况），有无经济来源（退休金/养老金、子女补贴、亲友资助、其他补贴等）。

（5）填写意外事件信息。需详细询问被评估者近30天有没有跌倒、走失、噎食、自杀、误吸、中毒、中暑、烫伤、冻伤等情况发生，如有，需详细询问发生时的具体情况及救治情况。

老年人能力评估基本信息表的填写方法及要求详见表2-3。

● 表2-3 老年人能力评估基本信息表的填写方法及要求

编号	项目填写名称	必填项目	定义	填写要求
A.1 评估基本信息表				
A.1.1	评估编码	○	评估工作执行单位内部评估记录的代码，每条评估记录有且只有1个相对应的评估编码	<table><tr><td>1</td><td>2</td><td>3</td><td>4</td><td>5</td><td>6</td><td>7</td><td>8</td></tr></table> 从左到右依次代表的含义如下：①第一位：代表"评估单位类型"，由1位大写英文字母表示，具体如下：• 养老机构为"J"• 社区为"S"• 第三方评估组织为"T"• 其他为"Q"②第二至第五位：代表"评估时间"，由4位大写英文字母和数字混合表示，将年月日（yyyy/mm/dd）以"yy""yy""mm""dd"的方法将8位字符进行两两分割，"00～09"由数字"0～9"表示；"10"以上由英文字母表示，"A"代表数字"10"，依次顺序编码至"Z"。例如，20151212的编码为"KFCC"③第六位：代表"老年人能力评估师编号"，由1位大写英文字母或数字表示，"0～9"由数字"0～9"表示；"10"以上由英文字母表示，"A"代表数字"10"，依次顺序编码至"Z"④第七至第八位：代表"顺编号"，由2位大写英文字母和数字表示。每位字符均从"0"开始顺序编码至"9"；"10"以上由英文字母表示，"A"代表数字"10"，依次顺序编码至"Z"。字符组合的数字由小到大表示评估顺序由先至后
A.1.2	评估基准日期	○	被评估者进行能力评估的日期	"年"用四位数表示，"月"和"日"用两位数表示。例如，2020年12月28日，填写为20201228
A.1.3	评估原因	○	被评估者进行能力评估的原因，共分为4类	①须按被评估者的实际情况填写，一般在评估发起时确定②老年人能力评估师可在评估现场再次与被评估者本人、家属或陪同人员进行确认，以确保信息准确无误③评估原因为单选项目：• 接受服务前的初评• 接受服务后的常规评估• 状况发生变化后的即时评估• 因对评估结果有疑问进行的复评

编号	项目填写名称	必填项目	定义	填写要求
A.2 被评估者基本信息表				
A.2.1	姓名	○	被评估者的合法姓名	①须和被评估者身份证上的姓名保持一致 ②一律使用简体汉字填写，不得使用其他文字或符号代替。顺序为先姓后名（姓与名之间不设空格） ③不得少于2个汉字，且不多于25个汉字
A.2.2	性别	○	被评估者的生理性别	须按被评估者的性别如实选择相应的生理性别选项。此处为单选项目： • 男 • 女
A.2.3	出生日期	○	被评估者的出生年月日	须与被评估者身份证号码中的出生日期一致，填写要求同"A.1.2 评估基准日期"
A.2.4	身份证号码	○	被评估者身份证件上唯一的法定标识符号	①查看被评估者本人的身份证件（或任何含有身份证号码的官方证明、文件等）。如果无法获得本项信息，需及时与上级老年人能力评估师联系，请求指示 ②身份证号码必须与被评估者本人身份证件一致。填写时须从左往右依次填写，每个数字或字母各占一个空格，共18位 ③填写完毕后，须从左往右校对一遍，确保填写准确无误
A.2.5	社保卡号码		被评估者社保卡上唯一的法定标识符号	①如申请人持有社保卡，则需填写，号码须和原证件号码一致。须从左往右依次填写，每个数字或字母各占一个空格，最长可填入9位 ②填写完毕后，须从左往右校对一遍，确保填写准确无误 ③若被评估者所属地区的社保卡号码采用居民身份证号码，则无须在此处填写，应在"特殊事项"中说明
A.2.6	民族	○	被评估者的民族	以被评估者身份证或户口本中的信息为准，如实选择民族
A.2.7	文化程度		被评估者的最高受教育程度	须以被评估者户口本中的信息为准，如实选择相应的文化程度选项。此处为单选项目： • 文盲 • 小学 • 初中 • 高中/技校/中专 • 大学专科及以上 • 不详

续表

编号	项目填写名称	必填项目	定义	填写要求
A.2.8	宗教信仰		被评估者的宗教信仰情况	若被评估者有宗教信仰，则如实选择相符的宗教类型，没有则选择"无"
A.2.9	婚姻状况		被评估者当前的婚姻状况	须以被评估者户口本中的信息为准，如实选择婚姻状况选项。如果被评估者曾经丧偶或离婚，但已经再婚，选择"已婚"选项。此处为单选项目： • 未婚 • 已婚 • 丧偶 • 离婚 • 未说明的婚姻状况
A.2.10	居住情况		被评估者当前的居住情况，包括8类	须询问被评估者本人及家属或陪同人员，如实选择居住情况选项。必要时，可与被评估者所属街道、社区单位再次沟通确认，确保信息的准确性。此处为单选项目： • 独居 • 与配偶／伴侣居住 • 与子女居住 • 与父母居住 • 与兄弟姐妹居住 • 与其他亲属居住 • 与非亲属关系的人居住 • 养老机构居住
A.2.11	医疗费用支付方式		被评估者当前的医疗费用支付方式	①须询问被评估者本人及家属或陪同人员，如实选择医疗费用支付方式选项。除"商业医疗保险、全自费"的情况以外，必要时，可与被评估者所属街道、社区再次沟通确认，确保信息的准确性 ②如有其他未列明情况，选择"其他"选项，并填入具体内容。例如，×××保险中断 ③此处为多选项目，最多可选4项： • 城镇职工基本医疗保险 • 城乡居民基本医疗保险 • 贫困救助 • 商业医疗保险 • 全公费 • 全自费 • 其他

编号	项目填写名称	必填项目	定义	填写要求
A.2.12	经济来源		被评估者的经济来源	①须询问被评估者本人及家属或陪同人员，如实选择经济来源选项 ②如有其他未列明情况，选择"其他补贴"，并填入具体内容。例如，×××公司捐助 ③此处为多选项目，最多可选4项 • 退休金/养老金 • 子女补贴 • 亲友资助 • 其他补贴 ④间断性的慰问金、红包等不计入经济来源，不属于"子女补贴"和"亲友资助"的范畴
A.2.13.1	痴呆		被评估者有无痴呆现象，以及痴呆程度	①观察被评估者评估当日身心状态，进行判断。向被评估者本人及家属或陪同人员进行提问，进一步确定疾病程度。征得家属或陪同人员同意后，可查看病历、诊断书等证明资料，并在"特殊事项"中如实注明相关信息 ②此处为单选项目： • 无 • 轻度 • 中度 • 重度
A.2.13.2	疾病诊断 精神疾病		被评估者有无精神疾病，以及所患精神疾病的种类	①观察被评估者评估当日身心状态，进行判断。询问被评估者本人及家属或陪同人员，以进一步确定疾病种类及程度。征得被评估者家属或陪同人员同意后，可查看病历、诊断书等证明资料，并在"特殊事项"中如实注明相关信息 ②此处为单选项目： • 无 • 精神分裂症 • 双相情感障碍 • 偏执性精神障碍 • 分裂情感性障碍 • 癫痫所致精神障碍 • 精神发育迟滞伴发精神障碍

编号	项目填写名称		必填项目	定义	填写要求
A.2.13.3	疾病诊断	慢性疾病		被评估者有无慢性疾病，以及所患慢性疾病的种类	①询问被评估者本人及家属或陪同人员，进一步确定疾病程度。征得被评估者本人及家属或陪同人员同意后，可查看病历、诊断书等证明资料，并在"特殊事项"中如实注明相关信息 ②须在填写栏里填入具体的疾病名称，如糖尿病、高血压等
A.2.14.1	近30天意外事件	跌倒		被评估者近30天有无跌倒现象发生，以及具体跌倒次数	①仔细询问被评估者本人及家属或陪同人员，确定受伤严重程度 ②征得被评估者家属或陪同人员同意后，可查看病历、诊断书等证明资料，并在"特殊事项"中如实注明相关信息 ③此处为单选项目： •无 •发生过1次 •发生过2次 •发生过3次及以上
A.2.14.2		走失		被评估者近30天有无走失现象发生，以及具体走失次数	①仔细询问被评估者家属或陪同人员，确定具体次数 ②如有必要，可与被评估者家属、所属街道、社区等再次沟通确认，确保信息的准确性。须在"特殊事项"中如实注明相关信息 ③此处为单选项目： •无 •发生过1次 •发生过2次 •发生过3次及以上
A.2.14.3		噎食		被评估者近30天有无噎食现象发生，以及具体噎食次数	①仔细询问被评估者家属或陪同人员，确定具体次数 ②如被评估者有日常照护者，也可向日常照护者进行沟通确认，确保信息的准确性，并在"特殊事项"中如实注明相关信息 ③此处为单选项目： •无 •发生过1次 •发生过2次 •发生过3次及以上

编号	项目填写名称	必填项目	定义	填写要求
A.2.14.4	近30天意外事件	自杀		被评估者近30天有无自杀现象发生，以及具体自杀次数	①仔细询问被评估者家属或陪同人员，确定具体次数 ②如被评估者有日常照护者，也可向日常照护者进行沟通确认，确保信息的准确性，并在"特殊事项"中如实注明相关信息 ③此处为单选项目： • 无 • 发生过1次 • 发生过2次 • 发生过3次及以上
A.2.14.5		其他	被评估者近30天除跌倒、走失、噎食、自杀以外发生的其他意外事件	①如有其他未列明情况，最少在填写栏里填入以下3项信息： • 具体事件名称 • 发生次数 • 具体发生日期 若同一天内多次发生，应尽量记录具体时间；若无法详细记录发生日期，可用发生频率代替 ②须以简体汉字、数字格式填写。例如，2016年3月25日、4月14日，癫痫发作2次
A.2.15.1	基本生命体征	体温	○		测量被评估者体表温度_____（单位：℃）
A.2.15.2		脉搏	○		测量被评估者每分钟脉搏次数_____（单位：次/min）
A.2.15.3		呼吸	○		测量被评估者每分钟呼吸次数_____（单位：次/min）
A.2.15.4		血压	○		测量被评估者收缩压及舒张压_____（单位：mmHg）
A.3　信息提供者及联系人信息表				
A.3.1	信息提供者的姓名		○	被评估者、信息提供者的合法姓名	①须在评估实施现场要求信息提供者出示身份证、社保卡、驾驶证等身份证件，保证所填写姓名与所出示证明上的姓名一致 ②填写要求同"A.2.1姓名" ③若信息提供者为被评估者本人，老年人能力评估师填写完毕后须再次确认此处填写的姓名与"A.2.1姓名"处填写的内容是否一致 ④若有2名以上信息提供者，此处只填写1名信息提供者的姓名，以直系家属优先。其他所有信息提供者的姓名须在"特殊事项"中如实填写。填写要求参考"A.3.2信息提供者与被评估者的关系"

编号	项目填写名称	必填项目	定义	填写要求
A.3.2	信息提供者与被评估者的关系	○	信息提供者与被评估者的关系，共分为5类	①询问家属或陪同人员与被评估者的关系后，选择相应选项。必要时，征得被评估者家属或陪同人员同意后，可查看户口本等证明材料 ②此处为单选项目： ·配偶 ·子女 ·其他亲属 ·雇佣照护者 ·其他 ③如有其他未列明情况，选择"其他"选项，如实填入具体内容。例如，×××街道办事处人员。如果信息提供者为被评估者本人，则选择"其他"选项，且必须在填写栏中填入"本人" ④"其他亲属"是指除了配偶、子女外的亲属，包括父母、兄弟姐妹、祖父母和外祖父母、孙子女和外孙子女、儿媳和公婆、女婿和岳父母，以及其他三代以内的旁系血亲，如伯伯、叔叔、姑、舅、姨、侄子女、甥子女、堂兄弟姐妹、表兄弟姐妹。以上范围之外的人，一律选择"其他" ⑤若有2名以上信息提供者时，填写"A.3.1 信息提供者的姓名"中所示人员与被评估者的关系。其他信息提供者与被评估者的关系须在"特殊事项"中与姓名对应填写，格式为"姓名：与被评估者的关系"。例如，"张三：邻居"
A.3.3	联系人姓名	○	被评估者联系人的合法姓名	①询问被评估者本人及家属或陪同人员后，如实填写。填写后须向信息提供者进行确认，确保填写准确无误 ②优先填写被评估者的法定监护人、直系亲属。若为孤寡老人，应填写所属街道、社区等单位的负责人姓名。原则上，不得填写保姆、护工等家庭外部成员的姓名。若取得被评估者本人或其家属的同意，可填写，但必须在"特殊事项"中注明 ③填写要求同"A.2.1 姓名"

编号	项目填写名称	必填项目	定义	填写要求
A.3.4	联系人电话	○	被评估者联系人的电话号码	①询问被评估者本人及家属或陪同人员后，如实填写"A.3.3联系人姓名"中所填写的联系人的电话号码。电话号码可为移动电话号码，也可为座机号码，保证至少填写其中一项。填写后须向信息提供者进行确认，确保填写准确无误 ②填写格式：一般以数字填写，限30个数字以内。若有国家代码、区号，则国家代码、区号与电话号码间用"–"隔开。例如，座机号码为0575–12345678（区号－座机号码）；移动电话号码为86–13812341234（国家代码－移动电话号码） ③中国国内移动电话号码须确保11位数字准确填写。座机号码须确保7位或8位数字准确填写（视所在地区具体情况而定）

二、系统数据处理的基础知识和方法

1. 系统数据处理的基础知识

老年人能力评估体系是国家相关部门利用各种信息技术手段，掌握国内老年人能力、健康状况、等级分布，对老年人能力评估师从业者、相关养老机构进行综合管理的重要工具，能大幅度提高政府机构管理水平及部门间协同工作的能力，提高政府管理能力、工作效能和社会服务能力。

老年人基础信息资料的填报准确与否，直接关系着后期大数据的统计，以及相关政策制定。

2. 系统数据的处理方法

（1）系统数据源于前期基本信息的采集及其正确、规范的填写。

（2）熟悉编码原则，做到准确无误，一人一码，该码为该被评估者此次评估的唯一编码。

（3）逐项询问，按标准填写。

三、信息分类归档的相关知识

1. 归档文件的概念

广义上的归档文件是一个泛指性概念，包括机关形成的必须归档保存的所有文件材料。本书中对这一概念的使用和限定，使"归档文件"具有了专指性意义，即专指老年人能力评估的相关资料。

2. 归档文件的整理

归档文件的整理，就是将归档文件以被评估者为单位进行分类、排列、编号、编目、装订、装盒，使之有序化的过程。这一概念明确了"以被评估者为单位"的基本原则，整理的内容包括分类、排列、编号、编目、装订、装盒。

3. 归档文件的整理原则

（1）遵循文件的形成规律，保持文件之间的有机联系。

（2）便于保管和利用。

（3）遵循信息化管理原则，依靠计算机进行检索，便于信息资料的汇总、提取、分析。

第三章

能力评估

老年人能力评估表由 4 个一级指标、22 个二级指标构成。每一个一级指标都代表着老年人的某一项基本身心状态或生活能力，见表 3-1。

● 表 3-1　老年人能力评估表内容

编号	内容		说明	需填写项目数量（项）
	一级指标	二级指标		
B.1	日常生活活动	B.1.1～B.1.10 进食、洗澡、修饰、穿衣、大便控制、小便控制、如厕、床椅转移、平地行走、上下楼梯	个体为独立生活而每天必须反复进行的、最基本的、具有共性的身体动作群	10
B.2	精神状态	B.2.1～B.2.3 认知功能、攻击行为、抑郁症状	个体在认知功能、攻击行为、抑郁症状等方面的表现	3
B.3	感知觉与沟通	B.3.1～B.3.4 意识水平、视力、听力、沟通交流	个体在意识水平、视力、听力、沟通交流等方面的能力	4
B.4	社会参与	B.4.1～B.4.5 生活能力、工作能力、时间/空间定向、人物定向、社会交往能力	个体与周围人群和环境的联系与交流的能力	5

一、4 个一级指标

B.1 日常生活活动、B.2 精神状态、B.3 感知觉与沟通、B.4 社会参与。

二、22 个二级指标

B.1.1 进食、B.1.2 洗澡、B.1.3 修饰、B.1.4 穿衣、B.1.5 大便控制、B.1.6 小便控制、B.1.7 如厕、B.1.8 床椅转移、B.1.9 平地行走、B.1.10 上下楼梯，B.2.1 认知功能、B.2.2 攻击行为、B.2.3 抑郁症状，B.3.1 意识水平、B.3.2 视力、B.3.3 听力、B.3.4 沟通交流，B.4.1 生活能力、B.4.2 工作能力、B.4.3 时间/空间定向、B.4.4 人物定向、B.4.5 社会交往能力。

第一节　日常生活活动能力评估

日常生活活动，是人们在每日生活中，为照顾自己的衣、食、住、行，保持个人卫生整洁和进行独立的社区活动所必须反复进行的、最基本的、具有共性的一系列活动。

日常生活活动能力评估的内容包括基本日常生活活动能力、工具性日常生活活动能力和高级日常生活活动能力三个层次。

对于基本日常生活活动能力的评估最常使用巴塞尔指数评定量表（见表 3-2），包括 10 项内容，即进食、洗澡、修饰、穿衣、大便控制、小便控制、如厕、床椅转移、平地行走、上下楼梯。该量表总分为 100 分，得分越高，独立性越好，依赖性越小。

● 表 3-2　日常生活活动能力评估表（巴塞尔指数）

评估项目名称	结果	评分细则
B.1.1 进食	□分	10分，可独立进食（在合理的时间内独立进食准备好的食物）
		5分，需部分帮助（进食过程中需要一定的帮助，如协助把持餐具）
		0分，需极大帮助或完全依赖他人，或留置营养管

续表

评估项目 名称	结果	评分细则
B.1.2 洗澡	□分	5分，准备好洗澡水后，可自己独立完成洗澡过程
		0分，在洗澡过程中需他人帮助
B.1.3 修饰	□分	5分，可独立完成
		0分，需他人帮助
B.1.4 穿衣	□分	10分，可独立完成
		5分，需部分帮助（能自己穿脱，但需他人帮助整理衣物、系扣/鞋带、拉拉链）
		0分，需极大帮助或完全依赖他人
B.1.5 大便控制	□分	10分，可控制大便
		5分，偶尔失控（每周≤1次），或需要他人提示
		0分，完全失控
B.1.6 小便控制	□分	10分，可控制小便
		5分，偶尔失控（每天≤1次，但每周>1次），或需要他人提示
		0分，完全失控，或留置导尿管
B.1.7 如厕	□分	10分，可独立完成
		5分，需部分帮助（需他人搀扶去厕所，需他人帮忙冲水或整理衣裤等）
		0分，需极大帮助或完全依赖他人
B.1.8 床椅转移	□分	15分，可独立完成
		10分，需部分帮助（需他人搀扶或使用拐杖）
		5分，需极大帮助（较大程度上依赖他人的搀扶和帮助）
		0分，完全依赖他人
B.1.9 平地行走	□分	15分，可独立在平地上行走45 m
		10分，需部分帮助（因肢体残疾、平衡能力差、过度虚弱、视力等问题，在一定程度上需他人搀扶或使用拐杖、助行器等辅助器具）
		5分，需极大帮助（因肢体残疾、平衡能力差、过度虚弱、视力等问题，在较大程度上依赖他人搀扶，或坐在轮椅上自行移动）
		0分，完全依赖他人

续表

评估项目 名称	结果	评分细则
B.1.10 上下楼梯	□分	10分，可独立上下楼梯（连续上下 10~15 个台阶） 5分，需部分帮助（需他人搀扶，或扶着楼梯、使用拐杖等） 0分，需极大帮助或完全依赖他人
B.1.11 日常生活活 动能力总分	□分	B.1.1~B.1.10 10 个项目得分之和
B.1 日常生活活 动能力分级	□级	0：能力完好，总分 100 分 1：轻度受损，总分 65~95 分 2：中度受损，总分 45~60 分 3：重度受损，总分 ≤ 40 分

注：以下技能操作对本表各评估项目进行拆分。

技能操作　评估老年人的日常生活活动能力

一、操作准备

1. 评估场所的选择与确定

原则上，评估应尽可能在被评估者的日常居住场所完成，例如家、医院、社区卫生站等。若日常居住场所与申请资料中所填写的地址不同，老年人能力评估师必须提前进行核实。

对于除了家以外的场所，如医院、养老机构等，老年人能力评估师必须与相关负责人员进行沟通，核实、确定老年人平常是否生活在这里。同时，在核实沟通过程中，要加强对被评估者隐私的保护。

配备至少 3 把椅子、1 张桌子。必须提前与被评估者或其家属确认是否具备该条件或是否有能力准备。若不具备该条件，老年人能力评估师需提前准备，保证评估当日具备符合要求的椅子和桌子。

评估环境应安静、整洁、光线明亮、空气清新、温度适宜。

2. 评估物品准备

（1）必须携带工作证明或老年人能力评估师证。

（2）条件允许的情况下，准备 4~5 个移动楼梯台阶。

1）梯段通行净宽不应小于 1.20 m，各级踏步应均匀一致，楼梯缓步平台内不应设置踏步。

2）踏步前缘不应突出，踏面下方不应透空。

3）应采用防滑材料饰面，所有踏步上的防滑条、警示条等附着物均不应突出踏面。（参照 JGJ 450—2018《老年人照料设施建筑设计标准》）。

（3）携带纸质老年人能力评估表、特殊事项记录单和笔。

二、操作步骤

1. 总体步骤

（1）介绍老年人能力评估师和评估相关信息。老年人能力评估师向被评估者及照护者介绍日常生活活动能力评估的主要内容和需要进行评估的环节，取得被评估者的配合。

（2）填写被评估者的相关信息。老年人能力评估师按照老年人能力评估基本信息表（见表 2-2）要求，填写被评估者的相关信息。

（3）按照日常生活活动能力评估表（巴塞尔指数）逐项对被评估者进行日常生活活动能力评估。

2. 二级指标评估细则

（1）进食评估细则（见表 3-3）

● 表 3-3 进食评估细则

评估项目名称	评分细则
B.1.1 进食	评估准则：是否需要他人帮助
	① 10 分，可独立进食（在合理时间内能独立进食准备好的食物） ② 5 分，需部分帮助（进食过程中需要一定的帮助，如协助把持餐具） ③ 0 分，需极大帮助或者完全依赖他人，或留置营养管

1）进食的含义。进食是指经口进食，即用合适的餐具将食物由容器送到口中，包括使用筷子、勺子或叉子取食物，对碗或碟的把持，以及咀嚼、吞咽等过程。

2）询问语言

您现在是自己独立吃饭的吗？

您吃饭时需要他人帮助吗？怎么帮的？

您平常吃饭的时候需要旁人或家属帮忙吗？比如夹菜、喂饭。

请您示范给我看看，好吗？

3）评分细则

①10分。10分是指被评估者在合理时间内能独立进食准备好的各种食物，不需要帮助。食物可由其他人做好或端来。食物可做成细碎状或糊状。主要表现包括：被评估者能把食物放到手可以拿到的地方，能吃到食物；约10 s 吃一口，在30 min 内完成吃饭活动；能穿脱进食的辅助工具、自助具等；进食过程中自己能收拾洒出或漏出的食物。

②5分。5分是指被评估者的进食过程（如持、取、进、嚼、吞）无须他人帮助，但切熟食、抹酱料、夹菜、盛饭等某个步骤需要一定帮助。主要表现包括：辅助工具、自助具的穿脱，就餐时碗或碟的挪动，开瓶盖等均需协助；吃饭活动在诱导下完成；剩饭、洒饭在30% 以上，不能收拾洒出或漏出的食物；不能用勺，只能用手抓着食物吃。

③0分。0分是指被评估者需极大帮助或完全依赖他人。主要表现包括：被评估者需要合适的座椅等支撑其背部，放置食物于伸手可及的桌子上时需极大帮助或完全依赖他人；吃饭在30 min 内不能完成且需要他人协助；营养管进食或禁食。

4）注意事项

①进食量的多少、进食的方式方法是否准确恰当，不包含在本评估项目的判断标准中，故不会影响评估结果。

②系围兜（裙）、准备食物、配餐、收拾进食完毕后的餐具和洒落在餐具外的食物等行为能力，均不包含在本评估项目的判断标准中。

③面食作为特例，不包含在本评估项目内。

④进食要有严格的时间控制，尽量控制在30 min 内完成。

5）特殊事项记录示例。由于被评估者对照护者的进食服务有抵触性，时常抗拒喂食，所以无法完成进食。根据被评估者的实际身心情况，判定为"5分：需部分帮助（进食过程中需要一定的帮助，如协助把持餐具）"。

6）易混易错点（见表3-4）

● 表3-4　进食评估易混易错点

被评估者实际情况	易错选项	正确选项及注意点
仅通过留置营养管进食，完全不发生经口进食动作	①10分，可独立进食	③0分，需极大帮助或完全依赖他人，或留置营养管

（2）洗澡评估细则（见表3-5）

● 表3-5　洗澡评估细则

评估项目名称	评分细则
B.1.2 洗澡	评估准则：是否需要他人帮助
	① 5分，准备好洗澡水后，可自己独立完成洗澡过程 ② 0分，在洗澡过程中需他人帮助

1）洗澡的含义。洗澡是指被评估者准备好洗澡必需物品后，用手或浴球等工具，涂抹香皂或沐浴露等沐浴用品，擦拭、洗净全身的过程。全身包括：颈部、双上肢、胸部、会阴部、臀部、双侧大腿、双侧小腿、双足。

2）询问语言

您平常洗澡都是自己一个人完成的吗？

您洗澡的过程中需要旁人帮忙吗？比如搓背、涂抹香皂等。

您一个人洗澡有困难吗？是什么困难呢？

3）评分细则

① 5分。5分是指被评估者能在无他人帮助的情况下独立完成洗澡的一系列动作。在具备洗澡环境条件下，不限淋浴、盆浴、坐浴的形式，可使用凳子或浴床等辅助工具。强调无帮助独立进出浴室并自行完成洗澡，不包括准备洗澡水等准备工作。

② 0分。0分是指被评估者需他人帮助：在洗澡过程中需要部分或完全辅助；需要照看或给予口头指令。

4）注意事项

①洗澡环境优劣、浴池类型与本评估项目的判断标准无关。

②洗澡方式不限，淋浴、盆浴或其他方式都可以。

③洗发、更衣、移动不包含在本评估项目的判断标准中，故不会影响评估结果。

④帮助涂抹香皂或沐浴露等沐浴用品的动作，本身不属于洗澡过程中需要他人帮助的判断标准。判断标准为照护者是否为被评估者洗净部分身体或全身。

5）特殊事项记录示例

①若被评估者患有重度痴呆，虽然清醒时可以自己用手拿毛巾洗净身体，但是在洗澡过程中发病，就会完全失去自己洗澡的能力，需要照护者帮助。此种情况判定为"0分：在洗澡过程中需他人帮助"。

②被评估者在浴室里装置了扶手设施，洗澡的时候会倚靠，每次洗澡都会使用特

制的长柄浴刷，但全过程中被评估者都无须他人帮助而能独立完成。此种情况判定为"5分：准备好洗澡水后，可独立完成洗澡过程"。

（3）修饰评估细则（见表3-6）

◆ 表3-6 修饰评估细则

评估项目名称	评分细则
B.1.3 修饰	评估准则：是否需要他人帮助 ①5分，可独立完成 ②0分，需他人帮助

1）修饰的含义。修饰包括洗脸、刷牙、梳头、刮脸等行为，是指评估前24～48 h的情况。修饰场所、准备工具、剪指甲等在评定时不考虑在内。

①洗脸。洗脸包括准备毛巾、开关水龙头、打湿毛巾洗脸、擦干等动作，或者直接用湿毛巾擦脸。

②刷牙。刷牙包括准备牙刷、漱口水、正确挤牙膏、刷牙、漱口等动作。如果有假牙，还包括取、安假牙的动作。

③梳头。梳头包括准备梳子、梳头等动作。

④刮脸。刮脸包括准备剃须刀、完成刮脸并清洁的动作。

2）询问语言

平常您是自己刷牙洗脸吗？

平时您的胡子是自己刮的吗？

您的头发梳得这么好看，是家人帮您梳的吗？能否梳给我看看？

请您示范给我看看，好吗？

3）评分细则

①5分。5分是指被评估者能独立完成以下动作：能在床边、洗漱盆旁边或洗手间内洗手、洗脸，梳头，打开牙膏桶、将牙膏涂在牙刷上，刮胡须（与剃须刀种类无关），化妆。

②0分。0分是指被评估者需要他人的帮助：以上情况均需在他人部分或完全辅助下完成。

4）注意事项

①移动、打扫盥洗台不包含在本评估项目的判断标准中，故不会影响评估结果。

②剪指甲不属于本评估项目的内容。

③使用工具的类型可多样化，如剃须刀可以是电动的，也可以是手动的。

④使用电动牙刷或漱口水清洁口腔也属于评估范围。

⑤如果被评估者没有头发无须梳头，洗澡后擦拭头部或卧床由他人擦拭头部等可作为评估的判断标准。

5）特殊事项记录示例。被评估者虽然没有头发不需要梳头，但是常年卧床，每天由照护者帮助其用毛巾擦拭头部，判定为"0分：需他人帮助"。

6）易混易错点（见表3-7）

● 表3-7　修饰评估易混易错点

被评估者实际情况	易错选项	正确选项及注意点
被评估者为光头，没有梳头行为，但洗澡后通常由他人帮助擦拭头部	①5分，可独立完成	②0分，需他人帮助
被评估者认为自己有能力擦脸，但是为了保证清洁卫生程度符合要求，照护者会在被评估者自己擦脸后，再用湿毛巾帮助其擦洗一遍	①5分，可独立完成	②0分，需他人帮助

（4）穿衣评估细则（见表3-8）

● 表3-8　穿衣评估细则

评估项目名称	评分细则
B.1.4 穿衣	评估准则：是否需要他人帮助
	①10分，可独立完成 ②5分，需部分帮助（能自己穿脱，但需他人帮助整理衣物、系扣/鞋带、拉拉链） ③0分，需极大帮助或完全依赖他人

1）穿衣的含义。穿衣包括穿脱上身和下身衣物、系扣、拉拉链、穿脱鞋袜、系鞋带等。即使是穿脱被改造过的衣服，如在袜子或裤子上系有环或圈等，只要能完成就不影响评估结果。

上身衣物指的是腰部以上的内外衣、假肢和矫形器。下身衣物指的是裤子（包括内裤）、裙子、鞋、假肢和矫形器。

2）询问语言

平时衣服都是您自己穿的吗？需要他们帮助吗？

您鞋带系得真好，是其他人帮您系的吗？

平常您的鞋子、袜子都是自己穿、自己脱的吗？

请您示范给我看看，好吗？

3）评分细则

① 10分。10分是指被评估者能独立完成以下动作：被评估者能自行穿脱衣服、袜子，会系鞋带，能穿脱内衣及支具，穿衣后能将纽扣扣上或拉链拉上，穿鞋后能把鞋带系上。

② 5分。5分是指被评估者需要部分帮助：能自己完成一半以上穿脱衣服的行为，需要在他人的诱导或照护下整理衣物，包括系扣子、拉拉链、系鞋带等。

③ 0分。0分是指被评估者需要极大帮助或完全依赖他人。

4）注意事项。衣物的准备放置、款式颜色搭配等不纳入判断标准。

5）特殊事项记录示例

①被评估者有能力自行穿脱衣物，但是会经常穿反衣服、系错纽扣、未拉裤子拉链，且被评估者并未意识到自己的穿戴有错误之处，因此该被评估者需要部分帮助，判定为"5分：需部分帮助"。

②被评估者伴有痴呆，总是反复要求穿同一件衣服，并拒绝更换，因此该评估者需要部分帮助，判定为"5分：需部分帮助"。

6）易混易错点（见表3-9）

◆ 表3-9 穿衣评估易混易错点

被评估者实际情况	易错选项	正确选项及注意点
被评估者身体机能完好，有能力自己穿脱衣服，但是不知道按什么顺序穿脱，需要照护者帮助	① 10分，可独立完成	② 5分，需部分帮助（能自己穿脱，但需他人帮助整理衣物、系扣/鞋带、拉拉链）

（5）大便控制评估细则（见表3-10）

◆ 表3-10 大便控制评估细则

评估项目名称	评分细则
B.1.5 大便控制	评估准则：是否需要他人帮助 ① 10分，可控制大便 ② 5分，偶尔失控（每周≤1次），或需要他人提示 ③ 0分，完全失控

1）大便控制的含义。大便控制是指被评估者有自主意识控制排便，无排泄障碍或失禁。大便障碍是指不能维持到合适的位置排便，表现为随地大便，没到厕所就直接排便在裤子里；或对大便完全没有意识，随时排便在裤子里或床上。

2）询问语言

您平常有过便在裤子里的情况吗？一周大概发生几次？

平常您能管得住自己的大便吗？

您大便的时候有感觉吗？管不住大便的情况一周一般有几次？

有没有突然管不住自己大便的特殊情况？比如做跳起的动作或咳嗽的时候。

3）评分细则

① 10分。10分是指被评估者可控制大便：在无他人帮助下的情况下，能够独立完成"大便控制"含义中的所有行为；如因肠道手术后进行人工肛门排便，带造瘘袋的被评估者，能自行更换造瘘袋。

② 5分。5分是指被评估者偶尔失控：有时出现大便失禁（由于腹部压力失禁、去厕所途中失禁）或需他人提示；造瘘被评估者部分依赖照护者更换造瘘袋。

③ 0分。0分是指被评估者完全失控：平均每周 ≥ 2次或完全不能控制，经常大便失禁且完全依赖他人才能完成排便行为；失禁或昏迷的被评估者每个月中有超过一半的时间出现失禁；造瘘被评估者完全依赖照护者更换造瘘袋。

4）注意事项

①不局限于评估当时的情况。须详细询问被评估者本人及照护者，结合评估前一周被评估者的实际情况作出判断。

②被评估者长期便秘，需要照护者定时帮助人工排便的情况应视为大便失禁。

③失禁或昏迷的被评估者每个月中有超过一半的时间出现失禁视为完全失控。

④安装人工肛门时，如果有自主意识可控制排便，即可判定为"10分：可控制大便"。

5）特殊事项记录示例

①据照护者反映，被评估者由于行动迟缓，经常来不及到卫生间或者来不及脱下裤子就直接排便了，虽然每周不止发生一次，但是被评估者依然具备自主控制排便的意识，所以判定为"5分：偶尔失控（每周 ≤ 1次），或需要他人提示"。

②被评估者有排泄障碍，需要由照护者每周进行一次人工取便，而且该被评估者由于肢体活动不便，需要照护者帮助穿脱衣物、擦拭清洁。此种情况判定为"0分：完全失控"。

6）易混易错点（见表3-11）

● 表 3-11 大便控制评估易混易错点

被评估者实际情况	易错选项	正确选项及注意点
如果被评估者仍然具备自主控制排便的意识，只是由于行动缓慢，经常来不及到卫生间或者来不及脱下裤子，就直接排便了	③0分，完全失控	②5分，偶尔失控（每周≤1次），或需要他人提示
被评估者有排泄障碍，需要由照护者每周进行一次人工排便，并帮助穿脱衣物、擦拭清洁	②5分，偶尔失控（每周≤1次），或需要他人提示	③0分，完全失控

（6）小便控制评估细则（见表 3-12）

● 表 3-12 小便控制评估细则

评估项目名称	评分细则
B.1.6 小便控制	评估准则：是否需要他人帮助 ①10分，可控制小便 ②5分，偶尔失控（每天≤1次，但每周>1次），或需要他人提示 ③0分，完全失控，或留置导尿管

1）小便控制的含义。小便控制是指有自主意识控制排尿，无排尿障碍。小便不能控制是指不能维持到合适的位置小便或膀胱不能维持其控制排尿的功能，尿液不自主地流出，表现为没有小便意识，没到厕所就小便，直接尿在裤子或床上等。

2）询问语言

平常您尿过裤子吗？您能完全控制住自己的小便吗？

您管不住小便的情况一天大约有几次呢？

您小便的时候有感觉吗？管不住小便的情况一周一般有几次？

您尿裤子的时候自己知道吗？有没有感觉？

3）评分细则

①10分。10分是指被评估者可控制小便：无论白天还是晚上均无尿失禁现象。

②5分。5分是指被评估者偶尔失控：每天≤1次，每周>1次，或需要他人提示。

③0分。0分是指被评估者完全失控，或留置导尿管。

4）注意事项

①不局限于评估当时的情况。须详细询问被评估者本人及照护者，结合评估前一周被评估者的实际情况作出判断。

②由于被评估者的沟通障碍导致不能对旁人表达自己的排尿需求，从而处置不及时导致尿裤子，这种情况每周发生 2 ~ 3 次，可判定为偶尔失控。

（7）如厕评估细则（见表 3-13）

● 表 3-13　如厕评估细则

评估项目名称	评分细则
B.1.7 如厕	评估准则：是否需要他人帮助
	① 10 分，可独立完成 ② 5 分，需部分帮助（需他人搀扶去厕所，需他人帮忙冲水或整理衣裤等） ③ 0 分，需极大帮助或完全依赖他人

1）如厕的含义。被评估者有便意或尿意的时候，知道去卫生间或者使用便盆、尿壶，并能完成便后擦净、整理衣裤、冲水、洗手等过程。

2）询问语言

您平常上厕所都是自己一个人去吗？

您上厕所时需要他人帮忙吗？

3）评分细则

① 10 分。10 分是指被评估者能独立完成以下动作：能穿脱裤子；能使用手纸；能自行排便；能自行刺激排便；便后能自行处理。

② 5 分。5 分是指被评估者需要部分帮助：需他人搀扶，需他人帮助冲水或整理衣裤等。

③ 0 分。0 分是指被评估者需要极大帮助或完全依赖他人：以上情况均需要全程辅助。

4）注意事项

①评估此项时，必须评估被评估者排泄后是否有自主冲水、清洁便器等事后清理能力。

②判断完成如厕动作的要点包括脱裤子（含内裤），知道要去厕所或者使用便盆、尿壶，清洁局部，整理衣物，冲水等。

③判断标准与厕所种类无关，坐式、蹲式、立式均可。

④人工肛门 / 带尿管的被评估者能独立完成全程的准备以及清洁等动作视为可独立完成（10 分），需要他人帮助为 5 分。

5）特殊事项记录示例。虽然具有完成如厕的行为能力，但由于行动不便，不容易在意识可控时间内顺利完成如厕行为，而需要他人照护。此种情况判定为"5 分：需部分帮助（需他人搀扶去厕所，需他人帮忙冲水或整理衣裤等）"。

6）易混易错点（见表3-14）

● 表3-14　如厕评估易混易错点

被评估者实际情况	易错选项	正确选项及注意点
装置人工肛门，虽然自己可替换人工造瘘袋，但是需要他人帮助进行事后清理	①10分，可独立完成	②5分，需部分帮助（需他人搀扶去厕所，需他人帮忙冲水或整理衣裤等）
人工透析，无自体排尿行为	③0分，需极大帮助或完全依赖他人	①10分，可独立完成

（8）床椅转移评估细则（见表3-15）

● 表3-15　床椅转移评估细则

评估项目名称	评分细则
B.1.8 床椅转移	评估准则：是否需要他人帮助
	①15分，可独立完成 ②10分，需部分帮助（需他人搀扶或使用拐杖） ③5分，需极大帮助（较大程度上依赖他人的搀扶或帮助） ④0分，完全依赖他人

1）床椅转移的含义。床椅转移是指被评估者从床上到椅子上来回全过程的体位改变活动，主要包括移动臀部、转身、移动、坐下等动作。

2）询问语言

您可以自己从床上坐到椅子上吗？请您示范给我看看，好吗？

您从床上转移到椅子上需要旁人帮助吗？怎么帮助您的？请您示范给我看看，好吗？

3）评分细则

①15分。15分是指被评估者可独立完成以下动作：被评估者可独立完成翻身、起坐、从床到椅子及从椅子到床的转移动作；或无须他人帮助，可以使用辅助工具（假肢、拐杖等）或者可以扶着墙等周围设施，一个人独立完成全部动作。

②10分。10分是指被评估者需部分帮助：被评估者有能力完成床椅转移动作，但是出于安全考虑，需要部分帮助（1人）。被评估者转移时需要他人在旁监护，行为

动作需要他人在旁提示；在转移过程中，照护者需要把椅子移到被评估者臀部下方的适当位置，或者被评估者需要依赖拐杖才能完成转移动作的全过程。

③5分。5分是指被评估者需要极大的帮助：被评估者较大程度上依赖他人的搀扶和帮助，能翻身、起坐，但移动需要辅助。在床椅转移的过程中，被评估者的身体机能状态无法保证其自身安全，转移动作全过程需要他人搀扶、协助支撑身体等才能完成。

④0分。0分是指被评估者完全依赖他人：被评估者翻身、起坐、移动均不能完成，或需他人（2人）较大协助方可移动。被评估者没有能力独自完成床椅转移动作。转移动作全过程需要他人抱、搬动身体等才能完成。

4）注意事项。假肢、助行器等辅助工具的准备行为不包含在本评估项目的判断标准中，故不影响评估结果。

5）特殊事项记录示例。出于安全考虑，被评估者因为光线原因（白天可以独立完成转移，晚上为预防跌倒而由家属协助），需要旁人帮助，发生频率大约一天2次，从身体机能的角度判定为"15分：可独立完成"。

6）易混易错点（见表3-16）

● 表3-16　床椅转移评估易混易错点

被评估者实际情况	易错选项	正确选项及注意点
被评估者常年卧床，不发生床椅转移动作。但是照护者每天需要对其进行翻身清洁、更换尿垫以防压力性损伤	①15分：可独立完成	④0分：完全依赖他人

（9）平地行走评估细则（见表3-17）

● 表3-17　平地行走评估细则

评估项目名称	评分细则
B.1.9 平地行走	评估准则：是否具备独立完成的能力 ①15分，可独立在平地上行走45 m ②10分，需部分帮助（因肢体残疾、平衡能力差、过度虚弱、视力等问题，在一定程度上需他人搀扶或使用拐杖、助行器等辅助器具） ③5分，需极大帮助（因肢体残疾、平衡能力差、过度虚弱、视力等问题，在较大程度上依赖他人搀扶，或坐在轮椅上自行移动） ④0分，完全依赖他人

1）平地行走的含义。平地行走是指从双脚站立的状态开始，连续步行45 m的行为能力。"连续步行"定义为步行过程中停顿不超过20 min，中途不跌倒、不停歇。

2）询问语言

您可以自己在平地上行走吗？

您平常自己走平地能走多远？

您自己走平路的时候需要旁人帮助吗？怎么帮助的？

可否请您走给我看看？

3）评分细则

① 15分。15分是指被评估者可独立在平地上行走超过45 m：被评估者在住所周围的平地行走，不包括走远路；可使用支具或拐杖等器具辅助行走，并且能自行穿脱支具；行走时不需要他人的辅助或照护。

② 10分。10分是指被评估者需要部分帮助：被评估者穿脱支具或步行需要他人辅助、照护或指导；依赖拐杖、助行器等辅助器具，或依靠扶手等外界支撑时可独立连续行走；一手使用辅助器具或依靠外界支撑，一手需要他人帮助完成行走。"辅助器具"不包括轮椅。

③ 5分。5分是指被评估者需要极大帮助：被评估者在行走时较大程度地依赖他人搀扶，或能使用步行器、驱动器、驱动轮椅（包括电动轮椅）等辅助器具自行在平地上移动45 m以上。

④ 0分。0分是指被评估者完全依赖他人：被评估者不能自己驱动轮椅，或者可以驱动轮椅45 m但无法保持平衡，需要照护；常年卧床，重度昏迷；即使有外界的帮助也无法连续行走45 m。

4）注意事项

①行走的快慢、幅度的大小、方向的对错不包括在评价标准内。

②评价标准针对的是日常生活，康复训练中的行为能力不包括在评价标准内。

③有严重的心肺功能障碍，可能因为极少量活动导致疾病发生而不能进行现场评估，可视为0分。

④依靠自己的身体部位（如双手支撑在膝盖上），几乎不依靠或较少程度依赖他人可以独立完成行走时，判定为"10分：需部分帮助（因肢体残疾、平衡能力差、过度虚弱、视力等问题，在一定程度上需他人搀扶或使用拐杖、助行器等辅助器具）"。

5）特殊事项记录示例。被评估者当天由于脚扭伤未在现场执行指定动作，根据家属所述，被评估者通常拄拐杖就可以自己行走。此种情况判定为"10分：需部分帮助

（因肢体残疾、平衡能力差、过度虚弱、视力等问题，在一定程度上需他人搀扶或使用拐杖、助行器等辅助器具）"。

6）易混易错点（见表3-18）

● 表3-18　平地行走评估易混易错点

被评估者实际情况	易错选项	正确选项及注意点
被评估者心肺功能较弱，所以在室内行走的时候，经常需要坐下来休息几分钟之后，才能继续拄着拐杖走完45 m	②10分，需部分帮助（因肢体残疾、平衡能力差、过度虚弱、视力等问题，在一定程度上需他人搀扶或使用拐杖、助行器等辅助器具）	④0分，完全依赖他人因为即使在获得外界帮助的情况下，也无法做到中途不停歇地连续行走45 m
被评估者接受康复训练时，依靠平行杠可以平地步行大约45 m，但在日常生活中不能独自平地行走	①15分，可独立在平地上行走45 m	④0分，完全依赖他人

（10）上下楼梯评估细则（见表3-19）

● 表3-19　上下楼梯评估细则

评估项目名称	评分细则
B.1.10上下楼梯	评估准则：是否具备独立完成的能力
	①10分，可独立上下楼梯（连续上下10~15个台阶）②5分，需部分帮助（需他人搀扶，或扶着楼梯、使用拐杖等）③0分，需极大帮助或完全依赖他人

1）上下楼梯的含义。上下楼梯是指被评估者可步行且能连续上下10~15级台阶。

2）询问语言

您平常回家走楼梯吗？

您平常能爬几层楼？不要旁人帮助爬一楼困难吗？

您平常爬楼需要别人帮助吗？怎么帮的？

我们出去走走看看，好吗？

3）评分细则

①10分。10分是指被评估者可独立完成：无他人任何帮助、监护，不借助任何支撑器械的情况下，能够独立完成"上下楼梯"含义中的所有行为。"支撑器械"不包括盲人使用的盲杖。

②5分。5分是指被评估者需部分帮助：被评估者需扶着楼梯、由他人搀扶或使用拐杖等。

③0分。0分是指被评估者需要极大帮助或完全依赖他人。被评估者依靠拐杖、助行器等也无法完成行走动作，必须在他人监护的情况下，依赖他人搀扶、支撑身体才可完成。

4）注意事项。评估注意事项与"B.1.9 平地行走"相同。

3. 日常生活活动能力总分及分级标准

日常生活活动能力评估共分为4级，根据B.1.11的结果，选择相应的选项，确定日常生活活动能力分级，见表3-20。

● 表3-20 日常生活活动能力总分及分级标准

评估项目名称	结果	评分细则
B.1.11 日常生活活动能力总分	□分	B.1.1～B.1.10 10个项目得分之和
B.1 日常生活活动能力分级	□级	0：能力完好，总分100分 1：轻度受损，总分65～95分 2：中度受损，总分45～60分 3：重度受损，总分≤40分

三、注意事项

1. 评估开始前必须向被评估者及其陪同人员出示老年人能力评估师证，说明此次评估的目的；仔细检查评估辅助工具及评估场所的环境，确保安全无误。

2. 进行评估时，在保证被评估者安全的前提下，尽可能让被评估者当场自主完成评估项目，如上下楼梯、床椅转移等动作。

3. 尽可能直接对被评估者居住的周边环境进行观察，对被评估者本人及其陪同人员进行直接询问，有条件时可要求被评估者提供其他参考资料。综合所见所闻，完成评估表。

4. 条件允许的情况下，尽可能分别与被评估者、主要照护者、家属进行沟通交流。个别情况下，可进行多次的访谈。建议老年人能力评估师与每个被评估者私下沟通，避免多人当面讨论。

5. 对同一个问题，如果出现被评估者、主要照护者和家属答案不一致的情况，老年人能力评估师需根据常识和经验进行综合判断并得出结论。必要时，需在特殊事项记录单中如实进行备注说明。

四、特殊事项记录单

被评估者当场示范动作与平常实际情况有出入时，需在特殊事项记录单中详细地写明实际情况、判断理由、通常状态等。

第二节 认知功能和精神状态评估

一、认知功能

1. 认知的概念

认知是指人们通过思维活动获取知识从而认识事物的过程，也是对作用于人的感觉器官的外界事物进行信息加工的过程，包括感觉、知觉、记忆、语言、思维等心理现象。

老年人认知功能障碍主要是指老年失智症（即认知症），即老年期出现智能的损害，导致社会适应能力降低。

2. 认知功能障碍的主要表现

（1）智能。智能方面主要有抽象思维能力丧失、推理判断与计划不足、注意力缺失。

（2）人格。人格方面主要有兴趣与始动性丧失、迟钝或难以抑制，社会行为不端、不拘小节。

（3）记忆。记忆方面主要有遗忘，地形、视觉与空间定向力差。

（4）言语认知。言语认知方面主要是说话不流利、综合能力缺失。

引起老年失智的常见疾病包括：阿尔茨海默病、路易体痴呆、额颞叶痴呆、血管性痴呆、锥体外系疾病病变所引起的皮质下痴呆、感染中毒性脑病、代谢及中毒引起的痴呆等。

二、攻击行为

攻击行为是指一种以伤害另一生命的身体或心理为目的的行为，可能是身体的、言语的或象征性的攻击行为，具有极强的爆发性和破坏性，会对攻击对象造成不同程度的伤害甚至威胁其生命。

老年人的攻击行为多见于痴呆、器质性精神障碍、精神分裂症、情感性精神障碍、人格障碍等患者。

三、抑郁症状

抑郁是一种负面情绪，在老年期比较常见，多种精神疾病均可伴有抑郁症状，常见于老年期情感障碍、阿尔茨海默病。抑郁症状主要包括：情绪低落、兴趣缺乏、乐趣丧失、精力丧失，重度抑郁发作时可伴有幻觉、妄想等症状。

精神状态评估采用精神状态评估表，见表3-21。

● 表3-21　精神状态评估表

评估项目名称	结果	评分细则
B.2.1 认知功能	□分	0分，画钟正确（画出一个闭锁圆，指针位置准确），且能回忆出2~3个词
		1分，画钟错误（画的圆不闭锁，或指针位置不正确），或只能回忆0~1个词
		2分，已确诊为认知障碍，如阿尔茨海默病
B.2.2 攻击行为	□分	0分，无身体攻击行为（如打、踢、推、咬、抓、摔东西）和语言攻击行为（如骂人、语言威胁、尖叫）
		1分，每月有几次身体攻击行为，或每周有几次语言攻击行为
		2分，每周有几次身体攻击行为，或每日有语言攻击行为
B.2.3 抑郁症状	□分	0分，无
		1分，情绪低落、不爱说话、不爱梳洗、不爱活动
		2分，有自杀念头或自杀行为
B.2.4 精神状态总分	□分	B.2.1~B.2.3 3个项目得分之和
B.2 精神状态分级	□级	0：能力完好，总分为0分 1：轻度受损，总分为1分 2：中度受损，总分2~3分 3：重度受损，总分4~6分

注：以下技能操作对本表各评估项目进行拆分。

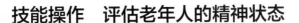

技能操作　评估老年人的精神状态

一、操作准备

1. 评估环境应安静、整洁、光线明亮、空气清新、温度适宜。评估应准备单独的房间，以满足评估时需要特殊环境的要求。

2. 老年人能力评估师需携带量表、纸笔等。

二、操作步骤

1. 总体步骤

（1）介绍老年人能力评估师和评估相关信息。老年人能力评估师向被评估者及照护者介绍精神状态评估的主要内容和需要进行评估的环节，取得被评估者的配合。

（2）按照精神状态评估表逐项对被评估者进行精神状态评估。

2. 二级指标评估细则

（1）认知功能评估细则（见表3-22）

● 表3-22　认知功能评估细则

评估项目名称	评分细则
B.2.1 认知功能	评估准则：是否具备独立完成能力
	①0分，画钟正确（画出一个闭锁圆，指针位置准确），且能回忆出2～3个词
	②1分，画钟错误（画的圆不闭锁，或指针位置不正确），或只能回忆0～1个词
	③2分，已确诊为认知障碍，如阿尔茨海默病

1）认知功能的含义。认知功能采用简易认知评估方法进行测试，由画钟测验和即刻记忆测验两部分组成。

①画钟测验是指被评估者画一个钟面，将数字标在正确的位置上。此测验常用于筛查视空间知觉和视结构的功能障碍，还可以反映语言理解、短时记忆、数字理解、执行功能。画钟测验有多种评分方法，指针要求指向的时间各有不同，例如要求指针指向10时45分（见图3-1）。

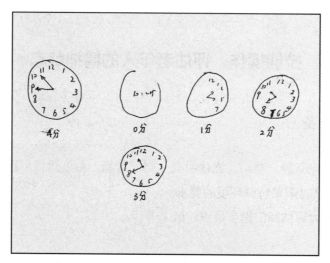

图 3-1　画钟测验示例

②即刻记忆测验是对短时记忆的检测，例如让被评估者复述三个词语，3 ~ 5 min 后再让其回忆这三个词语。

2）询问语言

现在我要说三样东西，在我讲完之后，请您重复一遍并记住，几分钟后要再问您，它们是苹果、手表、国旗。

请您画一个钟表的表盘，将所有的数字标在正确的位置上，再使指针指于 10 点 45 分。

现在请您告诉我，刚才我要您记住的三样东西是什么。

3）评分细则

①0 分。画钟正确（画出一个闭锁圆，指针位置准确），且能回忆出 2 ~ 3 个词。

②1 分。画钟错误（画的圆不闭锁，或指针位置不正确），或只能回忆 0 ~ 1 个词。

③2 分。已确诊为认知障碍，如阿尔茨海默病。

4）注意事项

①画钟测验

a. 老年人能力评估师需提前准备白纸、易书写的笔。若被评估者有语言障碍，则需准备有苹果、手表、国旗图案的提示卡片或实物。

b. 画钟测验要求被评估者必须在 10 min 之内完成，以被评估者 10 min 之内所画的结果作为评估对象。超过 10 min，即使被评估者所画的结果可判断为合格，也视为无效。

c. 老年人能力评估师必须严格按照测试要求中的询问语言和顺序向被评估者提问，

严格避免"时针""分针"等易干扰词语的出现。因为这些词容易使被评估者得到一些线索而掩盖其真正的认知能力，进而影响最终结果。

②即刻记忆测验

a. 需要注意的是，这里的三个词语为不同类型的物品，名称只能说一遍，不得重复。

b. 不要求三个词语回答的顺序与最初的保持一致。

5）特殊事项记录示例。患有失声症的被评估者（聋哑人），进行即刻记忆测验时使用有苹果、手表、国旗图案的提示卡片，3～5 min 后回忆时能用手指指出正确的卡片，结果视为有效。

（2）攻击行为评估细则（见表3-23）

● 表 3-23 攻击行为评估细则

评估项目名称	评分细则
B.2.2 攻击行为	评估准则：有无规定症状发生
	①0分，无身体攻击行为（如打、踢、推、咬、抓、摔东西）和语言攻击行为（如骂人、语言威胁、尖叫） ②1分，每月有几次身体攻击行为，或每周有几次语言攻击行为 ③2分，每周有几次身体攻击行为，或每日有语言攻击行为

1）攻击行为的含义。攻击行为主要是指身体攻击行为，如用身体部位或某种工具打、踢、推、咬、抓、摔东西等，以及语言攻击行为，包括辱骂、威胁、恐吓、尖叫、争吵等。攻击行为发生的频率为主要的判断标准。

2）询问语言

被评估者最近有没有打人、骂人？

被评估者最近有没有摔东西、尖叫、与人争吵？

如果有，大概多久会出现一次？

3）评分细则

①0分。无身体和语言的攻击行为。

②1分。每月身体攻击行为少于4次或每周语言攻击行为少于7次。

③2分。每月身体攻击行为多于4次（含4次）或每日语言攻击行为至少1次。

4）注意事项

①此项问题要注意被评估者故意隐瞒的情况，最好直接向家属及照护者详细询问。

②无须关注行为背后的意图，以攻击行为本身是否发生、是否有可能发生危险作为判断标准。

③有些家属有可能已经习惯被评估者日常的攻击行为，所以相关描述可能会有变化，认为被评估者没有恶意，不属于攻击行为。

（3）抑郁症状评估细则（见表3-24）

● 表3-24 抑郁症状评估细则

评估项目名称	评分细则
B.2.3 抑郁症状	评估准则：有无规定症状发生
	①0分，无 ②1分，情绪低落、不爱说话、不爱梳洗、不爱活动 ③2分，有自杀念头或自杀行为

1）抑郁症状的含义。抑郁症状是指负面情感增强的表现，患者自觉情绪低沉，整日忧心忡忡，对自我才智能力估计过低，对周围困难估计过高。抑郁症患者常伴有思维迟缓、言语动作减少、意志活动减退等症状。

2）询问语言

您最近是否对任何事情都没有兴趣？这种情况大概有多少天了？

您最近是否有情绪低落、不爱说话、不爱梳洗、不爱活动等情况？

您最近是否对生活感觉到绝望？

3）评分细则

①0分。0分是指被评估者未出现"抑郁症状"含义中的所有表现。

②1分。1分是指被评估者情绪低落、不爱说话、不爱梳洗、不爱活动。表现为：经常唉声叹气，愁眉苦脸，情绪低落，烦恼忧伤；情绪不稳定，时而忧伤，时而愤怒，且无法自控；不爱与人接触，不想说话，孤立自己，有时会喃喃自语。

③2分。2分是指被评估者有自杀念头或自杀行为。

4）注意事项

①该项目判断标准中所提到的症状需持续至少2周以上，或症状发生频率大于每周1次。

②仔细观察被评估者当天的状态，并详细询问家属或陪同人员评估前1周内被评估者的实际情况（有无抑郁症状、持续时间等），并作出判断。

③被评估者的抑郁情绪可能是由家属引起的，家属在场时不好表达，可让家属回避后再询问。

④由于产生抑郁症状的原因多种多样，进行评估时需要注意被评估者的生活环境、

文化背景、经济条件、生活质量、家属的信息、照护者以及与被评估者密切接触的外部人员的信息等，做好准备工作。最后综合所有情况，作出准确的判断。

⑤评估前应明确告诉被评估者该评估项目涉及情绪方面的问题，询问被评估者是否有意愿配合回答。以尊重被评估者意愿为前提实施该评估项目。

3. 精神状态总分及分级标准

精神状态评估共分为 4 级，B.2.1 ～ B.2.3 评估项目得分之和即为本项目总分，确定精神状态分级，见表 3-25。

● 表 3-25 精神状态总分及分级标准

评估项目名称	结果	评分细则
B.2.4 精神状态总分	□分	B.2.1 ～ B.2.3 3 个项目得分之和
B.2 精神状态分级	□级	0：能力完好，总分为 0 分 1：轻度受损，总分为 1 分 2：中度受损，总分 2 ～ 3 分 3：重度受损，总分 4 ～ 6 分

三、注意事项

1. 评估过程中，在保证被评估者安全的前提下，尽可能让被评估者当场自主完成评估项目。

2. 评估过程中，由于部分被评估者可能存在攻击行为，老年人能力评估师应注意做好安全防护措施。

3. 对于同一个问题，如果出现被评估者与照护者回答不一致的情况，老年人能力评估师需根据常识和经验进行综合判断并得出结论。必要时，需在特殊事项记录单中如实进行备注说明。

四、特殊事项记录单

被评估者当场示范动作与平常实际情况有出入时，需在特殊事项记录单中详细地写明实际情况、判断理由、通常状态等。

特殊事项记录示例：被评估者为残留型精神分裂症患者，也可能出现情感平淡（淡漠）、不爱说话、不爱洗漱、不爱活动等情况，但这些并非抑郁症状。

第三节 感知觉与沟通评估

一、感知觉与沟通

1. 感知觉的概念

感知觉分为感觉和知觉。感觉是指刺激物作用于感觉器官，经过神经系统的信息加工所产生的对该刺激物的个别属性的反映。人们看到颜色、听到声音、尝到味道都是人的感觉。知觉是指直接作用于感觉器官的事物的整体在头脑中的反映，是人对感觉信息的组织和解释过程。

感知觉是人与外界保持接触的关键，没有感知觉就不能形成记忆、思维、想象等复杂的心理过程。感知觉是人们认识世界的开端，是获得知识的源泉，对于被评估者来说，感知觉功能的缺失会极大地影响生活质量和心理精神水平。

2. 沟通的概念

沟通是人与人之间、人与群体之间通过思想与感情信息传递、交流与反馈，以求获得思想、情感的统一，是人们分享信息、思想和情感的过程。

沟通能力包含了表达能力、倾听能力和设计能力，是被评估者与外界联系的纽带。

二、感知觉与沟通的评估

目前常用的感知觉与沟通评估方法是使用感知觉与沟通评估表（见表3-26），主要通过意识水平、视力、听力和沟通交流四个维度进行综合评估。该量表得分越低，表明能力越好、障碍程度越小。

● 表 3-26　感知觉与沟通评估表

评估项目名称	结果	评分细则
B.3.1 意识水平	□分	0分，意识清醒，对周围环境警觉
		1分，嗜睡，表现为睡眠状态过度延长。当呼唤或推动其肢体时可唤醒，并能进行正确的交谈或执行指令，停止刺激后又继续入睡
		2分，昏睡，一般的外界刺激不能使其觉醒，给予较强烈的刺激时可有短时的意识清醒，醒后可简短回答提问，当刺激减弱后又很快进入睡眠状态
		3分，昏迷，处于浅昏迷时对疼痛刺激有回避和痛苦表情，处于深昏迷时对刺激无反应（若评定为昏迷，则直接判定为重度失能，可不进行其他项目的评估）
B.3.2 视力	□分	0分，能看清书报上的标准字体
		1分，能看清大字体，但看不清书报上的标准字体
		2分，视力有限，看不清报纸大标题，但能辨认物体
		3分，辨认物体有困难，但眼睛能跟随物体移动，只能看到光、颜色和形状
		4分，没有视力，眼睛不能跟随物体移动
B.3.3 听力	□分	0分，可正常交谈，能听到电视、电话、门铃的声音
		1分，在轻声说话或说话距离超过2m时听不清
		2分，正常交流有些困难，需在安静环境下或大声说话时才能听到
		3分，讲话者大声说话或说话很慢，才能部分听见
		4分，完全听不见
B.3.4 沟通交流	□分	0分，无困难，能与他人进行正常沟通和交流
		1分，能表达自己的需求及理解他人的话，但需要增加时间或给予帮助
		2分，表达需求或理解他人的话有困难，需频繁重复或简化口头表达
		3分，不能表达需求或理解他人的话
B.3 感知觉与沟通分级	□级	0：能力完好。意识清醒，且视力和听力评为0或1分，沟通交流评为0分 1：轻度受损。意识清醒，但视力或听力中至少有一项评为2分，或沟通交流评为1分 2：中度受损。意识清醒，但视力或听力中至少有一项评为3分，或沟通交流评为2分；或嗜睡，视力或听力评定为3分及以下，沟通交流评定为2分及以下 3：重度受损。意识清醒或嗜睡，但视力或听力中至少有一项评为4分，或沟通交流评为3分；或意识水平为昏睡/昏迷

注：以下技能操作对本表各评估项目进行拆分。

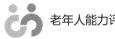

技能操作 评估老年人的感知觉与沟通

一、操作准备

1. 评估环境应安静、整洁、光线明亮、空气清新、温度适宜。评估应准备单独的房间，以满足评估时对特殊环境的要求。

2. 老年人能力评估师需携带量表、纸笔、视力测量工具卡等。

二、操作步骤

1. 总体步骤

（1）介绍老年人能力评估师和评估相关信息。老年人能力评估师向被评估者及照护者介绍感知觉与沟通评估的主要内容和需要进行评估的环节，取得被评估者的配合。

（2）按照感知觉与沟通评估表逐项对被评估者进行感知觉与沟通评估。

2. 二级指标评估细则

（1）意识水平评估细则（见表3-27）

● 表3-27 意识水平评估细则

评估项目名称	评分细则
B.3.1 意识水平	评估准则：是否具备独立完成能力 ①0分，意识清醒，对周围环境警觉 ②1分，嗜睡，表现为睡眠状态过度延长。当呼唤或推动其肢体时可唤醒，并能进行正确的交谈或执行指令，停止刺激后又继续入睡 ③2分，昏睡，一般的外界刺激不能使其觉醒，给予较强烈的刺激时可有短时的意识清醒，醒后可简短回答提问，当刺激减弱后又很快进入睡眠状态 ④3分，昏迷，处于浅昏迷时对疼痛刺激有回避和痛苦表情，处于深昏迷时对刺激无反应（若评定为昏迷，则直接判定为重度失能，可不进行其他项目的评估）

1）意识水平的含义。意识水平主要是指大脑的觉醒程度，中枢神经对内外环境刺激应答的反应能力。根据严重程度不同，意识障碍主要分为嗜睡、昏睡、昏迷，严重程度依次递增，见表3-28。

● 表3-28　意识障碍分级及其主要表现

意识障碍名称	主要表现
嗜睡	（1）处于睡眠状态，时间过度延长 （2）当呼唤或者推动其肢体时可唤醒，唤醒后定向力基本完整，能配合进行正确的交谈或执行指令 （3）停止刺激后又继续进入睡眠状态 （4）意识障碍的早期表现，常见于颅内压增高的患者
昏睡	（1）处于较深的睡眠状态 （2）一般的外界刺激不能使其觉醒，给予较强烈的疼痛或语言刺激时可有短时的意识清醒，醒后可简单、模糊地作答 （3）当刺激减弱后又很快进入睡眠状态
昏迷	（1）意识水平严重低下，是一种病理性睡眠状态 （2）对刺激无意识反应，无法被唤醒 （3）可分为浅、中、深昏迷 ①浅昏迷。意识大部分丧失，对声、光刺激无反应，对疼痛刺激有肢体回避，压眶上缘可有痛苦表情等防御反应；可存在角膜反射、瞳孔对光反射、眼球运动和吞咽反射；生命体征一般平稳 ②中昏迷。对周围事物及各种刺激均无反应，对剧烈疼痛或语言刺激可有防御反应；角膜反射减弱，瞳孔对光反射迟钝，无眼球运动；四肢完全处于瘫痪状态；呼吸循环功能尚可 ③深昏迷。意识完全丧失，全身肌肉松弛，对各种刺激完全无反应；一切反射均消失，包括角膜反射、瞳孔对光反射、腱反射等；眼球固定，瞳孔散大；生命体征不平稳，处于濒死状态

2）操作内容

①询问被评估者：您叫什么名字？今年多少岁？观察是否会得到答复。

②当被评估者处于睡眠状态时，推动其身体并呼唤他，观察被评估者是否会睁眼醒来。若睁眼醒来则继续询问：您叫什么名字？今年多少岁？来握个手可以吗？观察被评估者的反应。如果推动身体和呼唤并未使对方醒来，可用手指掐被评估者身体以造成较强烈的刺激，观察被评估者有无反应（包括肢体回避和表情变化）。

3）评分细则

①0分。0分表明被评估者意识清醒，对周围环境警觉，无"意识水平"含义中意识障碍的所有行为表现。

②1分。1分表明被评估者嗜睡，符合"嗜睡"内容中所述的所有行为表现。

③2分。2分表明被评估者昏睡，符合"昏睡"内容中所述的所有行为表现。

④3分。3分表明被评估者昏迷，符合"昏迷"内容中所述的所有行为表现。

4）注意事项

①若评定为昏迷就直接判定为重度失能，可以不继续进行其他项目的评估。

②被评估者回答内容的准确与否并不是此处评估的重点，关键在于是否有回应。

③刺激后有反应，观察停止刺激后被评估者状态的变化也是评估要点。若被评估者对于较强烈的疼痛刺激无任何反应，则可以结束评估，直接判定为重度失能。

（2）视力评估细则（见表3-29）

◆ 表3-29　视力评估细则

评估项目名称	评分细则
B.3.2 视力	评估准则：是否具备独立完成能力 ①0分，能看清书报上的标准字体 ②1分，能看清大字体，但看不清书报上的标准字体 ③2分，视力有限，看不清报纸大标题，但能辨认物体 ④3分，辨认物体有困难，但眼睛能跟随物体移动，只能看到光、颜色和形状 ⑤4分，没有视力，眼睛不能跟随物体移动

1）视力的含义。视力是指视网膜分辨影像的能力，即在光线充足的环境下，辨认物体的能力。

2）操作内容。老年人能力评估师使用规定视力测量工具卡（见图3-2），将其放在距被评估者眼睛30 cm左右且与眼睛平视的位置，对被评估者进行评估。

①取报纸或一本书随便节选一段正文（常规字体）让被评估者读出来。

②若被评估者看不清常规字体，则让被评估者读出报纸大标题或书的封面文字。

③若被评估者看不清报纸大标题或书的封面文字，则取手机、手表、水杯等物体让被评估者辨认。

④若辨认物体有困难，则让被评估者描述物体的形状。

3）评分细则

①0分。0分是指被评估者能看清书报上的标准字体。被评估者能够准确识别视力测量工具卡中"正常字体"的字。

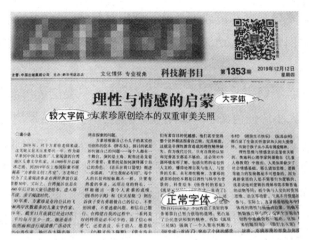

图 3-2　视力测量工具卡

②1分。1分是指被评估者能看清大字体，但看不清书报上的标准字体。被评估者能够准确识别视力测量工具卡中"较大字体"的字，但不能准确识别视力测量工具卡中"正常字体"的字。

③2分。2分是指被评估者视力有限，看不清报纸大标题，但能辨认物体。老年人能力评估师手持一支笔，平行放在距被评估者眼睛30 cm左右的位置，被评估者能表达出"笔"这个关键词，但不能准确说出视力测量工具卡中"较大字体"的字。

④3分。3分是指被评估者辨认物体有困难，但眼睛能跟随物体移动，且只能看到光、颜色和形状。老年人能力评估师做标准手势（见图3-3），平行放在距被评估者眼睛30 cm左右的位置，先向左移动，再向右移动，被评估者的眼睛能准确跟随老年人能力评估师的手指移动。但是，老年人能力评估师手持一支笔，平行放在距被评估者眼睛30 cm左右的位置，被评估者无法说出"笔"这个词。

⑤4分。4分是指被评估者没有视力，眼睛不能跟随物体移动。老年人能力评估师做标准手势（见图3-3），平行放在距被评估者眼睛30 cm左右的位置，先向左移动，再向右移动，被评估者的眼睛无法跟随老年人能力评估师的手指移动。

4）注意事项

①读错或者有不认识的字不是评估要点，重点是能否识别大部分文字。评估环境应该尽量保证光线正常，即对视力正常的人来说光线足够或舒适。测试物品应尽量具有规则的形状，以便于描述。

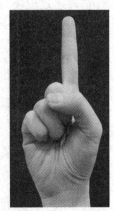

图 3-3　标准手势

②若被评估者平日戴老花镜或近视镜，则应在佩戴眼镜的情况下进行评估。表达方式不局限于口头回复，语言功能较弱的被评估者可采用手语、书写、肢体语言等方式进行评估。

③遇到被评估者不识字或者是半文盲的情况时，只要能读出部分文字或视力测量工具卡中所示字体大小的任何文字、日期或页码等，则评估结果均视为有效。

④若遇到被评估者认知功能较弱（如痴呆症患者），无法沟通，不能执行评估项目时，老年人能力评估师可做标准手势，平行放在距被评估者眼睛 30 cm 左右的位置，先向左移动，再向右移动。若被评估者的眼睛能准确跟随老年人能力评估师的手指移动，则判定为"3分：辨认物体有困难，但眼睛能跟物体移动，只能看到光、颜色和形状"；若不能，则判定为"4分：没有视力，眼睛不能随物体移动"。

（3）听力评估细则（见表3-30）

◆ 表3-30 听力评估细则

评估项目名称	评分细则
B.3.3 听力	评估准则：是否具备独立完成能力
	①0分，可正常交谈，能听到电视、电话、门铃的声音 ②1分，在轻声说话或说话距离超过2 m时听不清 ③2分，正常交流有些困难，需在安静环境下或大声说话时才能听到 ④3分，讲话者大声说话或说话很慢，才能部分听见 ⑤4分，完全听不见

1）听力的含义。听力是指启动听觉器官，接收语音信息的一种能力。老年人能力评估师通过现场与被评估者进行交谈，或者使用规定听力测试工具对被评估者进行现场测试。

2）操作内容

①模拟电话和门铃的声音，观察被评估者是否能听到。

②以正常音量询问被评估者：您今年多大年纪？您中午吃的是什么？您平时锻炼身体吗？

③轻声询问或在距离被评估者2 m以外的地方问一些家常问题。

④打开电视，在有杂音的情况下与其进行交流。

⑤找一个安静的房间与其进行交流。

⑥放慢语速，提高音量，询问交流。

3）评分细则

①0分。0分是指被评估者可正常交谈，能听到电视、电话、门铃的声音。

②1分。1分是指被评估者在轻声说话或说话距离超过2 m时听不清。

③2分。2分是指正常交流有些困难，需在安静环境下或大声说话时才能听到。

④3分。3分是指讲话者大声说话或说话很慢，被评估者才能部分听见。

⑤4分。4分是指被评估者完全听不见。

4）注意事项

①尽量选择在安静、无噪声的环境下进行评估。

②若被评估者平常佩戴助听器等，则应在正确佩戴的情况下进行评估。

③在进行其他项目评估时，也可以观察被评估者对声音的接收能力。

④表达方式不限于有声语言，还可采用手语、书写、肢体语言等方式，被评估者回答的准确性也是评估的一部分。

（4）沟通交流评估细则（见表3-31）

● 表3-31 沟通交流评估细则

评估项目 名称	评分细则
B.3.4 沟通交流	评估准则：是否具备独立完成能力
	①0分，无困难，能与他人正常沟通和交流 ②1分，能表达自己的需求及理解他人的话，但需要增加时间或给予帮助 ③2分，表达需求或理解他人的话有困难，需频繁重复或简化口头表达 ④3分，不能表达需求或理解他人的话

1）沟通交流的含义。沟通交流是指被评估者通过表达自己的需求、意见，以语言及非语言行为参与交流、理解信息的能力。

2）询问语言

您家里有几口人？

您是本地人吗？

您平时喜欢做什么？

您生活上有什么困难吗？

您的吃穿起居哪些方面需要别人的帮助？

3）评分细则

①0分。0分是指被评估者能与他人正常沟通和交流。日常生活中，具备"沟通交流"含义中的行为能力。

②1分。1分是指被评估者能表达自己的需求及理解他人的话，但需要增加时间或给予帮助。通常，面对家属、照护者等人时，通过给予提示或延长时间，被评估者能够正常沟通和交流，不会出现频繁重复、简化口头表达等现象。

③2分。2分是指被评估者表达需求或理解他人的话有困难，需频繁重复或简化口头表达。面对家属、照护者等密切接触的人时，被评估者无法正常沟通交流。但是，遇到特定的某个人、事、物时，如面对老年人能力评估师，偶尔会出现可以正常沟通和交流的现象或容易出现频繁重复同一个词句、表达断章取义、简化口头表达等现象。

④3分。3分是指被评估者不能表达需求或理解他人的话。重度阿尔茨海默病患者、意识障碍患者等，不具备"沟通表达"含义中的所有行为能力；或无法判断被评估者是否具备"沟通表达"含义中的所有行为能力。

4）注意事项

①注意被评估者的口音问题，最好用当地口音或普通话交流，即便是用普通话交流，也要注意放缓语速、吐字清晰，保证不因为老年人能力评估师的问题而影响被评估者的回复。

②对于某些特殊情况，可以通过手势、书写等非有声语言方式交流，此项评估的关键在于能否互相进行交流。

5）易混易错点（见表3-32）

● 表3-32 沟通交流评估易混易错点

被评估者实际情况	易错选项	正确选项及注意点
被评估者有语言障碍，无法进行正常的会话沟通，但是在其耳边大声说话时虽然无法给予正确的回应，但身体会作出反应	④3分，不能表达需求或理解他人的话	③2分，表达需求或理解他人的话有困难，需频繁重复或简化口头表达

3. 感知觉与沟通分级标准

感知觉与沟通评估共分为4级，根据B.3.1～B.3.4评估项目，选择对应的感知觉与沟通分级，见表3-33。

● 表 3-33　感知觉与沟通分级标准

评估项目名称	评分细则
B.3 感知觉与沟通分级	① 0：能力完好。意识清醒，且视力和听力评为 0 或 1 分，沟通交流评为 0 分 ② 1：轻度受损。意识清醒，但视力或听力中至少有一项评为 2 分，或沟通交流评为 1 分 ③ 2：中度受损。意识清醒，但视力或听力中至少有一项评为 3 分，或沟通交流评为 2 分；或嗜睡，视力或听力评定为 3 分及以下，沟通交流评定为 2 分及以下 ④ 3：重度受损。意识清醒或嗜睡，但视力或听力中至少有一项评为 4 分，或沟通交流评为 3 分；或意识水平为昏睡 / 昏迷

三、注意事项

1. 进行评估时，在保证被评估者安全的前提下，尽可能让被评估者当场自主完成评估项目。

2. 熟练掌握意识障碍分级，准确进行意识水平评估。

3. 如果被评估者被评定为昏迷，则直接判定为重度失能。

四、特殊事项记录单

当被评估者当场示范动作与平常实际情况有出入时，需在特殊事项记录单中详细地写明实际情况、判断理由、通常状态等。

特殊事项记录示例：被评估者为痴呆症中期患者，通常只会表达"饿了""痛""走"等简短的字词，所以 B.3.4 沟通交流判定为"2 分：表达需求或理解他人的话有困难，需频繁重复或简化口头表达"。

第四节　社会参与能力评估

社会参与能力是指与周围人群和环境的联系与交流的能力，在参与的过程中，对人的心理、情绪、精神、社交有积极的影响，可以丰富日常生活，充分调动生活的积极性。

社会参与能力评估共包括 5 个二级指标：生活能力、工作能力、时间 / 空间定向、人物定向、社会交往能力。

目前普遍使用社会参与能力评估表（见表 3-34）对被评估者的社会参与能力进行评估，总分为 20 分，得分越低，表明能力越好，障碍程度越低。

● 表 3-34 社会参与能力评估表

评估项目 名称	结果	评分细则
B.4.1 生活能力	□分	0 分，除个人生活（如饮食、洗漱、穿戴、二便）能够自理外，还能料理家务（如做饭、洗衣）或当家管理家庭事务
		1 分，除个人生活能够自理外，还能做家务，但质量欠佳，家庭事务安排欠条理
		2 分，个人生活能自理，只有在他人帮助下才能做些家务，但质量不好
		3 分，个人基本生活事务（如饮食、二便）能自理，在督促下可洗漱
		4 分，个人基本生活事务（如饮食、二便）需要部分帮助或完全依赖他人帮助
B.4.2 工作能力	□分	0 分，原来熟练的脑力工作或体力技巧性工作可照常进行
		1 分，原来熟练的脑力工作或体力技巧性工作能力有所下降
		2 分，原来熟练的脑力工作或体力技巧性工作明显不如以往，部分遗忘
		3 分，对熟练的工作只保留一些片段，技能则全部遗忘
		4 分，对以往的知识或技能全部遗忘
B.4.3 时间 / 空间定向	□分	0 分，时间观念（年、月、日、时）清楚，可单独出远门，能很快掌握新环境的方位
		1 分，时间观念有些模糊，年、月、日清楚，但有时会相差几天，可单独来往于近街，知道现住地的名称和方位，但不知回家路线
		2 分，时间观念较差，年、月、日不清楚，可知上半年或下半年，只能在家附近单独行动，对现住地只知名称，不知方位

评估项目 名称	结果	评分细则
B.4.3 时间 / 空间定向	□分	3分，时间观念很差，年、月、日不清楚，可知上午或下午，只能在左邻右舍间串门，对现住地不知名称和方位
		4分，无时间观念，不能单独外出
B.4.4 人物定向	□分	0分，知道周围人们的关系，知道祖孙、叔伯、姑姨、侄子侄女等称谓的意义，可分辨陌生人的大致年龄和身份，可使用适当的称呼
		1分，只知家中亲密近亲的关系，不会分辨陌生人的大致年龄，不能称呼陌生人
		2分，只能称呼家人，或只能模仿称呼，不知其关系，不辨辈分
		3分，只认识同住的亲人，可称呼子女或孙子女，可辨熟人和生人
		4分，只认识保护人，不辨熟人和生人
B.4.5 社会交往能力	□分	0分，参与社会活动，对社会环境有一定的适应能力，待人接物恰当
		1分，能适应单纯环境，主动接触人，初次见面时难以让人发现智力问题，不能理解隐喻语
		2分，脱离社会，可被动接触人，不会主动待人，谈话中有很多不适当的词句，容易上当受骗
		3分，勉强可与人交往，谈吐内容不清楚，表情不恰当
		4分，难以与人接触
B.4.6 社会参与能力 总分	□分	B4.1～B4.5 5个项目得分之和
B.4 社会参与能力 分级	□级	0：能力完好，总分0～2分 1：轻度受损，总分3～7分 2：中度受损，总分8～13分 3：重度受损，总分14～20分

注：以下技能操作对本表各评估项目进行拆分。

技能操作　评估老年人的社会参与能力

一、操作准备

1. 评估环境应安静、整洁、光线明亮、空气清新、温度适宜。评估应准备单独的房间，以满足评估时对特殊环境的要求。

2. 老年人能力评估师需携带量表、纸笔等。

二、操作步骤

1. 总体步骤

（1）介绍老年人能力评估师及评估相关信息。老年人能力评估师进行自我介绍，并向被评估者及照护者介绍社会参与能力评估的主要内容和需要进行评估的环节，取得被评估者的配合。

（2）按照社会参与能力评估表逐项对被评估者进行社会参与能力评估。

2. 二级指标评估细则

（1）生活能力评估细则（见表3-35）

● 表3-35　生活能力评估细则

评估项目名称	评分细则
B.4.1 生活能力	评估准则：是否需要他人帮助 ①0分，除个人生活（如饮食、洗漱、穿戴、二便）能够自理外，还能料理家务（如做饭、洗衣）或当家管理家庭事务 ②1分，除个人生活能够自理外，还能做家务，但质量欠佳，家庭事务安排欠条理 ③2分，个人生活能自理，只有在他人帮助下才能做些家务，但质量不好 ④3分，个人基本生活事务（如饮食、二便）能自理，在督促下可洗漱 ⑤4分，个人基本生活事务（如饮食、二便）需要部分帮助或完全依赖他人帮助

1）生活能力的含义。生活能力是指在生活中自己处理日常生活琐事的行为能力，如做饭、饮食、购物、洗漱、穿戴、二便、管理家庭事务等。

①做饭是指运用烹调手段，加工食物，使其达到能够供人类食用的过程，不包括食材的购买准备、饭后的整理收拾。

②购物是指挑选、购买食物、日用品等日常消耗品并准确支付相应金额的行为能力，包括网购、电视购物、电话购物等。

③管理家庭事务是指管理金钱的能力，主要表现为能够准确掌握、管理、计算自己或家庭的收入、支出金额等。

2）询问语言

您自己可以吃饭洗漱吗？您自己可以穿脱衣裤和上厕所吗？

您平时是自己做饭吗？您的衣服是自己清洗和整理的吗？

您在吃饭、洗漱、穿戴、上厕所方面需要他人的帮助吗？

您在做饭洗衣方面有什么困难吗？

您可以自己外出购物吗？还是都需要他人的帮助？

3）判断标准

①"饮食"行为能力，以"B.1.1 进食"的定义、判断为准。

②"洗漱"行为能力，以"B.1.2 洗澡"和"B.1.3 修饰"的定义、判断为准。

③"穿戴"行为能力，以"B.1.4 穿衣"的定义、判断为准。

④"二便"行为能力，以"B.1.5 大便控制"和"B.1.6 小便控制"的定义、判断为准。

4）评分细则

①0分。0分是指除个人生活（如饮食、洗漱、穿戴、二便）能够自理外，被评估者还能料理家务（如做饭、洗衣）或当家管理家庭事务。具备"生活能力"含义中的所有行为能力，能够在无他人帮助的情况下独立完成。

②1分。1分是指除个人生活自理外，被评估者还能做家务，但质量欠佳，家庭事务安排欠条理。"饮食、洗漱、穿戴、二便"的评估结果都为可独立完成/控制，无须他人帮助；在他人的监护、提示下，能够正确完成"购物、做饭"的行为动作；金钱管理能力较弱，可以完成小金额即总额100元以下的现金计算、管理，总额100元以上则需要依赖他人帮助。

③2分。2分是指被评估者个人生活能自理，只有在他人的帮助下才能做些家务，但质量不好。"饮食、洗漱、穿戴、二便"的评估结果都为可独立完成/控制；但"购物、做饭"的行为动作需要部分帮助，包括需要他人结算、支付购物金额，需要他人帮助才能从货架上拿取商品，需要他人帮助加热饭菜等；无金钱管理能力，完全依赖他人。

④3分。3分是指被评估者的个人基本生活事务（如饮食、二便）能自理，在督促下可洗漱。"饮食、二便"的评估结果都为可独立完成/控制；"洗漱、穿戴"的评估结果为需他人帮助或需部分帮助；不具备"购物、做饭"的行为能力，需极大帮助或完全依赖他人。

⑤4分。4分是指被评估者的个人基本生活事务（如饮食、二便）需要部分帮助或完全依赖他人帮助。

5）注意事项

①评估被评估者使用器具、进行日常生活活动的能力，如烹饪、洗衣、清洁、使用电话、理财等。

②密切结合日常生活活动能力如进食、洗澡、修饰、穿衣、大小便进行评估。

③购物、做饭、金钱管理作为难点，可通过是否需要帮助来判断，复杂的过程详细记录在特殊事项记录单中。

（2）工作能力评估细则（见表3-36）

● 表3-36 工作能力评估细则

评估项目名称	评分细则
B.4.2 工作能力	评估准则：是否具备独立完成能力 ①0分，原来熟练的脑力工作或体力技巧性工作可照常进行 ②1分，原来熟练的脑力工作或体力技巧性工作能力有所下降 ③2分，原来熟练的脑力工作或体力技巧性工作明显不如以往，部分遗忘 ④3分，对熟练的工作只保留一些片段，技能则全部遗忘 ⑤4分，对以往的知识或技能全部遗忘

1）工作能力的含义。工作能力通常是指一个人在脑力工作和体力工作中能够发挥的力量。人的工作能力包括本能、潜能、才能、技能，它直接影响着一个人做事的质量和效率。

2）询问语言

您以前是做什么工作的？

您工作时需不需要别人的帮助？具体需要帮助做哪一项工作呢？

3）判断标准。参考"B.2.1认知功能""B.3.4沟通交流""B.4.3时间/空间定向""B.4.4人物定向""B.4.5社会交往能力"的评估结果，作为本评估项目判定的重要标准。

4）评分细则。老年人能力评估师询问被评估者退休前的工作名称及工作内容，并根据被评估者的回答进行提问。通过与被评估者沟通互动，观察后进行合理判断。

①0分，原来熟练的脑力工作或体力技巧性工作可照常进行。

②1分，原来熟练的脑力工作或体力技巧性工作能力有所下降。

③2分，原来熟练的脑力工作或体力技巧性工作明显不如以往，部分遗忘。

④3分，对熟练的工作只保留一些片段，技能则全部遗忘。

⑤4分，对以往的知识或技能全部遗忘。

5）注意事项

①提问须简洁明确，使用常用词语以便于被评估者理解。

②即使被评估者答非所问，也不要打断被评估者的叙述。

③评估方式不限于口头提问，还可通过动作、手势询问，在保证被评估者安全的前提下，让被评估者在评估现场做出与原来工作相关的动作，从而提高评估结果的准确性。

④若被评估者拒绝回答，可询问家属或照护者评估前一周内被评估者的身心状态。

⑤若无法就被评估者的回答及已评估项目的结果作出判断，可综合"B.2.1 认知功能""B.3.4 沟通交流""B.4.3 时间 / 空间定向""B.4.4 人物定向""B.4.5 社会交往能力"5项的评估结果得出结论。

（3）时间 / 空间定向评估细则（见表 3-37）

● 表 3-37　时间 / 空间定向评估细则

评估项目名称	评分细则
B.4.3 时间 / 空间定向	评估准则：有无规定症状发生
	①0分，时间观念（年、月、日、时）清楚，可单独出远门，能很快掌握新环境的方位 ②1分，时间观念有些下降，年、月、日清楚，但有时会相差几天，可单独来往于近街，知道现住地的名称和方位，但不知回家路线 ③2分，时间观念较差，年、月、日不清楚，可知上半年或下半年，只能在家附近单独行动，对现住地只知名称，不知方位 ④3分，时间观念很差，年、月、日不清楚，可知上午或下午，只能在左邻右舍间串门，对现住地不知名称和方位 ⑤4分，无时间观念，不能单独外出

1）时间定向和空间定向的含义

①时间定向。时间定向是指人对当前时间状况的认知。如判断当前的时间、日期、星期几、季节以及识别昼夜、晨昏等。

②空间定向。空间定向是指人对所处方位的认识能力。"现住地名称"指的是现在居住城市的名称；"辨别方位"指的是能辨别自己身处在家里、医院、养老院等地方；"单独外出能力"指的是发生走失现象的次数，即独自外出但是不能返回。以"A.2.14.2 走失"的评估结果为准。

2）询问语言

您可以告诉我今天的日期吗？您知道今天是星期几吗？

您知道您现在居住地的地址吗？

您知道附近的超市怎么走吗？

您可以自行去 ×× 商场并自己返回吗？

离您家最近的菜市场在哪个方位？

3）评分细则

①0分。0分是指被评估者对时间观念（年、月、日、时）清楚，可单独出远门，能很快掌握新环境的方位。被评估者能准确回答出评估当日的日期（年、月、日），判断属上半年还是下半年，评估当时的时间段（上午或者下午）；能准确回答出评估当时所处的城市名称并辨别方位，如在自己家中、养老院等。在过去一个月内，从未发生过走失现象。

②1分。1分是指被评估者的时间观念有些下降，年、月、日清楚，但有时会相差几天，可单独来往于附近街道，知道现住地的名称和方位，但不知回家路线。被评估者无法准确回答出评估当日的日期（误差在前后2天以内，含2天），但能准确判断属上半年还是下半年以及评估当时的时间段（上午或者下午）；能准确回答出评估当时所处的城市名称并辨别方位，如在自己家中、养老院等。出现走失现象的频率少于1次/月（含1次）。

③2分。2分是指被评估者的时间观念较差，年、月、日不清楚，可知上半年或下半年，只能在家附近单独行动，对现住地只知名称，不知方位。被评估者无法准确回答出评估当日的日期（误差在前后2天以上），但能准确判断属上半年还是下半年以及评估当时的时间段（上午或者下午）；能准确回答出评估当时所处城市的名称，但不能辨别方位，如不知道是在自己家中还是在养老院等。出现走失现象的频率少于1次/周且多于1次/月（含1次）。

④3分。3分是指被评估者的时间观念很差，年、月、日不清楚，可知上午或下午，只能在左邻右舍间串门，对现住地不知名称和方位。被评估者无法准确回答出评估当日的日期（误差在前后2天以上），且不能准确判断属上半年还是下半年，只能判断评估当时的时间段（上午或者下午）；不能准确回答出评估当时所处城市的名称

及辨别方位，如不知道是在自己家中还是在养老院等。出现走失现象的频率多于1次/周（含1次）。

⑤4分。4分是指被评估者无时间观念，不能单独外出。被评估者无法准确回答出评估当日的日期（误差在前后2天以上），且无法准确判断属上半年还是下半年以及评估当时的时间段（上午或者下午）。出现走失现象的频率多于1次/周（含1次）。

4）注意事项

①提问要简明扼要。

②不限于口头回答，手势、文字、盲文等均可。

③回答不限公历、农历、属相及干支纪年法。

④单独外出能力主要考评被评估者是否有走失的风险，应注意与身体疾病及障碍相区别。

⑤观察被评估者定向力和记忆力的下降速度，判断其是否能单独出门。

（4）人物定向评估细则（见表3-38）

● 表3-38 人物定向评估细则

评估项目名称	评分细则
B.4.4 人物定向	评估准则：有无规定症状发生 ①0分，知道周围人们的关系，知道祖孙、叔伯、姑姨、侄子侄女等称谓的意义，可分辨陌生人的大致年龄和身份，可使用适当的称呼 ②1分，只知家中亲密近亲的关系，不能分辨陌生人的大致年龄，不能称呼陌生人 ③2分，只能称呼家人，或只能模仿称呼，不知其关系，不辨辈分 ④3分，只认识同住的亲人，可称呼子女或孙子女，可辨熟人和生人 ⑤4分，只认识保护人，不辨熟人和生人

1）人物定向的含义。人物定向是指对周围环境中的人物的身份（姓名、年龄）及与自己关系的辨识能力，包括人物的称谓及意义、关系、年龄、称呼方式等。

①"周围环境中的人物"包括家族亲戚（同住、不同住）、保持亲密接触的外部人员（如住家保姆、照护者、经常来往的邻居和朋友等）、偶有来往的外部人员和陌生人（如老年人能力评估师）。

②"熟人"特指"周围环境中的人物"中的家族亲戚和保持亲密接触的外部人员。

③"生人"特指"周围环境中的人物"中的偶有来往的外部人员和陌生人。

④"保护人"特指与被评估者同住或每周来往至少3次的法定监护人。

2）询问语言

有若干亲戚和1～2名老年人能力评估师在场（如无其他监护人或亲戚在场，可以找一张家里多人合影照片），进行询问：

您认识这些人吗？他们都是什么人？他们和您是什么关系？

请问照片中的这两个人他们是什么关系？您看他们大概有多少岁了？

这里面哪些人您比较熟悉？哪些人您不认识？

您认识我吗？我们以前见过吗？

3）评分细则

①0分。0分说明被评估者知道周围人们之间的关系，知道祖孙、叔伯、姑姨、侄子侄女等称谓的意义，可分辨陌生人的大致年龄和身份，可使用适当的称呼。被评估者能准确回答出同住和不同住家族亲戚的姓名和年龄至少各1名。在无同住亲戚的情况下，可由"保持亲密接触的外部人员"代替。在"祖孙、叔伯、姑姨、侄子侄女"4个称谓中，能准确说明2个（含）以上称谓的意义。被评估者可辨识老年人能力评估师的身份，回答中包含"能力评估""评估师"这2个关键词。

②1分。1分说明被评估者只知家中亲密近亲的关系，不会分辨陌生人的大致年龄，不能称呼陌生人。被评估者能准确回答出1名同住家族亲戚的姓名和年龄，在无同住亲戚的情况下，可由"保持亲密接触的外部人员"代替；在"子女、配偶、祖孙、父母"4个称谓中，能准确说明2个（含）以上称谓的意义；不能辨识出陌生人的身份，如老年人能力评估师，回答中不包含"能力评估""评估师"这2个关键词。

③2分。2分说明被评估者只能称呼家人，或只能模仿称呼，不知其关系，不辨辈分。被评估者无法准确回答出1名同住家族亲戚或"保持亲密接触的外部人员"的姓名和年龄，但能准确说出平常生活中对其的称呼；或在"子女、配偶、祖孙、父母"4个称谓中，只能准确说明不多于1个称谓的意义。

④3分。3分说明被评估者只认识同住的亲人，可称呼子女或孙子女，可辨认熟人和生人。被评估者无法准确回答出1名同住家族亲戚或"保持亲密接触的外部人员"的姓名和年龄，也不能准确说出平常生活中对其的称呼；但同时面对"生人"和"熟人"的脸或声音时，能够准确分辨"熟人"的脸或声音。

⑤4分。4分说明被评估者只认识保护人，不辨熟人和生人。被评估者能够辨认出"保护人"的脸或声音；当同时面对"生人"和"熟人"的脸或声音时，二者发生混淆，不能够准确分辨出"熟人"的脸或声音。

4）注意事项

①定向力障碍是意识障碍的一个重要标志，但有定向力障碍不一定有意识障碍，

必要时与家属或护理人员沟通。

②提问要简洁明确，使用常用的词语以便于被评估者理解。若被评估者听力或理解力较弱，应尽量避免一句话中出现多个问题，并尽可能将问句拆分提问。

③避免出现是非问句，以降低被评估者猜中答案的概率。

（5）社会交往能力评估细则（见表3-39）

● 表3-39 社会交往能力评估细则

评估项目名称	评分细则
B.4.5 社会交往能力	评估准则：有无规定症状发生
	①0分，参与社会活动，对社会环境有一定的适应能力，待人接物恰当
	②1分，能适应单纯环境，主动接触人，初次见面时难以让人发现智力问题，不能理解隐喻语
	③2分，脱离社会，可被动接触人，不会主动待人，谈话中有很多不适当的词句，容易上当受骗
	④3分，勉强可与人交往，谈吐内容不清楚，表情不恰当
	⑤4分，难以与人接触

1）社会交往能力的含义。社会交往能力是指个体与周围人群和环境的联系与交流的能力。

2）询问语言

询问家属：平时和被评估者沟通起来吃力吗？

询问被评估者：您主动和其他人一起聊天玩耍吗？您觉得和他们交流起来有困难吗？

3）评分细则

①0分。0分是指被评估者参与社会活动，对社会环境有一定的适应能力，待人接物恰当。

②1分。1分是指被评估者能适应单纯环境，主动接触人，初次见面时难以让人发现智力问题，不能理解隐喻语。

③2分。2分是指被评估者脱离社会，可被动接触人，不会主动待人，谈话中有很多不适当的词句，容易上当受骗。

④3分。3分是指被评估者勉强可与人交往，谈吐内容不清楚，表情不恰当。

⑤4分。4分是指被评估者难以与人接触。

4）注意事项

①了解被评估者的性格、喜好、生活习惯等，不愿意（不擅长）与外人交往的，

要结合实际情况综合考评。

②对于患有抑郁症状的，要结合精神状态、沟通交流综合判断。

③根据被评估者的自述，结合照护者的描述综合判断。

3. 社会参与能力总分及分级标准

社会参与能力评估共分为4级，B.4.1～B.4.5评估项目得分之和即为本项目总分，确定社会参与能力分级，见表3-40。

● 表3-40　社会参与能力分级标准

评估项目名称	结果	评分细则
B.4.6 社会参与能力总分	□分	B.4.1～B.4.5 5个项目得分之和
B.4 社会参与能力分级	□级	0：能力完好，总分0～2分 1：轻度受损，总分3～7分 2：中度受损，总分8～13分 3：重度受损，总分14～20分

三、特殊事项记录单

被评估者当场示范动作与平常实际情况有出入时，需在特殊事项记录单中详细地写明实际情况、判断理由、通常状态等。

特殊事项记录示例：被评估者通过电视平台购买商品，当发生退货时，自己无法完成，需要他人代为处理，可判定为需要部分帮助。

第四章

第一节　能力等级分析

一、老年人能力评估指标分级标准

老年人能力评估指标分级标准来源于老年人能力评估表，通过对被评估者4个一级指标和22个二级指标进行评估，得到被评估者能力的初步等级，结合等级变更条款最终将老年人能力分为4个等级。

1. 能力完好

日常生活活动、精神状态、感知觉与沟通的分级均为0，社会参与的分级为0或1。

2. 轻度失能

日常生活活动的分级为0，但精神状态、感知觉与沟通中至少有一项的分级为1及以上，或社会参与的分级为2或3；或日常生活活动的分级为1，精神状态、感知觉与沟通、社会参与中至少有一项的分级为0或1。

3. 中度失能

日常生活活动的分级为1，但精神状态、感知觉与沟通、社会参与的分级均为2，或有一项的分级为3；或日常生活活动的分级为2，且精神状态、感知觉与沟通、社会参与中有1~2项的分级为1或2。

4. 重度失能

日常生活活动的分级为3；或日常生活活动、精神状态、感知觉与沟通、社会参

71

与的分级均为 2；或日常生活活动的分级为 2，且精神状态、感知觉与沟通、社会参与中至少有一项的分级为 3。

二、老年人能力等级判定知识和注意事项

1. 老年人能力等级判定

（1）初步等级判定。老年人能力的初步等级判定是将老年人能力评估表（附录 1 的表 B）的四个量表（B.1、B.2、B.3、B.4）进行逐项分析、概况性描述，并根据四个维度的叠加得出初步等级。

（2）最终等级判定。最终等级判定需在初步等级判定的基础上，结合等级变更条款加以确定。等级变更条款包括：

1）有认知障碍/痴呆、精神疾病者，在原有能力等级上提高一个等级。

2）近 30 天内发生过 2 次及以上跌倒、噎食、自杀、走失者，在原有能力等级上提高一个等级。

3）处于昏迷状态者，可直接评定为重度失能。

4）若初步等级确定为"重度失能"，则不考虑上述 1）～3）中各情况对最终等级的影响，等级不再提高。

2. 老年人能力评估结果判定卡的使用

（1）老年人能力评估结果判定卡（见表 4-1）中字母和数字代表的内容

A 为日常生活活动，B 为精神状态，C 为感知觉与沟通，D 为社会参与；1 为能力完好，2 为轻度失能，3 为中度失能，4 为重度失能。

（2）老年人能力评估结果判定卡使用注意事项

1）使用结果判定卡时，一般根据日常生活活动进行初步定位，锁定目标区域，将日常生活活动的评估结果在日常生活评估结果区域用"√"标识。

2）根据其他三项（精神状态、感知觉与沟通、社会参与）能力的情况，在结果判定卡的同一颜色区域查找相应的能力等级，用"√"标识。

3）等级判断标准详细规则

①当 A 为 0，B 或 C 有一项为 1 及以上，或 D 为 2 或 3 时，判定为轻度失能，其余为能力完好。

②当 A 为 1，B、C、D 有一项为 3，或 B、C、D 同时为 2 时，判定为中度失能，其余为轻度失能。

③当 A 为 2，B、C、D 有一项为 3，或 B、C、D 同时为 2 时，判定为重度失能，其余为中度失能。

表4-1　老年人能力评估结果判定卡

老年人能力评估结果判定卡

A B	C=0	C=0	C=0	C=0	C=1	C=1	C=1	C=1	C=2	C=2	C=2	C=2	C=3	C=3	C=3	C=3
	D=0	D=1	D=2	D=3	D=0	D=1	D=2	D=3	D=0	D=1	D=2	D=3	D=0	D=1	D=2	D=3
0 0	A0+B0+ C0+D0	A0+B0+ C0+D1	A0+B0+ C0+D2	A0+B0+ C0+D3	A0+B0+ C1+D0	A0+B0+ C1+D1	A0+B0+ C1+D2	A0+B0+ C1+D3	A0+B0+ C2+D0	A0+B0+ C2+D1	A0+B0+ C2+D2	A0+B0+ C2+D3	A0+B0+ C3+D0	A0+B0+ C3+D1	A0+B0+ C3+D2	A0+B0+ C3+D3
0 1	A0+B1+ C0+D0	A0+B1+ C0+D1	A0+B1+ C0+D2	A0+B1+ C0+D3	A0+B1+ C1+D0	A0+B1+ C1+D1	A0+B1+ C1+D2	A0+B1+ C1+D3	A0+B1+ C2+D0	A0+B1+ C2+D1	A0+B1+ C2+D2	A0+B1+ C2+D3	A0+B1+ C3+D0	A0+B1+ C3+D1	A0+B1+ C3+D2	A0+B1+ C3+D3
0 2	A0+B2+ C0+D0	A0+B2+ C0+D1	A0+B2+ C0+D2	A0+B2+ C0+D3	A0+B2+ C1+D0	A0+B2+ C1+D1	A0+B2+ C1+D2	A0+B2+ C1+D3	A0+B2+ C2+D0	A0+B2+ C2+D1	A0+B2+ C2+D2	A0+B2+ C2+D3	A0+B2+ C3+D0	A0+B2+ C3+D1	A0+B2+ C3+D2	A0+B2+ C3+D3
0 3	A0+B3+ C0+D0	A0+B3+ C0+D1	A0+B3+ C0+D2	A0+B3+ C0+D3	A0+B3+ C1+D0	A0+B3+ C1+D1	A0+B3+ C1+D2	A0+B3+ C1+D3	A0+B3+ C2+D0	A0+B3+ C2+D1	A0+B3+ C2+D2	A0+B3+ C2+D3	A0+B3+ C3+D0	A0+B3+ C3+D1	A0+B3+ C3+D2	A0+B3+ C3+D3
1 0	A1+B0+ C0+D0	A1+B0+ C0+D1	A1+B0+ C0+D2	A1+B0+ C0+D3	A1+B0+ C1+D0	A1+B0+ C1+D1	A1+B0+ C1+D2	A1+B0+ C1+D3	A1+B0+ C2+D0	A1+B0+ C2+D1	A1+B0+ C2+D2	A1+B0+ C2+D3	A1+B0+ C3+D0	A1+B0+ C3+D1	A1+B0+ C3+D2	A1+B0+ C3+D3
1 1	A1+B1+ C0+D0	A1+B1+ C0+D1	A1+B1+ C0+D2	A1+B1+ C0+D3	A1+B1+ C1+D0	A1+B1+ C1+D1	A1+B1+ C1+D2	A1+B1+ C1+D3	A1+B1+ C2+D0	A1+B1+ C2+D1	A1+B1+ C2+D2	A1+B1+ C2+D3	A1+B1+ C3+D0	A1+B1+ C3+D1	A1+B1+ C3+D2	A1+B1+ C3+D3
1 2	A1+B2+ C0+D0	A1+B2+ C0+D1	A1+B2+ C0+D2	A1+B2+ C0+D3	A1+B2+ C1+D0	A1+B2+ C1+D1	A1+B2+ C1+D2	A1+B2+ C1+D3	A1+B2+ C2+D0	A1+B2+ C2+D1	A1+B2+ C2+D2	A1+B2+ C2+D3	A1+B2+ C3+D0	A1+B2+ C3+D1	A1+B2+ C3+D2	A1+B2+ C3+D3
1 3	A1+B3+ C0+D0	A1+B3+ C0+D1	A1+B3+ C0+D2	A1+B3+ C0+D3	A1+B3+ C1+D0	A1+B3+ C1+D1	A1+B3+ C1+D2	A1+B3+ C1+D3	A1+B3+ C2+D0	A1+B3+ C2+D1	A1+B3+ C2+D2	A1+B3+ C2+D3	A1+B3+ C3+D0	A1+B3+ C3+D1	A1+B3+ C3+D2	A1+B3+ C3+D3
2 0	A2+B0+ C0+D0	A2+B0+ C0+D1	A2+B0+ C0+D2	A2+B0+ C0+D3	A2+B0+ C1+D0	A2+B0+ C1+D1	A2+B0+ C1+D2	A2+B0+ C1+D3	A2+B0+ C2+D0	A2+B0+ C2+D1	A2+B0+ C2+D2	A2+B0+ C2+D3	A2+B0+ C3+D0	A2+B0+ C3+D1	A2+B0+ C3+D2	A2+B0+ C3+D3
2 1	A2+B1+ C0+D0	A2+B1+ C0+D1	A2+B1+ C0+D2	A2+B1+ C0+D3	A2+B1+ C1+D0	A2+B1+ C1+D1	A2+B1+ C1+D2	A2+B1+ C1+D3	A2+B1+ C2+D0	A2+B1+ C2+D1	A2+B1+ C2+D2	A2+B1+ C2+D3	A2+B1+ C3+D0	A2+B1+ C3+D1	A2+B1+ C3+D2	A2+B1+ C3+D3

续表

C		0	0	0	0	1	1	1	1	2	2	2	2	3	3	3	3
D		0	1	2	3	0	1	2	3	0	1	2	3	0	1	2	3
A	B	—															
2	2	A2+B2+C0+D0	A2+B2+C0+D1	A2+B2+C0+D2	A2+B2+C0+D3	A2+B2+C1+D0	A2+B2+C1+D1	A2+B2+C1+D2	A2+B2+C1+D3	A2+B2+C2+D0	A2+B2+C2+D1	A2+B2+C2+D2	A2+B2+C2+D3	A2+B2+C3+D0	A2+B2+C3+D1	A2+B2+C3+D2	A2+B2+C3+D3
2	3	A2+B3+C0+D0	A2+B3+C0+D1	A2+B3+C0+D2	A2+B3+C0+D3	A2+B3+C1+D0	A2+B3+C1+D1	A2+B3+C1+D2	A2+B3+C1+D3	A2+B3+C2+D0	A2+B3+C2+D1	A2+B3+C2+D2	A2+B3+C2+D3	A2+B3+C3+D0	A2+B3+C3+D1	A2+B3+C3+D2	A2+B3+C3+D3
3	0	A3+B0+C0+D0	A3+B0+C0+D1	A3+B0+C0+D2	A3+B0+C0+D3	A3+B0+C1+D0	A3+B0+C1+D1	A3+B0+C1+D2	A3+B0+C1+D3	A3+B0+C2+D0	A3+B0+C2+D1	A3+B0+C2+D2	A3+B0+C2+D3	A3+B0+C3+D0	A3+B0+C3+D1	A3+B0+C3+D2	A3+B0+C3+D3
3	1	A3+B1+C0+D0	A3+B1+C0+D1	A3+B1+C0+D2	A3+B1+C0+D3	A3+B1+C1+D0	A3+B1+C1+D1	A3+B1+C1+D2	A3+B1+C1+D3	A3+B1+C2+D0	A3+B1+C2+D1	A3+B1+C2+D2	A3+B1+C2+D3	A3+B1+C3+D0	A3+B1+C3+D1	A3+B1+C3+D2	A3+B1+C3+D3
3	2	A3+B2+C0+D0	A3+B2+C0+D1	A3+B2+C0+D2	A3+B2+C0+D3	A3+B2+C1+D0	A3+B2+C1+D1	A3+B2+C1+D2	A3+B2+C1+D3	A3+B2+C2+D0	A3+B2+C2+D1	A3+B2+C2+D2	A3+B2+C2+D3	A3+B2+C3+D0	A3+B2+C3+D1	A3+B2+C3+D2	A3+B2+C3+D3
3	3	A3+B3+C0+D0	A3+B3+C0+D1	A3+B3+C0+D2	A3+B3+C0+D3	A3+B3+C1+D0	A3+B3+C1+D1	A3+B3+C1+D2	A3+B3+C1+D3	A3+B3+C2+D0	A3+B3+C2+D1	A3+B3+C2+D2	A3+B3+C2+D3	A3+B3+C3+D0	A3+B3+C3+D1	A3+B3+C3+D2	A3+B3+C3+D3

结论（对照相应填充色）：

能力完好	轻度失能	中度失能	重度失能

说明：A为日常生活活动，B为精神状态，C为感知觉与沟通，D为社会参与；0为能力完好，1为轻度失能，2为中度失能，3为重度失能。

①当A为0，B或C有一项为1及以上，或D为2或3时，判定为轻度失能，其余为能力完好。

②当A为1，B、C、D同时为3，或B、C、D同时为2时，判定为中度失能，其余为轻度失能。

③当A为2，B、C、D有一项为3，或B、C、D同时为2时，判定为重度失能，其余为中度失能。

④当A为3，B、C、D三项为任何情况时，都为重度失能。

④当 A 为 3，B、C、D 三项为任何情况时，都判定为重度失能。

三、影响老年人能力等级评定的特殊事项及其鉴定方法

影响老年人能力等级评定的特殊事项主要有：失明、失聪、失语等躯体情况；游走、作息混乱、干扰、强迫、自伤、不洁行为等认知情况；抑郁症、狂躁症、精神分裂症等精神疾病。以上三类情况对老年人生活能力都有影响，通常情况下特殊事项存在越多，对能力影响越大。

1. 鉴定方法与思路

从四个评估维度看，一个特殊事项可能对一个维度，甚至两个及以上维度都会产生影响。如失明，既对第三维度的"感知觉与沟通"量表中视力的评分有影响，也间接影响"日常生活活动"中的平地行走、如厕；游走可能在认知功能、人物定向等项目中有能力下降表现，也可能在进食、穿衣等项目中有能力下降表现。

2. 处理办法

评估着眼点在于各个事项对老年人四个维度中具体项目的影响，即客观准确地判断每一个项目，尤其是直接产生影响的内容，以便准确得出最终等级。

记录特殊事项可为后续照护提供指导。要注意有部分特殊事项具有一票确定的作用，如被评估者为"昏迷"状态，则可直接判定为重度失能。

不同疾病对生活能力的影响差异较大，且有一定的可治愈性，对照护需求也会截然不同。故建议疾病急性期以医疗救治为主，暂不宜进行评估。当疾病稳定到一定状态（其中精神类疾病尤其需要注意），对照护的需求相对稳定时再进行评估。

第二节　评估报告撰写

一、评估报告填写要求

1. 评估报告填写规范

根据《老年人能力评估师国家职业技能标准（2020 年版）》及《老年人能力评估》（MZ/T 039—2013）的相关规定，对老年人能力评估报告的内容进行解读，逐一说明每

一项评估项目的填写规范，见表4-2。

如果有特殊事项，则另外填写特殊事项记录单。

● 表4-2 老年人能力评估报告填写规范

编号	填写项目名称		必填项目	定义	填写规范
C.1	一级指标分级	日常生活活动	○	通过日常生活活动总分确定被评估者的日常生活活动等级	必须分别与"老年人能力评估表"中"B.1""B.2""B.3""B.4"的结果一致，以保证结果无误 ※ 若使用老年人能力评估软件，则本项由系统自动显示结果
		精神状态		通过精神状态总分确定被评估者的精神状态等级	
		感知觉与沟通		通过感知觉与沟通评估总分确定被评估者的感知觉与沟通等级	
		社会参与		通过社会参与总分确定被评估者的社会参与等级	
C.2	老年人能力初步等级		○	根据4项一级指标的结果确定的老年人能力初步等级	根据"C.1"中的各项结果，利用老年人能力评估结果判定卡得出初步等级。老年人能力评估师需根据初步等级划分标准检查结果是否准确 初步等级划分标准具体如下： ①能力完好：日常生活活动、精神状态、感知觉与沟通的分级均为0，社会参与的分级为0或1 ②轻度失能：日常生活活动的分级为0，但精神状态、感知觉与沟通中至少有一项的分级为1及以上，或社会参与的分级为2或3；或日常生活活动的分级为1，精神状态、感知觉与沟通、社会参与中至少有一项的分级为0或1 ③中度失能：日常生活活动的分级为1，但精神状态、感知觉与沟通、社会参与的分级均为2，或有一项的分级为3；或日常生活活动的分级为2，且精神状态、感知觉与沟通、社会参与中有1～2项的分级为1或2

编号	填写项目名称	必填项目	定义	填写规范
C.2	老年人能力初步等级	○	根据4项一级指标的结果确定的老年人能力初步等级	④重度失能：日常生活活动的分级为3；或日常生活活动、精神状态、感知觉与沟通、社会参与的分级均为2；或日常生活活动的分级为2，且精神状态、感知觉与沟通、社会参与中至少有一项的分级为3 ※若使用老年人能力评估软件，则本项由系统自动显示结果
C.3	等级变更条款		老年人能力初步等级结合等级变更条款后，确定老年人能力的最终等级	仔细核对各项评估的结果及老年人的真实状态是否满足等级变更条款。若满足即选择相应选项 以下为判断是否有满足条款的方法说明： ①有认知障碍/痴呆、精神疾病者，在原有能力等级上提高一个等级：查看并确认"老年人能力评估基本信息表"中的"A.2.13.1""A.2.13.2"，以及"老年人能力评估表"中的"B.2.1"的结果。主要根据此3项结果判断是否满足该条款需要变更的等级 ②近30天内发生过2次及以上跌倒、噎食、自杀、走失者，在原有能力等级上提高一个等级：查看并确认"老年人能力评估基本信息表"中"A.2.14"的结果。主要根据其中的前4项结果判断是否满足该条款需要变更的等级 ③处于昏迷状态者，直接评定为重度失能：查看并确认"老年人能力评估表"中"B.3.1"的结果。主要根据此项结果判断是否满足该条款需要变更的等级 ④若初步等级确定为"重度失能"，则不考虑上述①～③中各情况对最终等级的影响，等级不再提高：查看并确认"C.2"的结果，根据此项判断是否满足该条款需要变更的等级

续表

编号	填写项目名称	必填项目	定义	填写规范
C.4	老年人能力最终等级	○	老年人能力评估最终结果	结合老年人能力初步等级和等级变更条款后得出老年人能力评估的最终等级 ※若使用老年人能力评估软件，则本项由系统自动显示结果
C.5	老年人能力评估师签名	○	实施本次老年人能力评估的老年人能力评估师签名	①评估结束并得出老年人能力评估的最终等级后，2名老年人能力评估师分别在签名处签名（排名不分前后） ②所签的名字必须与老年人能力评估师证书上本人的名字一致。书写须工整，字迹须清晰易辨识
C.6	日期（老年人能力评估师）	○	评估报告中老年人能力评估师签名当天的日期	在年月日所对应的横线上分别填入签名当天的日期。填写要求参考"表2-3 老年人能力评估基本信息表的填写方法及要求"中的"评估基准日期"
C.7	信息提供者签名	○	老年人信息提供者的签名	①评估结束并得出老年人能力评估的最终等级后，老年人能力评估师须要求老年人信息提供者在签名处签名 ②为了确保身份准确无误，老年人能力评估师可要求信息提供者出示可以证明其本人身份的证件，如身份证、社保卡、机动车驾驶证等。确认所签的名字是否与证件上的名字一致。书写须工整，字迹须清晰易辨识
C.8	日期（信息提供者）	○	评估报告中信息提供者签名当天的日期	在年月日所对应的横线上分别填入签名当天的日期。填写要求参考"表2-3 老年人能力评估基本信息表的填写方法及要求"中的"评估基准日期"

2. 评估报告填写注意事项

（1）评估报告应写明被评估者的基本信息，包括姓名、性别、年龄、住址（或身份证号码等身份识别信息）等一般信息。

（2）评估报告的结论应为老年人能力最终等级。

（3）出具评估报告前应当核实各个量表的结果及最终结论，从而确保统计准确。

（4）评估报告应当有具备资质的老年人能力评估师的签名和相应评估机构的签章。

（5）评估报告应注明评估时间及出具评估报告的时间（应有公告说明评估结束后出具评估报告的时限要求）。

（6）评估报告中应当注明对评估结果有异议的处理办法或解决途径。被评估者对评估结论有异议时，可在收到评估结论之日起5个工作日内向评估机构提出。

（7）评估报告应当具有唯一的编号。

×××市老年人能力评估报告示例见表4-3。

● 表4-3 ×××市老年人能力评估报告

×××市老年人能力评估报告			
被评估者 基本信息	姓名	性别	年龄（或出生年月日）
	身份证号码		联系方式
	居住地址		
您目前的老年人能力等级为：××级。 其中： 日常生活活动评估为：×级； 精神状态评估为：×级； 感知觉与沟通评估为：×级； 社会参与评估为：×级。			
			×××（老年人能力评估师） ×××（评估机构） ××××年××月××日
如对本评估结论不认可，可在收到本评估报告之日起××个工作日内，向×××（评估机构）提出复评申请。			

二、评估资料整理归档规范要求和方法

1. 归档规范要求

（1）归档资料应有专门的储存地或储存区，并具备有利于资料长期储存的环境条件。

（2）归档资料应当用专柜/专箱或储存格存放。

（3）归档资料应当有检索目录，以便于查找。

（4）归档资料应当有资料清单。

（5）归档资料的管理及取用应有规范的制度。

（6）建立同步电子档案管理体系。

2. 归档方法

（1）划定专门的归档资料储存室或储存区，并悬挂标识牌；室内通风良好，保持适宜的温度和湿度。

（2）采用统一的文件柜并编号。

（3）编制纸质版或电子版的检索目录，放置在储存室或储存区易于查找的位置。

（4）一人一档，用统一文件盒或文件袋收纳，封面为标明所含资料的装袋清单（可一人一盒或多人一盒）。

（5）归档资料应由专人管理，建立资料管理制度（包括封存、查询、借阅及归还等）。

（6）其他有利于储存和查询的归档方法。

第五章

环境评估

第一节 家庭环境评估

一、家庭环境概述

家庭是以婚姻关系为基础、以血缘关系为纽带而组成的生活共同体，是一种具有特定功能的结构，是社会系统的有机组成部分。

家庭作为一个初级群体，也是个人在社会生活中最重要的生活共同体。每个人从家庭中得到最多的是物质及精神上的支持和慰藉。成年人在为家庭奉献的同时，获得的是在其他场合和组织无法得到的快乐和情感交流，而老年人从家庭中得到的是最基本的生活照顾和精神抚慰。

部分老年人不具备独立工作和生活的能力，一般都是和其他家庭成员共同居住，能力受家庭成员影响，所以分析被评估老年人所处的家庭类型和结构、家庭关系、每个家庭角色及作用，对最终评估结果具有重要意义。家庭成员基本情况信息采集表见表5-1。

● 表5-1 家庭成员基本情况信息采集表

	姓名	性别	年龄	关系	工作单位	职务	学历	家庭住址	备注
被评估者									
关系人1									

续表

	姓名	性别	年龄	关系	工作单位	职务	学历	家庭住址	备注
关系人2									
关系人3									
关系人4									
关系人5									
关系人6									

注：1. 关系人包括共同居住或生活的人员、直系亲属、照护者。

2. 备注栏填写与被评估者的关系。

二、信息采集

1. 信息采集的对象

（1）直系亲属。直系亲属包括父亲、母亲、配偶、儿子、女儿。

（2）其他非直系亲属。其他非直系亲属包括兄、弟、姐、妹等。

2. 信息采集的内容

信息采集的内容包括家庭成员姓名、性别、年龄、工作单位及职务、受教育程度、与被评估者关系、家庭经济状况、家庭健康状况等。特殊情况备注，如丧子、早年丧偶等。

3. 特殊事项说明

（1）已退休的亲属。"工作单位"填写退休前的工作单位，"职务"填写"退休"。

（2）未参加工作的子女。"工作单位"填写"无"，"职务"填写"学龄前儿童""小学生""初中生""高中生""大学生"等。

（3）未参加工作的亲属。"工作单位"填写"无"，"职务"填写"待业"。

（4）个体经营的亲属。若有实体店铺，"工作单位"填写相应的店铺名称，若没有实体店铺，"工作单位"填写"个体经营"，"职务"填写"个体"。

（5）务农的亲属。"工作单位"填写"无"，"职务"填写"务农"。

三、家庭类型和结构分析

家庭类型和结构是家庭成员代际和长幼的排列组合，是各种类型家庭的户数或人数在总户数或总人口数中的组成状况和构成关系。

家庭类型分组包括：

1. 核心家庭

核心家庭是指只有一对夫妻或由父母和未婚子女组成的家庭。

2. 主干家庭

主干家庭由祖父母（外祖父母）和父母及第三代人共同组成。

3. 扩展家庭

在扩展家庭中，父母与多对已婚子女共同生活或已婚子女在父母去世后不分家。

4. 单身家庭

单身家庭包括丧偶、离异或未婚的人一个人生活的家庭。

5. 其他

其他的家庭类型，包括无血缘关系、隔代同居的家庭。

在我国，家庭类型主要以核心家庭和主干家庭为主，而具体的区别就在于家庭中有无老年人一起生活。不同类型和结构的家庭中，各成员之间的关系不同，老年人在家庭中扮演的角色和发挥的作用也不同。

四、家庭关系分析

家庭关系是与家庭结构密切相联系的。家庭结构越简单，家庭内各成员之间的人际关系也越简单，相处起来也会更加容易。

核心家庭的家庭关系是最简单的；而在扩展家庭中，大多是三代同堂，彼此间沟通起来就产生了一定的困难。

家中的老年人，在主干家庭和扩展家庭中通常是祖父母（外祖父母）兼父母的角色，因此不仅要处理老年夫妻之间的关系，还要处理与子女、孙子女的关系，而每一层关系处理得好坏都直接影响老年人在家中的形象和地位。

老年人大部分时间与老伴生活在一起，然后依次是子女、朋友、孙子女、一个人、其他。由此可以看出，家庭关系尤其是与老伴、子女的关系对老年人居住的生活状态影响较大，其次是朋友，即社会人际关系。

五、家庭角色及作用分析

1. 家庭角色

家庭角色是指家庭成员在家中所占有的特定位置，角色分配是依照家庭工作性质和责任自行决定的，各成员按角色的规定实施行动，并要符合社会规范。

在家庭里，每个家庭成员都有一个明确的位置，如丈夫、妻子、儿子、女儿。每个家庭成员通常同时扮演几个角色，一个人在家庭中的位置和所扮演的角色，会随着年龄的增长而发生变化。老年人扮演的角色已经过了一系列转变，在离开工作岗位后，生活的重心就放在家庭上，其角色由原来的父母转换为祖父母或外祖父母。另外，对于老年丧偶者，应考虑到其部分角色的丧失。

2. 作用分析

对老年人的角色评估和作用分析是为了了解其角色行为是否正常，以便更好地帮助老年人适应角色。角色评估一般采用开放式的提问进行，包括以下几个方面的内容。

（1）影响老年人角色适应的个体因素。影响老年人角色适应的个体因素包括性别、年龄、文化背景、过去从事的职业和担任的职务、退休时间、经济状况等。

（2）承担的角色情况。承担的角色情况是指老年人目前在家庭或社会中所承担的角色。

（3）角色的感知情况。角色的感知情况是指老年人是否了解自己所承担角色的权利和义务。

（4）角色满意度。角色满意度是指老年人对自己承担的角色是否满意以及与自己的角色期望是否相符，目前的角色改变对生活方式、人际关系有无影响，有无角色适应不良等情况。

评估时，应关注老年人对其角色的期望是否认同。

六、思想认识的调查研究

思想认识的调查研究主要是评估家庭成员对老年人生活和健康状况的认知程度，目的是为老年人生活和健康提供家庭支持。要发挥家庭的作用，一方面应尽可能为老年人提供家人的关怀和家庭的温暖；另一方面要对老年人的老年活动作出支持和肯定，调动他们生活的自主性和积极性。

调查对象应包括每一个家庭成员，尤其是对老年人生活影响较大的重要成员，包括配偶、子女。调查内容包括对老年人生活习惯、性格、健康状况、既往病史、慢性病史、长期服用药物等状况的了解程度，以及对上述内容的认知程度和重视程度。

七、家庭功能的分析

家庭功能是指家庭在人类生活和社会发展方面所起到的作用，即家庭对于人类的功用和效能。

1. 家庭的主要功能

（1）情感依托功能。家庭是每个家庭成员个性形成、感情发泄、爱心培育、品德养成以及精神寄托的基础场所。

（2）社会化功能。孩子在家庭生活中学会语言、与他人交往的行为和技巧、对正确和错误的理解等，从而能适应社会生活的需要，顺利融入社会。

（3）繁殖功能。家庭是文明社会生养子女、繁衍后代的基本单位，是人类社会生生不息的基础。

（4）抚养和赡养功能。在家庭中，父母对未成年子女具有抚养义务；成年子女对年迈父母进行供养和照顾，具有赡养义务。

（5）经济与保健功能。家庭为各成员提供生存发展所需的经济保障，同时还为维护成员的健康提供一系列物质和非物质资源。

2. 家庭功能对老年人的作用

（1）提供经济支持。经济支持是老年人能安度晚年的物质基础。

（2）提供日常生活照顾。就当前而言，大部分老年人仍选择在家庭中养老。

（3）提供精神支持。与家人建立并维持亲近的关系是老年人维持心理健康必不可少的精神良药。

3. 家庭功能评估

家庭功能评估包括适应度、合作度、成长度、亲密度、情感度的评估，评估依据可参考 APGAR 家庭功能评估量表（见表 5-2）。

❖ 表 5-2　APGAR 家庭功能评估量表

项目	经常	有时	很少	得分
1. 当我遇到困难时，可以从家人处得到满意的帮助	2	1	0	
2. 我很满意家人与我讨论各种事情以及分担问题的方式	2	1	0	
3. 当我喜欢从事新的活动或发展时，家人能接受并给予帮助	2	1	0	
4. 我很满意家人对我表达情感的方式以及对我愤怒、悲伤等情绪的反应	2	1	0	
5. 我很满意家人与我共度美好时光的方式	2	1	0	

注：总分 7~10 分，家庭功能无障碍；总分 4~6 分，家庭功能轻度障碍；总分 0~3 分，家庭功能严重障碍。

第二节 社区环境评估

一、社区环境概述

随着我国人口老龄化程度的逐步加深，社区居家养老将成为未来我国主要的养老方式，因此社区环境的适老化设计越来越重要。

适老化设计是指在住宅，或在社区商场、医院、学校等公共建筑中充分考虑到老年人的身体机能及行动特点作出相应的设计，包括实现无障碍设计、引入急救系统等，以满足已经进入老年或以后将进入老年人群的生活及出行需求。

适老化设计应坚持"以老年人为本"的设计理念，从老年人的视角出发，切实感受老年人的不同需求，从而设计出满足老年人生理及心理需求的建筑和室内空间环境，最大限度地为老年人的日常生活和出行提供方便。

二、社区环境评估

1. 社区配套设施的适老化设计

（1）适老化设计。适老化设计包括适老化规划、适老化布局等。

（2）适老化建筑。适老化建筑是指在建筑设计、施工阶段的适老化，即把适老化规划变成现实。

（3）适老化装修。适老化装修和适老化软装布置会直接决定适老化的最终效果。

2. 社区医疗保健服务的适老化设计

医疗保健是老年群体社区养老的核心诉求，老年人对社区医疗保健服务项目的需求不仅与健康、年龄等个体特征息息相关，还与老年人所获得的家庭供养资源密不可分。

根据老年人的医疗保健需求，与社区能提供的医疗保健服务进行对比，了解社区医疗保健服务在选址、规模、服务半径、功能配置、空间流线和无障碍等多方面存在的问题，对社区医疗保健服务的适老化设计作出评估。

3. 社区安全风险因素分析

社区安全风险因素评估是社区环境评估的重要组成部分，不仅要关注老年人居家周边情况，还要对老年人日常活动社区范围内及周边风险进行全面、细致的评估。

社区安全风险因素分析主要是风险识别，即找出风险因素。

（1）识别重大事故风险。识别重大事故风险是指识别可能造成重大人员伤害、财产损失、环境破坏的事故，例如高层失火、燃气事故等，老年人在此类事故中更易受到伤害。

（2）识别新兴产业、技术带来的风险。老年人对新事物的认知能力和接受程度有限，常因认识不充分而在发生风险时应对不足。

（3）识别次生事故带来的风险。如停电导致的高层电梯停运等风险。

（4）识别公共区域中的风险。如社区周围存在的车站、加油站、主干道、高速路等也是高风险因素。

4. 社区家庭照护和家政服务的适老化设计

（1）社区家庭照护。社区家庭照护是利用社区内的正式资源和非正式的社会支持网络帮助有需要的老年人，主要由家庭及社区对居住在家中的老年人提供支持性服务。社区家庭照护的重点人群是独居者、高龄者、丧偶者、自理困难者、病情不稳定的慢性病患者和老年精神障碍者。照护内容主要包括医疗保健、生活照料、精神慰藉和家庭劳务等。

评估社区家庭照护适老化设计水平的主要依据如下。

1）社区在建立和改造过程中是否有满足家庭照护需求的设计和措施。

2）老年人对家庭照护的需求能否得到满足。

3）社区对老年人家庭照护需求的响应程度。

4）社区所能提供的家庭照护水平。

（2）家政服务。家政服务的内容包括一般家务、护理老年人、照顾患者、家庭教育。随着人口老龄化程度的逐步加深，家政服务内容的侧重点也开始向老年人倾斜，从而对社区家政服务，即针对老年人的适老化设计，提出了更高更新的要求。评估社区家政服务适老化水平需要了解家政服务是否经过针对老年家政服务的专业培训，以及老年人的家政服务需求是否能够得到满足。

第六章

需求评估

第一节　照护服务需求

一、照护服务概述

失能老年人是指年龄在 60 周岁及以上，生活部分可以自理，部分必须依靠他人照顾的，或者生活完全不能自理，必须全部由他人照顾的老年人。

照护服务主要是针对基本日常生活活动能力下降的老年人，采取一系列措施达到功能维护和能力促进／恢复的目的，从而提高生活质量。

生活质量与基本日常生活活动能力密切相关，主要包括 10 项内容，即进食、洗澡、修饰、穿衣、大便控制、小便控制、如厕、床椅转移、平地行走、上下楼梯。

二、照护服务需求评估

1. 进食

当被评估者的评分为 0 分、5 分时，说明该被评估者有照护需求。

（1）基本生活需求。当老年人进食的某个动作或步骤不能完成时，即存在照护需求。如被评估者能自行用小勺吃饭，但因手抖而不能将食物全部送入口中，导致部分食物外洒，其照护需求为精细动作照护。其他的以此类推。

（2）辅具需求

1）防洒盘。防洒盘适合偏瘫及手精细动作困难的老年人，也适用于家庭康复训练。

2）高低碗。高低碗适合偏瘫、单手功能障碍、手精细动作困难的老年人。

3）防滑分餐盘。防滑分餐盘适合偏瘫、单手功能障碍、手精细动作困难的老年人。

4）助食筷。助食筷分大小号，适合偏瘫、手精细动作困难的老年人。

5）左右手刀叉。左手障碍选择左向刀叉，右手障碍选择右向刀叉。左右手刀叉适合偏瘫、手精细动作困难的老年人。

6）握力勺。握力勺适合偏瘫、手功能障碍、手形态异常的老年人。

（3）安全防护需求。安全防护需求有防误吸、防窒息、防烫伤等。

2. 洗澡

当被评估者的评分为 0 分时，说明该被评估者有照护需求。

（1）基本生活需求。当老年人洗澡的某个动作或步骤不能完成时，即存在照护需求。如被评估者能自行准备物品，但用水温度过高，其照护需求为用水安全照护。其他的以此类推。

（2）辅具需求

1）洗浴椅

①普通洗浴椅。普通洗浴椅适合老年人家庭洗澡时使用。

②旋转型洗浴椅。旋转型洗浴椅适合老年人洗浴时使用，特别适合照护者使用。

2）洗浴设备

①担架式洗浴设备。担架式洗浴设备适合养老机构使用。

②轮椅式洗浴设备。轮椅式洗浴设备适合长期坐轮椅的老年人使用，特别适合养老机构使用。

（3）安全防护需求。安全防护需求有防跌倒、防晕倒、防烫伤等。

3. 修饰

当被评估者的评分为 0 分时，说明该被评估者有照护需求。

（1）基本生活需求。当老年人修饰的某个动作或步骤不能完成时，即存在照护需求。如被评估者虽能自行刷牙，但不能挤牙膏，其照护需求为用物改造照护。其他的以此类推。

（2）辅具需求

1）长把梳和长把刷。长把梳和长把刷适合单上肢缺失、单手功能障碍、肩肘腕手活动障碍的老年人。

2）多功能刷。多功能刷适合偏瘫或单手功能障碍的老年人。

3）硅胶牙刷和假牙刷。硅胶牙刷和假牙刷适合戴假牙的老年人。

4）手掌刷。手掌刷适合手功能障碍、精细动作困难的老年人。

5）牙膏挤压器。牙膏挤压器适合偏瘫或单手功能障碍的老年人。

6）放大镜指甲剪。放大镜指甲剪适合老年人及照护人员。

（3）安全防护需求。安全防护需求有在操作过程中防止老年人被锐器误伤，防止老年人不可逆的功能缺失等。

4. 穿衣

当被评估者的评分为0分、5分时，说明该被评估者有照护需求。

（1）基本生活需求。当老年人穿衣的某个动作或步骤不能完成时，即存在照护需求。如被评估者能自行穿衣服，但不会使用拉链或系纽扣，其照护需求为服装改造照护。其他的以此类推。

（2）辅具需求

1）贴身照护服。贴身照护服适合长期卧床的老年人。

2）贴身照护服独特纽扣。贴身照护服独特纽扣适合长期卧床，特别是痴呆的老年人。

3）围裙。围裙适合偏瘫及生活自理困难的老年人和家庭使用。

4）围兜。围兜适合偏瘫、手功能障碍，特别是手颤抖的老年人就餐时使用。

5）穿纽扣器和穿衣钩。穿纽扣器和穿衣钩适合单手功能障碍、偏瘫或脊柱强直、腰椎病变弯腰困难的老年人。

6）穿袜板。穿袜板适合偏瘫或单手功能障碍的老年人。

7）保健鞋。保健鞋对跟腱有保护作用，适合所有老年人。

（3）安全防护需求。安全防护需求有防止老年人跌倒，防止老年人不可逆的功能缺失等。

5. 大便控制

当被评估者的评分为0分、5分时，说明该被评估者有照护需求。

（1）基本生活需求。当老年人大便控制的某个动作或步骤不能完成时，即存在照护需求。如被评估者肠道手术后安装人工肛门，长时间使用造瘘袋，但造瘘周围皮肤发红，其照护需求为造瘘皮肤照护。其他的以此类推。

（2）辅具需求

1）移动式体洁器。移动式体洁器适合长期卧床的老年人。

2）大便器。大便器符合人体生理曲线，移动便捷，冲洗方便。

3）充气便盆。充气便盆大小适中，不用时可以收纳保存及携带。

（3）安全防护需求。安全防护需求有防止老年人皮肤的完整性受损，防止老年人不可逆的功能受损（便秘／失禁）等。

6. 小便控制

当被评估者的评分为 0 分、5 分时，说明该被评估者有照护需求。

（1）基本生活需求。当老年人小便控制的某个动作或步骤不能完成时，即存在照护需求。如被评估者长期安置导尿管，计划拔除导尿管，其照护需求为膀胱功能锻炼照护。其他的以此类推。

（2）辅具需求

1）导尿收集袋。导尿收集袋适合尿失禁的男性或女性。

2）成人尿不湿。成人尿不湿适合轻度尿失禁、排尿淋漓的老年人在日间外出时使用。

3）成人纸尿裤。成人纸尿裤适合轻度尿失禁、排尿淋漓的老年人在日间外出时使用。

（3）安全防护需求。安全防护需求有防止老年人皮肤的完整性受损，防止老年人的膀胱功能丧失等。

7. 如厕

当被评估者评分为 0 分、5 分时，说明该被评估者有照护需求。

（1）基本生活需求。当老年人如厕的某个动作或步骤不能完成时，即存在照护需求。如被评估者能自行下蹲，但不能起立，其照护需求为下肢肌力照护。其他的以此类推。

（2）辅具需求

1）马桶增高器。马桶增高器适合下肢活动障碍，特别是髋、膝、踝关节障碍，下蹲和蹲起动作困难的老年人。

2）马桶扶手围栏与起立架。马桶扶手围栏与起立架适合下肢活动障碍或蹲起及弯腰困难的老年人使用。

3）普通坐便器。普通坐便器适合放在卧室及床边，便于身体虚弱或肢体障碍的老年人使用。

4）沙发式坐便器。沙发式坐便器适合身体虚弱、肢体障碍、习惯起夜、如厕困难的老年人使用。

5）升降扶手坐便器。升降扶手坐便器适合身体虚弱、肢体障碍、如厕困难的老年人使用。

6）紧急呼救器。紧急呼救器适合 65 岁以上的老年人家庭选用。

7）智能型坐便器。智能型坐便器适合身体虚弱、肢体障碍的老年人便后卫生清洁使用。

（3）安全防护需求。安全防护需求有防止老年人跌倒，防止老年人外伤等。

8. 床椅转移

当被评估者的评分为 0 分、5 分、10 分时，说明该被评估者有照护需求。

（1）基本生活需求。当老年人床椅转移的某个动作或步骤不能完成时，即存在照护需求。如被评估者能完成起坐、从床到轮椅的体位改变活动，但不能完成翻身动作，其照护需求为翻身照护。其他的以此类推。

（2）辅具需求

1）腋拐。腋拐适用于下肢无力而不能部分或完全负重的情况，如胫腓骨骨折等；适用于双下肢功能不全，不能用左右腿交替迈步的情况，如截瘫等。

2）轮椅。轮椅适用于以下情况：具备基本行走能力，但长时间行走会感到吃力；行走能力下降，自行行走吃力；因大脑问题导致无法有效控制肢体行走；下肢截肢或瘫痪，行走能力已经丧失；骨折治疗时期。

3）助步器。助步器适用于步行平衡性非常差或长期卧床引起下肢肌力减弱的老年人。

（3）安全防护需求。安全防护需求有防止老年人跌倒，防止老年人坠床等。

9. 平地行走

当被评估者的评分为 0 分、5 分、10 分时，说明该被评估者有照护需求。

（1）基本生活需求。当老年人平地行走的某个动作或步骤不能完成时，即存在照护需求。如被评估者能自行站立、小碎步移动，但在移动过程中不能保持平衡，其照护需求为平衡照护。其他的以此类推。

（2）辅具需求

1）单手手杖。单手手杖适合握力好、上肢支撑力强的老年人，如偏瘫老年人。

2）三足手杖。三足手杖适用于偏瘫老年人康复初期或行走缓慢者。

3）四足手杖。四足手杖适用于偏瘫康复初期，步态不稳、行走缓慢的老年人。

4）助站拐杖。助站拐杖适用于膝关节或髋关节活动受限，下蹲、坐起困难的老年人。

5）带坐拐。带坐拐适用于下肢功能轻度障碍或身体虚弱者。

（3）安全防护需求。安全防护需求有防止老年人跌倒，防止老年人出现废用综合征等。

10. 上下楼梯

当被评估者的评分为 0 分、5 分时，说明该被评估者有照护需求。

（1）基本生活需求。当老年人上下楼梯的某个动作或步骤不能完成时，即存在照护需求。如被评估者能自行缓慢地上下楼梯，但在阑尾手术康复后，畏惧不前，担心伤口疼痛和摔倒，其照护需求为心理照护。其他的以此类推。

（2）辅具需求

1）拐杖/助行器。拐杖/助行器适合需部分帮助的老年人。

2）轮椅电梯。轮椅电梯适合完全不能上下楼梯的老年人。

（3）安全防护需求。安全防护需求有防止老年人跌倒，防止老年人骨折等。

三、老年人照护需求程度

日常生活活动能力评估表（巴塞尔指数）对老年人的进食、洗澡、修饰、穿衣、大便控制、小便控制、如厕、床椅转移、平地行走、上下楼梯10个项目进行评定，将各项得分相加即为总分。

根据总分，将老年人的自理能力分为重度依赖、中度依赖、轻度依赖和无须依赖四个等级（见表6-1），总分为100分，得分越高，说明能力越好，照护需求程度越低。

● 表6-1　自理能力与照护需求程度分级

日常生活活动能力总分	自理能力	照护需求程度
≤40分	重度依赖	全部需要他人照护
45~60分	中度依赖	大部分需要他人照护
65~95分	轻度依赖	少部分需要他人照护
100分	无须依赖	无须他人照护

第二节　社会参与服务需求

一、老年人的社交活动服务

任何人都生活在一个特定的社会群体之中，不可能脱离社会或群体而生活。对于老年人来说，社会交往是其获取信息、交流感情、增进友谊、丰富晚年生活的重要渠道。

1. 人际关系的概念

人际关系是指人们在进行物质交往与精神交往过程中建立和发展起来的人与人之间的关系。这种关系是心理性的，是对双方都产生影响的一种心理性链接。良好的人际关系是每个生活在社会中的人保持身心健康、开发个人内在潜力的基本需求，它使人对生活充满希望和信心，亦可使患者增强战胜疾病的勇气；不良的人际关系会产生不快、抑郁、忧伤等消极情绪体验，对个体身心健康产生不利影响，严重时还会产生心理失常等症状。

2. 老年人人际关系的特点

（1）心理方位的改变。老年人退休后会感到自己在社会和家庭中的地位降低。在社会交往中，老年人从主导地位变成从属地位，开始对社会感到不适应，社会角色开始变化；在家庭中有时会出现子女不像以前那样听从老年人指导的情况，对老年人缺乏应有的关心和尊重，使老年人原已不平衡的心态更进一步倾斜，从而产生不良的心理反应。

（2）心理距离的改变。人际关系的心理距离近，称为正性心理距离；人际关系的心理距离远，称为负性心理距离。随着老年教育的普及，许多老年人愿意适当参与社交活动，经常保持人际交往中的心理平衡，故越来越多的老年人属正性心理平衡。

（3）人际交往风格的改变。一般而言，每个人都有三个社交圈。家庭是第一社交圈，同窗同事、亲朋好友是第二社交圈，泛泛之交是第三社交圈。对老年人来讲，他们从工作岗位退休回归社区、家庭，因此第一社交圈交往频率提高，第二社交圈的对象则由同事转为邻里和亲朋好友，第三社交圈则视老年人的健康状况而定。

3. 老年人人际关系的主要类型

（1）老年人的夫妻关系。家庭的基础和核心是夫妻关系，许多家庭职能是通过夫妻之间的相互作用而实现的。老年夫妻关系大多数是良好、正常的，他们有足够的时间可以从容地沟通，妥善地解决矛盾。

（2）老年代际关系。老年代际关系是指父母与子女两代人之间，祖父母（外祖父母）与子女、孙子女三代人之间一脉相承的血缘关系，包括公婆、岳父母与媳婿之间因联姻而结成的姻亲关系。在评价老年人晚年生活幸福度时，一个重要的衡量指标就是子女对其是否孝顺。

（3）老年人的邻里关系。老年人由于生理、心理功能逐渐衰退，其活动能力和反应能力都会有所下降，社会交往的范围有所收缩，而邻里之间的交往比在职时要频繁，良好的邻里交往能较好地发挥协调作用。

4. 老年人社交活动的好处

老年人的社交活动可以帮助其开阔视野，结交更多志同道合的朋友，互相交流心得，获取更多的信息，与时代同步，也可以缓和并控制老年人的不良情绪。

二、老年人的生产性社会参与

1. 老年人的生产性社会参与的概念

老年人的生产性社会参与是指老年人社会参与所具有的生产性意义，这里的生产性不仅为经济学意义上的产出的增加，同时也包括哲学意义上有意义的、能动的、发挥自身潜能的生产性。

（1）老年人公共社会层面的生产性社会参与是指老年人在私人领域之外的社会领域所从事的有益活动，主要是指老年人在经济和社会领域从事的有酬劳动和各种无酬的志愿性工作。

（2）老年人私人个体价值层面的生产性社会参与是针对老年人的心理感受而言的，主要是指老年人从事的各种与自我提升相关的学习和文化娱乐活动。

2. 老年人的生产性社会参与的意义

（1）有利于开发老年人的人力资源。作为工作者、志愿者、学习者的老年人具备行动能力和决策能力，是社会发展的重要资源。充分挖掘老年资源将是未来中国社会发展的重要基础之一。

（2）能够丰富老年人的晚年生活。社会参与是老年人接触社会、进行人际交往、保持社会联系的重要途径。与他人互动能够使老年人产生归属感，从而使其有动力建立或保持积极的人际交往行为。

（3）有助于提高老年人的健康水平。社会参与能够从生理、心理、认知能力等多方面改善老年人的健康状态。

三、老年人的社会参与服务需求评估

1. 社会参与功能评估问卷

在对老年人社会参与功能评估时常会问到下面一些问题：

闲暇之余您主要参与哪些社会活动？

您有没有因为一些身体或者心理的疾病而导致无法参与社会活动？

您有没有因为家庭或者社区环境而影响自己参与社会活动的能力？

您参与社会活动是出于自愿还是其他原因？

您的社会参与程度如何？

通过上述问题的回答，可评估出老年人社会参与的情况，进而为老年人提供具体的干预措施。

2. 社会参与能力评估表

社会参与能力评估表（具体内容参见第三章第四节）主要通过生活能力、工作能力、时间/空间定向、人物定向、社会交往能力五个维度来对老年人的社会参与能力进行综合分析评定。总分为 20 分，得分越低，表明能力越好，障碍程度越低。具体分级为：0 级能力完好，总分 0～2 分；1 级轻度受损，总分 3～7 分；2 级中度受损，总分 8～13 分；3 级重度受损，总分 14～20 分。

通过上述评估，可以了解被评估者社会参与能力的总体情况，并针对 1～3 级社会参与能力下降的老年人给予相应的指导帮助。

第七章

第一节 健康宣教

一、能力和健康教育的概念

1. 能力的概念

能力是指个体顺利完成某一活动所必需的主观条件。老年人能力评估标准规定了老年人能力评估的评估对象、评估指标、评估实施及评估结果。

2. 健康教育的概念

健康教育是指有计划、有组织、有系统的社会教育活动，通过信息传播和行为干预，帮助个人和群体掌握卫生保健知识，树立健康观念，自愿采纳有益于健康的行为和生活方式的过程。

二、老年人能力维护与改善的健康教育内容

老年人能力维护与改善方面的健康教育需要充分利用家庭、社区、社会资源对公众进行普及。

1. 加强宣教，鼓励老年人选择健康的生活方式

疾病是使老年人生活自理能力下降的主要因素，而不良的生活方式，例如高盐、高脂饮食，吸烟，酗酒，精神过度紧张及缺乏体育锻炼等是诱发高血压、冠心病、慢

97

性肺部疾病等的重要因素。

2. 增强自主意识

增强自主意识是指增强老年人的自立意识，避免其受到他人过度的照顾，鼓励老年人坚持自我照顾。

3. 适度运动

适度的有氧运动如太极拳、健身操、散步、骑车等能使全身或局部的运动及感觉功能得到恢复，增强关节的活动度，提升老年人的身体素质，从而提高老年人的自理能力。

4. 社会支持

社会支持是指给予老年人心理及社交指导，改善老年人适应社会和处理情感的能力，包括独立性、积极性、自制力、自信心、集体活动的适应性，以及调动老年人的情绪与积极性，增强老年人战胜疾病的信心。

三、生活习惯的健康教育

促进和维护老年人的健康应从老年人的生活方式着手，建立健康的生活方式。《中国老年人健康指南》中提出，要从健康生活习惯、合理膳食规律、适量体育运动、良好心理状态、疾病自我控制、加强健康管理6个方面指导老年人的健康生活。

1. 健康生活习惯

（1）老年人每天睡眠的时间不少于6 h。养成良好的生活作息习惯，睡眠起居要有规律，最好要有午休时间。

（2）老年人要主动饮水。不能等口渴了才喝水，且以少量多次为宜。一般每人每天应喝水6~8杯，每杯200 mL。运动或体力劳动时，饮水量应适当增加。

（3）老年人要坚持每天晒太阳。每天应晒太阳15~20 min，但要避免暴晒，以防中暑。

（4）老年人要养成定时排便的习惯。多吃富含纤维素的食物，经常活动，避免久坐。每天坚持按摩腹部并做提肛收腹运动。

2. 合理膳食规律

（1）老年人应少吃动物脂肪和胆固醇含量高的食物，如猪油、牛油、奶油、动物内脏等。

（2）老年人应多吃新鲜蔬菜和水果。

（3）老年人的饭量要适宜，控制体重，适当吃些粗粮。

（4）老年人要限制食盐、糖分的摄入量。每人每天摄入食盐不超过5g。

3. 适量体育运动

（1）老年人要选择安全有效的运动项目。推荐步行、慢跑、太极拳、八段锦、门球等。

（2）老年人要掌握合适的运动次数、时间和强度。每周运动3～5次，每次不少于30 min。运动时以轻微出汗、无上气不接下气的感觉为宜，注意运动强度应适宜。

（3）老年人要重视脑力活动。每天坚持一定时间的听、说、读、写等多样化认知能力的锻炼，有助于预防阿尔茨海默病等认知障碍性疾病。

4. 良好心理状态

老年人应保持平和的心理，在情绪剧烈波动时做好自身调整。积极融入社区，与邻居建立融洽的关系，这对老年人的健康具有重要的意义。

5. 疾病自我控制

学会自我监测脉搏、体温、血压、血糖等。老年人要随身携带医保卡、自制急救卡和急救药品盒。急救卡应写明姓名、住址、联系人、联系电话等。家里应备有急救药品盒，如阿司匹林、硝酸甘油、速效救心丸等。糖尿病患者外出时应带点糖果，以备发生低血糖时食用。

高血压患者自备电子血压计，每周自测血压3～4次。糖尿病患者自备电子血糖仪，适时自测血糖。在血糖稳定时，每周可抽查1～2次。

6. 加强健康管理

老年人要做好健康管理，每年定期接受健康体检。若患有疾病，应到正规医疗机构就诊。

第二节　风险教育

一、老年人能力受损风险的预防

1. 老年人能力受损的概念

老年人能力受损即失能，是老年人体力与脑力下降和外在环境综合作用的结果。

引起老年人失能的危险因素包括衰弱、肌少症、营养不良、视力下降、听力下降、失智等老年综合征和急慢性疾病。不适合老年人的环境和照护等也会引起或加重老年人失能。

2. 老年人能力受损风险预防的措施

（1）提高老年人的健康素养。帮助老年人正确认识衰老，树立积极的老龄观，通过科学渠道获取健康知识。

（2）改善老年人的营养状况。促进老年人合理膳食、均衡营养，定期进行营养状况筛查与评估。

（3）改善老年人骨骼肌肉的功能。鼓励老年人从事户外活动，进行适当的体育锻炼，增强老年人的平衡力、耐力、灵活性和肌肉强度。

（4）老年人要进行预防接种。建议老年人在医生的指导下定期注射肺炎球菌疫苗和带状疱疹疫苗，做好流感流行季前接种流感疫苗的工作。

（5）关注老年人的心理健康。要帮助老年人保持良好心态，学会自我调适，识别焦虑、抑郁等不良情绪和痴呆的早期表现，并积极寻求帮助。

（6）维护老年人的社会功能。鼓励老年人多参加社交活动，避免绝对静养。提倡老年人坚持进行力所能及的体力活动，避免因长期卧床、受伤和术后的绝对静养造成的废用综合征。

（7）管理老年人的常见疾病及老年综合征。老年人要定期接受体检，监控好血压、血糖和血脂等慢性疾病指标，及早发现并干预心脑血管病、骨关节病、慢性阻塞性肺病等老年常见疾病，做到科学合理用药。

（8）重视老年人的功能康复。老年人要重视康复治疗与训练，合理配置和使用辅具，使之起到改善和代偿的作用。增强防跌意识，学习防跌常识，参加跌倒风险评估，积极干预风险因素。

（9）早期识别老年人失能的高危人群。高龄、新近出院或功能下降的老年人应当接受老年综合评估服务，有明显认知功能和运动功能减退的老年人要尽早就诊。

（10）重视老年人生活环境的安全。要对社区、家庭进行适老化改造。尊重老年人的养老意愿，尽量让老年人居住在熟悉的环境里，根据自己的意愿选择居住场所和照护人员。提高照护能力，重视对被照护者的心理关怀和干预。

二、老年人安全风险教育的基础知识

老年人的安全问题是养老护理工作的重点和难点，也成为养老机构亟待解决的重要问题。老年人的安全问题不仅影响其身体健康，而且影响其日常生活，并给家庭带来负担。老年人常见的安全风险包括：跌倒、烫伤、走失、噎食、压力性损伤、自杀等。

1. 跌倒

跌倒是指突发的、不自主的、非故意的体位改变，倒在地上（含坠床）或更低的平面上，是老年人最常见的安全问题之一。长期卧床的老年人起身时，由于重力作用使脑部供血不足，出现头晕等症状，容易跌倒。居室、浴室、卫生间等空间的布局和配备不合理或老年人对生活环境不适应时，也容易造成跌倒。

跌倒的常见原因：

（1）年龄因素。老年人为跌倒或坠床的高危人群，因为老年人的视觉和听觉出现障碍，肌肉、关节功能减弱，平衡能力降低，容易发生跌倒和坠床情况。

（2）环境因素。室内物品杂乱，地面有积水、障碍物，光线昏暗，无床挡，拖鞋不防滑等。

（3）心理因素。有些老年人特别是脾气倔强的老年人，不愿意请求别人的帮助，超过自己的活动能力范围而导致跌倒。同时，老年人焦虑时对周围环境注意力降低也是造成跌倒的原因之一。

（4）疾病因素。某些疾病可影响感觉输入、中枢神经系统功能和骨骼肌肉力量的协调，如影响脑血流灌注及氧供应的心脑血管疾病等；患有糖尿病的老年人使用降糖药物，或进食过少，导致头晕、疲乏无力而跌倒。

（5）家庭因素。有些老年人的子女因工作忙或其他原因，没有时间陪伴老年人，老年人独居易发生跌倒或坠床。

（6）血压因素。老年人从平卧突然转为直立，或者站立时间过长，脑供血不足引起低血压，可导致跌倒；老年人服用某些药物后产生体位性低血压，也是跌倒或坠床的原因之一。

2. 烫伤

烫伤是指由高温液体、高温固体或高温蒸汽等所致的损伤，主要临床表现为皮肤红肿、水疱以及疼痛。老年人怕冷、皮肤感觉迟钝且敏感性下降，加上行动不便，存在发生烫伤的风险。另外，老年人使用保暖用品、沐浴洗澡时温度不当也容易导致烫伤。

烫伤的常见原因：

（1）生理因素。老年人因神经系统生理的老化、皮肤组织老化而导致痛温触觉下降，容易造成皮肤烫伤。

（2）主观因素。老年人感官衰退，热水泡脚，不小心碰倒热水瓶、热水杯或使用热水袋等都容易被烫伤。老年人生病时更倾向于中医治疗，中医拔罐、针灸、艾灸等理疗手段，因温度过高或操作技术不当都会造成烫伤。

（3）病理因素。患有糖尿病、脉管炎、心血管疾病的老年人周围神经病变，痛觉减退，沐浴或泡脚时很容易出现烫伤的问题。

3. 走失

走失是指记忆力、判断力减退和定向力障碍的老年人，外出后回不到原地的行为。

走失的常见原因：

（1）疾病因素。疾病因素包括阿尔茨海默病、大脑神经损伤、精神疾病等认知障碍，易导致老年人发生走失。

（2）家属因素。家属对老年人痴呆的早期症状认知不足，特别是空巢家庭对痴呆早期症状缺乏了解，缺乏预见性的安全管理措施。

（3）生活环境改变因素。老年人，尤其是早期痴呆者对长期居住的周围环境很熟悉，一般不会走失。而一旦改变居住地，老年人对周围环境不熟悉，外出离家较远、时间较长，则容易迷路走失。

4. 噎食

噎食是指食物堵塞在咽喉部或卡在食道的第一狭窄处，甚至误入气管，引起呼吸窒息，是导致老年人猝死的常见原因之一。老年人神经反射活动衰退、咀嚼功能不良、消化功能下降，容易引起吞咽障碍而发生噎食。

噎食的常见原因：

（1）自身因素

1）牙病或牙齿残缺。咀嚼能力下降是造成噎食的最常见原因。

2）咽喉部感觉减退。咽喉部感觉减退造成咳嗽反射能力降低，咽喉、食管在生理上和形态上都出现的退行性改变等也是造成噎食的常见原因。

（2）食物因素

1）黏、硬、干的食物易引起老年人噎食。如肉类、年糕、汤圆、粽子、香蕉、花生等。

2）滑爽的食物（如鱼圆、肉圆）、大块状的食物（如肉类、馒头、包子）、带骨刺的食物（如鱼、大块排骨等）易引起老年人噎食。

（3）疾病因素。疾病因素如脑梗死、脑动脉硬化引起吞咽反射障碍，导致误吞窒息；失智症老年人一次性放入口中过多的食物易引起噎食；食管癌、食管炎等疾病可导致噎食；帕金森吞咽功能障碍可导致噎食。

（4）药物因素。药物因素是指老年人因服用某些药物而引起吞咽功能下降。

（5）其他因素。进食时谈话、说笑、注意力不集中或进食过快均会引起噎食。情绪激动时，诱发食道痉挛；饮酒过量时，容易失去自控能力，导致噎食。

5. 压力性损伤

压力性损伤（压疮）是指皮肤或潜在皮下软组织的局限性损伤，通常发生在骨隆突处或皮肤与医疗设备接触处。主要表现为局部皮肤的压红无法消退，受压部位出现水疱或皮肤溃烂。压力性损伤的预防意义大于治疗。

老年人因肢体功能障碍、长期卧床容易造成局部皮肤受压、弹性下降、血液循环障碍，易并发压力性损伤。

压力性损伤的常见原因：

（1）疾病因素

1）骨折。骨折患者需要长期制动，其臀部、足跟、髋关节等骨突处受压时间较长，如果营养状况不好，则受压部位皮肤极易发生缺血性坏死，进而发展为压疮，常见于老年人。

2）神经损伤。由于各种原因引起神经损伤后，老年人会产生不同程度的运动和感觉障碍，如四肢瘫痪、长期卧床患者，患肢若不能得到经常锻炼，则容易发生压疮。

（2）非疾病因素

1）压力因素。压力因素是指骨突部位皮肤长期遭受垂直压力、剪切力或摩擦力，如长期坐轮椅、石膏固定时间过长、皮肤与床单之间的摩擦力过大，往往会导致皮肤损伤坏死，进而发展为压疮。

2）医源性因素。医源性因素包括应用镇静药、麻醉药等药物，使用石膏、呼吸机面罩、气管插管及固定支架等医疗器械，常常会引起黏膜损伤。

3）营养不良。营养状况不好的患者，肌肉萎缩，皮肤缺乏脂肪组织保护，受压后易发生损伤坏死，常见于发热和恶病性患者。

4）皮肤潮湿。大小便失禁患者或睡觉环境潮湿，往往会造成皮肤抵抗力下降，容易发生压疮。

6. 自杀

自杀是指自发完成的、故意的行动，行为者本人完全了解或期望这一行为产生的致死性后果。老年人在面对老化过程带来的一连串问题时，易形成自杀倾向。神经和精神方面的疾病、老年抑郁症、丧偶、经济、社会、文化等因素对老年人自杀行为产生了重要影响。

自杀的常见原因：

（1）精神障碍。超过 90% 的自杀者有精神障碍。

（2）躯体疾病。恶性肿瘤、迁延不愈的慢性躯体疾病、严重外伤导致的身体残疾等严重影响患者的生活质量，为患者带来难以承受的经济负担。

（3）遗传因素。自杀有一定的遗传学基础，家庭成员间对自杀的认同和模仿是危险因素。

（4）心理和社会因素。包括孤僻离群、极度自卑或自责、过度依赖、家庭成员矛盾、亲友死亡、丧偶、人际关系恶劣等。

（5）照护者因素。照护者对有自伤自杀风险的老年人未能加强监护；照护者的言语不慎，使老年人感到绝望。

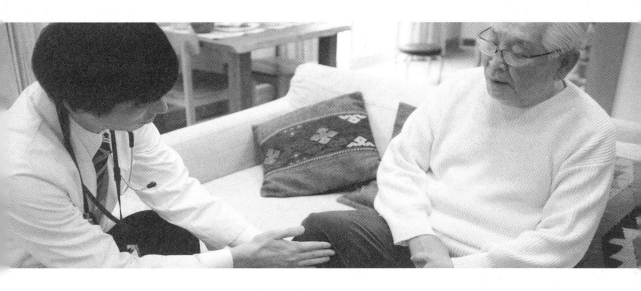

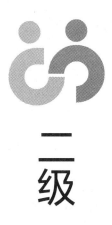

二级

第八章

信息采集与管理

第一节　信息采集

一、个人健康信息采集的基本原则和方法

1. 个人健康信息采集的基本原则

（1）准确性原则。准确性是指个人健康信息采集必须保证采集的信息准确，能反映被评估者的真实状况，它是信息采集的基本要求。在采集过程中要反复向被评估者强调这一点，加强沟通、反复核实，务必确保信息的准确性。

（2）完整性原则。完整性是指采集到的信息在内容上必须完整，无缺项和漏项，能反映出被评估者健康状况的全貌。

（3）时效性原则。时效性是指采集到的信息反映的是被评估者目前的情况。

（4）重点性原则。重点性是指要按照评估表的内容进行信息采集，对不明确的内容要进行反复询问，对评估过程中不涉及的内容不必过多关注。

2. 个人健康信息采集的方法

（1）询问法。询问法是进行信息采集的主要方法，包括面对面询问、电话询问、微信询问、视频询问、问卷调查、邮件调查等，其中，面对面询问是开展工作的主要方式。

面对面询问的对象主要是被评估者本人，但当被评估者无法作答时也可由最了解其健康情况的亲属或照护者代答。

（2）资料查询法。资料查询法也是开展信息采集的重要方法，它简单、直接、耗时短，所获取的信息大部分是准确的，但也具有时效性差、部分资料不能立即获取而需进一步核实的缺点。一般情况下，查询的资料大多是被评估者的病历、辅助检查结果、体检结果、出院证明等。

（3）观察法。观察法是一种常用的信息采集方法。它是根据评估的要求，用自己的感官和辅助工具直接观察被评估者，从而获得资料的一种方法。通常使用眼睛、耳朵等感觉器官感知观察对象，但由于人的感觉器官具有一定的局限性，故也可采用各种现代化的仪器和手段，如照相机、录音机、录像机等辅助观察，需要注意的是，在使用辅助工具时一定要提前取得被评估者的同意。

二、档案资料查阅的原则、路径和方法

1. 档案资料查阅的原则

（1）知情同意。知情同意是指在对被评估者进行医疗病历档案资料查询之前，应该与被评估者或其监护人沟通，并取得被评估者或其监护人的同意。通过被评估者主动提供或合法调取的医疗文书（包括病历、出院证明、辅助检查结果等）对其进行老年人能力评估。

（2）保密性。保密性是指老年人能力评估师有责任对被评估者档案资料的内容和隐私予以保护，这是对被评估者人格和隐私的最大尊重，也是老年人能力评估师最基本的职业道德。

（3）完整性。完整性是指确保档案资料在查询使用期间不遗失、无污迹、无损坏。

2. 档案资料查阅的路径和方法

（1）被评估者提供。被评估者提供纸质资料，包括评估需要的相关资料，如既往病历资料、检查报告、服药史等。需要确保被评估者提供的资料真实、准确。

（2）评估者主动收集。评估者通过依法合规的程序，主动收集并获取被评估者的病历资料、健康档案等。

三、日常生活状态信息采集表

老年人能力评估师要采集被评估者的睡眠、饮食、卫生、药物依赖等日常生活状态信息。可以通过日常生活状态信息采集表（见表8-1）采集个人健康信息。

● 表 8-1　日常生活状态信息采集表

姓名_____　　性别_____　　年龄_____岁　　档案号_____

项目	询问内容	填写要求
睡眠	有无入睡困难、睡眠时间短、多梦等情况	
饮食	饮食结构：荤素均衡，以荤为主，以素为主 特殊饮食习惯：嗜盐，嗜糖	
卫生	洗漱、洗浴频次	
药物依赖	具体描述药物名称（慢性疾病药物除外）	

老年人能力评估师：_____

评估日期：_____年___月___日

第二节　信息管理

一、健康信息分析

健康信息分析是指以老年人特定需求为依托，以定性和定量的研究方法为手段，通过对老年人健康信息的采集、整理、评价、分析、综合等，最终为老年人健康评估与干预的决策所服务的一项具有科研性质的智能活动。

1. 健康信息分析的原则

（1）针对性原则。针对性是指要采用与健康信息采集目的、采集的信息性质相适应的分析方法，对所采集的老年人健康信息进行分析。

（2）完整性原则。完整性是指对采集到的老年人资料和健康信息进行多角度的全面分析，以反映和把握采集信息的总体特征，全面考察老年人能力和健康信息各种相关因素的现状和趋势，分析各种信息之间的关系。

（3）客观性原则。客观性是指对老年人健康信息的分析必须以客观事实和采集的资料为依据，不能受外来因素或主观倾向的影响。

（4）动态性原则。动态性是指对老年人健康信息资料，不但要分析把握其现有能力和健康情况，更要分析把握其未来的变化趋势。注意分析所采集的老年人健康信息各个相关因素的变化特点，如环境、照护者、经济、家庭支持、疾病发展等，用发展的眼光和动态的方法进行分析。

2. 健康信息分析的方法

（1）按照老年人健康信息内容的分析方式划分

1）跟踪型分析。跟踪型分析是基础性工作，无论哪种领域的信息分析研究，若没有基础数据和资料都难以进行。常规的方法是信息收集和加工，建立各种类型的数据库作为常备工具。

老年人健康信息方面的跟踪型分析，是建立相关老年人的数据库，把其基本信息、生活状态、疾病诊疗、日常照护、生活环境、家庭社会支持、能力评估等方面的数据完整地跟踪记录下来。

2）预测型分析。预测型分析是利用已经掌握的老年人健康情况、能力评估结果、失能干预可能性、家庭环境、社会支持等因素，预先推测出未来老年人健康情况。通过实际情况预测可能会进一步出现的健康问题以及能力发展趋势，分析其健康和生活需求。

（2）按照定性定量的分析方法划分

1）定性分析法

①比较法。比较法也称对比法，是通过对照各个研究对象，以确定差异点和共同点的一种逻辑思维方法。

②分析法。分析法是把客观事物整体分解为部分或要素，并根据事物之间或事物内部各要素之间的特定关系，通过推理、判断，达到认识事物目的的一种逻辑思维方法。

③综合法。综合法是指人们在思维过程中将与研究对象有关的片面的、分散的、众多的各个要素进行归纳，在错综复杂的现象中探索它们之间的相互关系，进而从整体角度把握事物本质和规律的一种方法。

④推理法。推理法是从一个或几个已知的判断中得出一个新判断的思维过程，是在掌握一定的已知事实、数据或因素相关性的基础上，通过因果关系或其他相关关系顺次、逐步地推理，最终得出新结论的一种逻辑思维方法。

2）定量分析法。定量分析法涉及变量关系，主要是依据数学函数及相关建模来进行计算求解，如相关回归分析法、时间序列分析法等。定量分析法的专业性较强，需要专业的统计人员或数据分析软件。

3）定性和定量相结合分析法。采取定性和定量相结合分析法，是因为老年人健康信息涉及面繁多，分析过程较为复杂，很多问题既涉及定性分析，也涉及定量分析，所以最科学的方式就是将二者结合起来进行数据分析，从而得出最合适的结果。

二、数据库的建立及信息数据的管理

1. 数据库的建立

数据库是按照数据结构来组织、存储和管理数据的仓库。现代数据管理不再仅仅是存储和管理数据，而是转变成用户所需要的各种数据管理的方式。健康数据库的建立包括从最简单的存储有各种数据的表格到能够进行海量数据存储的大型数据库系统。

2. 信息数据的管理

（1）信息数据的录入。信息数据录入的过程中首先必须对录入的数据进行核查。数据核查分两步进行：

第一步是运行统计软件的基本统计量过程，列出每个变量的最大值和最小值，如果某变量的最大值或最小值不符合逻辑，说明数据有误。例如，年龄的最大值为500时，一定有误，利用统计软件的查找功能可找到该数据。

第二步是数据核对，将原始数据与录入的数据一一核对，更正错误，有时为了慎重起见，要采用双份录入的方式，然后用程序一一比较，如不一致则表明一定是数据录入出现错误。

（2）信息数据的整理。信息数据的整理就是将所获取的信息资料分门别类地加以归纳，使其能说明事物的过程或整体。信息数据的整理一般可分为三步。

1）分类。即根据信息数据的性质、内容或特征进行分类，将相同或相近的数据合为一类，将相异的数据区别开来。

2）数据汇编。数据汇编就是按照研究的目的和要求，对分类后的数据进行汇总和编辑，使之成为能反映研究对象客观情况的系统、完整、集中、简明的材料。

3）数据分析。数据分析就是运用科学的分析方法对信息数据进行分析，研究特定课题的现象、过程及内外各种联系，找出规律性的东西，构成理论框架。

（3）信息数据的更新。老年人能力会随着健康、生活环境等状况的变化而变化，所以对老年人能力的评估也是一个动态的过程，评估的信息需要不断地更新、累积并加以分析。

3. 健康信息数据管理

老年人能力评估采集的信息包括个人基本信息、日常生活活动、精神状态、感知觉与沟通、社会参与、健康、疾病相关信息等。

在老年人能力评估过程中，对个人健康信息的收集结果可用来分析、评价老年人的能力，制订有针对性的个人照护计划，提出具体的照护管理方案，并针对健康危险因素进行相应的干预指导。

三、健康档案的建立与管理

1. 建立健康档案的基本要求

（1）资料的真实准确性。资料的真实准确性是指健康档案是由各种原始资料组成的，这些原始资料真实地反映被评估者当时的基本信息、能力等级、健康状况。在记录时，对于某些不太明晰的情况，一定要通过调查获取真实的结果，绝不能想当然地加以描述。已经记录在案的资料，绝不能出于某种需要而任意改动。健康档案除了具有医学效力外还具有法律效力，这就需要保证资料的真实可靠。

（2）资料的科学实用性。资料的科学实用性是指健康档案作为医学信息资料，应按照医学的通用规范进行记录；各种图表制作、文字描述、计量单位使用都要符合有关规定，做到准确无误，符合标准；实际工作中经常使用的健康问题的名称，要符合疾病分类的标准，健康问题的描述要符合医学规范。

（3）资料的完整连续性。资料的完整连续性是指健康档案在记录方式上虽然比较简洁，但记录的内容必须完整。这种完整性一是要体现各种资料必须齐全，一份完整的健康档案应该包括个人、家庭和社区三个部分；二是所记录的内容必须完整，如个人健康档案应包括患者的就医背景、病情变化、评价结果、处置计划等。

2. 老年人能力评估健康档案

老年人能力评估健康档案是被评估者的基础信息、疾病状况、能力评估以及能力恢复干预建议的总和。

老年人能力评估健康档案包括以下两部分。

（1）以问题为导向的健康问题记录。以问题为导向的健康问题记录通常包括被评估者的基础资料、个人生活行为习惯记录、健康问题描述、健康问题随访记录等。

（2）以预防为导向的记录。以预防为导向的记录通常包括预防接种记录、健康体检记录等，通过预防服务的实施，达到早期发现并加以干预的目的。

3. 健康档案的管理

（1）健康档案建立和使用的基本原则

1）自愿为主、多种方式相结合。自愿为主、多种方式相结合是指在自愿申请评估的基础上，采取多种方式建立健康档案，不要求采用统一的方式建立健康档案。

2）维护健康档案的完整与安全。健康档案包含被评估者基本信息、临床与保健记录等内容，通过健康档案的有效管理，能够维护健康档案的完整与安全。

3）健康档案的使用。健康档案的使用是指通过数据的收集、整理、汇总，为相关部门政策制定、健康指导、老年人能力评估师管理提供数据支持。

（2）健康档案的建立。为被评估者建立健康档案，根据其主要健康问题和评估结果填写相应记录。将填写的相关记录表单统一存放。有条件的地区可录入计算机中，建立电子化健康档案。

（3）健康档案的保管和存放

1）健康档案在使用过程中要注意保护被评估者的个人隐私。

2）统一为健康档案进行编码，将被评估者的身份证号码作为身份识别码，为在信息平台下实现资源共享奠定基础。

3）记录内容应齐全完整、真实准确、填写规范、基础内容无缺失。

4）要有档案保管设施设备，指定专（兼）职人员负责健康档案管理工作，以保证健康档案完整、安全。

第九章

能力评估

第一节　工具性日常生活活动能力评估

工具性日常生活活动能力是在基本日常生活活动能力基础上发展起来的体现人的社会属性的一系列活动，它以基本日常生活活动能力为基础。

工具性日常生活活动能力是指人们居家或在社区中独立生活所需的关键性的、比较高级的技能，包括使用电话、购物、备餐、家务、洗衣、交通、服药、理财八个项目，是评估老年人能否独立生活并具备良好日常生活活动能力的重要指标。

本教材中工具性日常生活活动能力评估采用的是 Lawton-Brody 工具性日常生活活动能力评估量表（见表9-1），主要用于反映被评估者较精细的功能。

● 表9-1　Lawton-Brody 工具性日常生活活动能力评估量表

编号：　　　　姓名：　　　　年龄：　　　　性别：　　　　　　得分：

内容	能力	评分
使用电话	能独立使用电话，含查电话簿、拨号等	3
	仅可拨熟悉的电话号码	2
	仅会接电话，不会拨电话号码	1
	完全不使用或不会使用电话	0

续表

内容	能力	评分
购物	独立完成所有购物需求	3
	独立购买日常生活用品	2
	每一次上街购物都需要他人陪伴	1
	完全不能上街购物	0
备餐	能独立计划、烹煮和摆设一顿适当的饭菜	3
	如果准备好一切原料，会做出一顿适当的饭菜	2
	会将已做好的饭菜加热	1
	需要别人把饭菜做好、摆好	0
家务	能做比较繁重的家务，或偶尔做需要帮助的家务（如搬动沙发、擦地板、擦窗户）	4
	能做比较简单的家务，如洗碗、铺床、叠被	3
	能做家务，但达不到可被接受的整洁程度	2
	所有家务活动都需要他人协助	1
	完全不能做家务	0
洗衣	自己清洗所有的衣服	2
	只清洗小件衣服	1
	完全依赖他人清洗衣服	0
交通	能自己搭乘大众交通工具或自己开车、骑车	4
	可以搭乘出租车或大众交通工具	3
	能够自己搭乘出租车但不会搭乘大众交通工具	2
	需要人陪伴搭乘出租车或大众交通工具	1
	完全不能出门	0

续表

内容	能力	评分
服药	能在正确的时间服用正确的药物	3
	服药需要提醒或少许协助	2
	如果事先准备好服用的药物分量，可自行服用	1
	不能自己服药	0
理财	可独立处理财务	2
	可进行日常的购物，但需要别人协助与银行的往来和大宗商品的购买	1
	不能处理财务	0
总分		24

注：分值范围为 0 ~ 24 分。得分越高，表明老年人工具性日常生活活动能力越强；得分越低，表明失能的程度越大。其中，购物、备餐、家务、洗衣、交通 5 项中有 3 项及以上需要协助即判定为轻度失能。

技能操作　评估工具性日常生活活动能力

一、操作准备

1. 评估场所

评估场所应选择被评估者日常居住的地方，如家、医院等。如在医院、养老机构等进行评估，必须与相关负责人员进行沟通、核实，以确定老年人平常生活在这里。同时，在沟通核实的过程中要注意保护老年人的隐私。

评估环境应温馨、安静、整洁、光线明亮、空气清新、温度适宜。

2. 评估物品

（1）携带纸质 Lawton-Brody 工具性日常生活活动能力评估量表及特殊事项记录单。

（2）携带中性笔 2 支。

（3）准备电话或手机一部。

二、操作步骤

1. 总体步骤

（1）老年人能力评估师进行自我介绍，出示相关证件，说明此次来访的目的。

（2）登记被评估者的基本信息，如姓名、年龄、性别等。

（3）通过家属或照护者以及所提供的过往病历初步了解被评估者生理及心理状况。

（4）被评估者接受评估，老年人能力评估师按照 Lawton-Brody 工具性日常生活活动能力评估量表的具体内容进行询问并做好详细记录。

（5）老年人能力评估师根据记录评分。

2. 评估项目操作细则

（1）使用电话

1）使用电话的含义。使用电话是指拨打电话，电话的功能探索和使用不纳入评价标准。

2）询问语言

您平常和亲朋好友通过电话往来吗？

您平常用电话吗？会使用手机打电话吗？

您接电话多还是打电话多？

您经常给谁打电话呢？

您能记住几个电话号码呢？

我告诉您我的电话号码，您拨打我的电话可以吗？

3）评分细则

①3分。能独立使用电话，含查电话簿、拨号等。

②2分。仅可拨熟悉的电话号码。

③1分。仅会接电话，不会拨电话号码。

④0分。完全不使用或不会使用电话。

4）注意事项。老年人能力评估师在征求被评估者同意后，要求其独立拨打、接听电话，并根据完成情况评分。

（2）购物

1）购物的含义。这里的购物是指实体店购物，网上购物不纳入评价标准。

2）询问语言

您平常逛街、逛超市买东西吗？

您的牙膏牙刷、柴米油盐等日常用品都是自己去超市买的吗？

您平常逛街买东西时需要朋友或家属陪伴吗？

3）评分细则

①3分。独立完成所有购物需求。

②2分。独立购买日常生活用品。

③1分。每一次上街购物都需要有人陪伴。

④0分。完全不能上街购物。

（3）备餐

1）备餐的含义。备餐是指烹饪和装盘、摆盘。

2）询问语言

家里的饭菜都是您在做吗？吃什么都是您自己说了算吗？

家里的一日三餐都是您一个人做吗？

您会做饭、烧菜、摆盘吗？

您会热饭吗？

3）评分细则

①3分。能独立计划、烹煮和摆设一顿适当的饭菜。

②2分。如果准备好一切原料，会做出一顿适当的饭菜。

③1分。会将已做好的饭菜加热。

④0分。需要别人把饭菜做好、摆好。

4）注意事项。进食的方式和方法不包含在本评估项目的判断标准中。

（4）家务

1）家务的含义。家务是指家庭的日常生活事务。

2）询问语言

您平常做家务吗？家里所有的轻重家务活都是您一个人做吗？

您做家务的时候需要家人或朋友帮忙吗？

您觉得自己的家务活做得好吗？

您经常在家里做的家务活都有哪些？

什么情况下需要别人帮助您做家务？

3）评分细则

①4分。能做比较繁重的家务，或偶尔做需要帮助的家务（如搬动沙发、擦地板、擦窗户）。

②3分。能做比较简单的家务，如洗碗、铺床、叠被。

③2分。能做家务，但达不到可被接受的整洁程度。

④1分。所有家务活动都需要别人协助。

⑤0分。完全不能做家务。

4）注意事项。此评估项目不以个人是否有意愿为标准，而是以具备的能力为评价标准。

为了避免被评估者的怕老心理，在询问的过程中，若评估者发现老年人的实际能力和所表达的能力明显不符合，可巧妙地让其进行实际操作。如"婆婆，您的被子叠得真好，可以教教我让我学习一下吗？"在操作过程中，评估老年人的能力。

（5）洗衣

1）洗衣的含义。洗衣是指手洗衣物。

2）询问语言

一家大小的衣服一般都是您洗吗？

您在家洗衣服吗？

家里的床单、被套等大件的衣物都是您洗吗？

3）评分细则

①2分。自己清洗所有的衣服。

②1分。只清洗小件衣服。

③0分。完全依赖他人清洗衣服。

4）注意事项。用洗衣机洗衣服不纳入评价标准，如果老年人平常使用洗衣机，但有洗衣服的能力，以其具备的能力为评价标准。

（6）交通

1）交通的含义。交通是指使用各种运输工具。

2）询问语言

您平常出门是自己开车还是打车？

您出门打车/坐车需要旁人帮助吗？

您平常坐公交车吗？

您出门近距离旅游，都是自己一个人完成路线安排吗？乘坐什么样的交通工具呢？

3）评分细则

①4分。能自己搭乘大众交通工具或自己开车、骑车。

②3分。可以搭乘出租车或大众交通工具。

③2分。能够自己搭乘出租车但不会搭乘大众交通工具。

④1分。需要他人陪伴搭乘出租车或大众交通工具。

⑤0分。完全不能出门。

4）注意事项。长时间凭习惯乘坐固定路线不纳入评价标准。

（7）服药

1）服药的含义。服药是指服用日常家庭常规药物。

2）询问语言

医生开的药您知道怎么吃吗？有没有吃错或忘记吃的情况？

医生开的药您吃的时候需要别人帮忙吗？是怎么帮的？

您平常吃药都是家人帮您分好剂量后，您直接吃的吗？

您能自己按照医嘱要求吃药吗？

3）评分细则

①3分。能在正确的时间服用正确的药物。

②2分。服药需要提醒或少许协助。

③1分。如果事先准备好服用的药物分量，可自行服用。

④0分。不能自己服药。

（8）理财

1）理财的含义。理财包含现金和电子银行的使用。

2）询问语言

您的钱是自己在掌管吗？您会网购吗？

您做过股票、基金等方面的投资吗？

日常的消费金额您能算清楚吗？

您会存钱取钱吗？您会使用自动存取款机吗？

3）评分细则

①2分。可独立处理财务。

②1分。可进行日常的购物，但需要别人协助与银行的往来和大宗商品的购买。

③0分。不能处理财务。

三、注意事项

1.询问用词礼貌得体，声音响亮，发音清晰，使用老年人容易理解的词语进行询问，尽可能做到不使用专业用语、缩略语等。

2. 当老年人作答速度缓慢时，做到不催促、不强迫、不诱导，耐心聆听。

3. 老年人能力评估师可根据自己的经验和实际情况，结合肢体语言、文字书写等多种形式，营造轻松的作答氛围。

4. 老年人能力评估师可根据实际情况决定评估项目的询问顺序，不必硬性按照评估表顺序照本宣科，一般询问可从容易的问题开始，然后进行开放式的提问。

5. 如被评估者不能回答或不能正确回答（如痴呆或失语），则根据家属、照护者等知情人的观察作出评定。

6. 本评估表主要反映被评估者较精细的功能，避免其因怕老心理而导致回答偏差。

7. 评估时间大约 5 min，可通过被评估者自行填写问卷，或与被评估者、家属、照护者等知情人交流完成。

8. 在实施评估时，让老年人挑选最近一个月最符合自身实际情况的答案，根据每一项得分计算总分。

四、特殊事项记录单

特殊事项记录示例：被评估者肢体瘫痪不能用手洗衣物，但是可以采取其他方式（如支配他人、使用洗衣机），"洗衣"判定为"0 分：完全依赖他人洗衣服"。

第二节　身体活动能力评估

一、概述

身体活动能力是指在日常生活中所必需的、最基本的身体运动技能。身体活动的概念很宽泛，包括家务活动、休闲活动、职业活动等。休闲活动主要包括为自身健康或者是个人爱好进行的健身、跑步锻炼等活动。

老年人身体活动能力的评估包括：老年人身体活动的步态和平衡能力、老年人身体活动的肌力和耐力、老年人身体活动的转移能力。

老年人身体活动能力的评估可以用提问法进行评定，在具体操作过程中可结合实际情况选择直接观察法或间接评定法。用量表进行评定主要是通过使用普遍承认并且有效的量表，获得可观察的指标和可测得的数据。

1. 老年人身体活动的步态和平衡能力

采用观察法可以发现老年人步态和平衡能力的异常。步态评估采用"起立 – 行走"计时测试（timed up and go test，TUGT），平衡能力评估采用伯格平衡量表（Berg balance scale，BBS）测试。

2. 老年人身体活动的肌力和耐力

肌力采用徒手肌力评定（manual muscle test，MMT），耐力采用六分钟步行试验（6 minute walking test，6MWT）、纽约心功能分级（New York heart function assessment）进行测试。

3. 老年人身体活动的转移能力

参考日常生活活动能力评估表（巴塞尔指数）中"床椅转移"的具体内容。

二、常用评估方法及量表

1. 老年人身体活动的步态和平衡能力评估

（1）步态。步态是人类基本的活动方式之一，是指走路时所表现的姿态及所有的动作。正常步态的完成需要三个过程：支持体重、单腿支撑、摆动腿迈步。老年人随着年龄的增长和疾病、衰弱等多种综合因素影响，步态也会随之变化，出现身体前倾、步态缓慢、拖地等异常步态。

1）常见的异常步态

①偏瘫步态（见图 9–1）。偏瘫步态也称画圈步态（划圈步态），表现为行走时患侧上肢屈曲，手臂摆动消失，大腿和小腿伸直，脚向外甩画圆弧状，常见于脑卒中后遗症等。

②慌张步态（见图 9–2）。慌张步态表现为起步慢而困难，行走时双上肢僵硬，缺乏摆动的动作，身体前倾，抬腿低，行走时会越走越快，不能随意转向或突然停止，手足抖动，显得慌里慌张，容易跌倒，常见于帕金森病。

③剪刀步态。剪刀步态表现为行走时臀部和膝部稍微弯曲，双膝互相摩擦或者撞击，有时出现双腿交叉呈剪刀状，常见于脑瘫、脑卒中、脊髓疾病等。

2）步态评估

①肉眼观察被评估者的行走过程

方法：嘱被评估者以自然、习惯的姿势和速度行走。

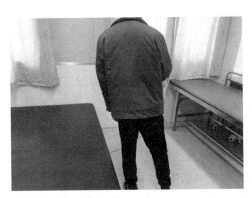

图 9-1 偏瘫步态

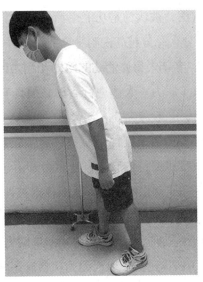

图 9-2 慌张步态

观察内容：行走时身体各部分的变化。例如，双臂摆动的幅度，躯干是否歪斜等。

②"起立 - 行走"计时测试（TUGT）。"起立 - 行走"计时测试是一种快速定量评定功能性步行能力的方法，适用于评估老年人的行动能力、平衡性、行走能力和跌倒风险。

（2）平衡能力。平衡是指在不同的环境和情况下维持身体直立姿势的能力。平衡是人体保持体位、完成各项日常生活活动，尤其是步行的基本保证。平衡障碍的常见原因包括视觉障碍、躯体感觉障碍、前庭系统功能障碍、耳鼻喉科疾病，如各种眩晕、中枢神经系统病变。

对老年人平衡能力评估的目的是确定被评估者是否存在平衡障碍，预测发生跌倒的危险性。

平衡能力的评定可以在坐位、跪位、双腿站立位、单腿站立位下通过以下方法评定。

1）观察法

①静止状态能否保持平衡。例如，睁眼闭眼坐，睁眼闭眼站，双足并拢站，足跟对足尖站等。

②运动状态能否保持平衡。例如，坐、站时移动身体，在不同条件下行走，包括直线走、走标记物等，退走、侧方走等。

2）伯格平衡量表。伯格平衡量表是一种广泛使用的测试人静态和动态平衡能力的临床方法，被认为是功能平衡测试的黄金标准。测试共包括十四项内容，每项评分为 0 ~ 4 分，总分越高说明平衡能力越强。

2. 老年人身体活动的肌力和耐力评估

（1）肌力。人体进行活动必须具有健康的骨骼和良好的肌力。肌力是指肌肉的收缩能力，一般分为 0 ~ 5 级。

肌力评估采用徒手肌力评定（MMT）法。在特定体位下让被评估者做标准动作，通过观察肌肉对抗肢体自身重力及由老年人能力评估师用手施加阻力的方法，考察被评估者完成动作的能力，从而评定被评估者的肌力。

（2）耐力。耐力是指人体持续进行活动的能力，即对抗疲劳的能力，是衡量体力和健康状况的指标。耐力分为肌肉耐力和心肺耐力。

1）肌肉耐力。肌肉耐力包括静态耐力和动态耐力。静态耐力是指肌肉在较长时间的静态收缩中克服疲劳的能力，检测静态耐力主要是在肌肉等长收缩的状态下进行。动态耐力是指肌肉在较长时间的动态收缩中克服疲劳的能力，检测动态耐力主要是在肌肉等张收缩的状态下进行。

2）心肺耐力。心肺耐力是循环呼吸系统在机体长时间肌肉活动时保证营养和氧的供应以及运走代谢废物的能力，是影响耐力最重要的内在因素。心肺耐力评估常采用六分钟步行试验（6MWT）法。六分钟步行试验是一种常见的评估人体耐力的运动试验，即测试老年人在六分钟内能完成的最远步行距离。

3. 老年人身体活动的转移能力评估

（1）转移能力的概念。身体转移能力是一项基本的运动技能，指的是独立、安全地将自己从一处转移到另一处的能力。转移能力具备三个特征：行进、身体控制、适应。身体控制就是稳定性，即平衡能力，包括在移动中保持动态稳定性；适应是指适应环境变化的能力。

（2）转移的基本形式

1）重心从一只脚转移到另一只脚，如行走、跑步、跳跃等。

2）重心从双脚到双脚，如双脚跳。

3）重心从一只脚转移到同一只脚，如单脚跳。

4）重心从单脚转移到双脚。

5）重心从双脚转移到单脚。

（3）转移能力的评估。转移能力的评估方法参考日常生活活动能力评估中"床椅转移"的具体内容，详见第三章第一节。

三、老年人身体活动能力变化的原因

随着年龄的增长，老年人的身体活动能力会出现持续性变化，主要表现在力量性变化、耐力性变化、平衡协调性变化，变化的原因包括以下几方面：

1. 生理因素

衰老包括年龄增加的"老"和功能下降的"衰"，这是一个复杂的生理过程。对于老年人而言，随着年龄的增长，机体功能逐渐下降或丧失、罹患疾病和死亡风险增加的现象就是"衰老"，这是无法干预的自然现象。

2. 躯体疾病

各种急性、慢性疾病均会不同程度地造成老年人活动能力可逆或者不可逆的变化。

（1）心脑血管疾病、神经系统疾病、骨关节疾病引起的步态与行走异常。

（2）营养不良、肌少症、衰弱、心肺疾病引起的心肺功能下降、体重变化等，导致肌力和耐力、转移能力下降。

（3）老年人恶性肿瘤患病率增加导致多种并发症。

3. 心理因素

躯体不适、跌倒、睡眠缺乏等会直接或者间接影响老年人的心理，导致焦虑和抑郁情绪，使心理发生变化，加重担心、恐惧、不安全感等。

4. 其他

如环境因素等造成的影响。

四、身体活动能力的变化对老年人的影响

老年人身体机能、力量、耐力、平衡协调性都会随年龄增长而下降，这些因素都会降低老年人对环境的适应及应变能力，从而对老年人的活动造成影响。

1. 跌倒风险增加

老年人跌倒是一种"社会流行病"，是生理、心理、病理、环境等因素综合作用的结果，而腿部老化、衰弱、肌少症、慢性疾病等老年人的常见问题也大大增加了跌倒的风险。

2. 意外事件增加

老年人活动能力下降，因运动迟缓、步态异常导致的外伤、骨折甚至死亡等意外事件增多。

3. 认知障碍风险增加

老年人活动减少，与外界环境接触、沟通、交流减少，导致患有认知障碍的老年人跌倒的发生率高于健康老年人。

4. 经济负担增加

老年人跌倒后的日常照护费用和住院费用会给老年人的家庭及社会带来严重的经济负担和其他不良后果。

5. 心理负担增加

由各种原因引起的老年人平衡功能障碍将进一步增加跌倒的风险，而频繁跌倒会导致老年人出现焦虑、抑郁等心理障碍。

6. 生活自理能力下降

老年人日常生活活动能力下降排名前三位的通常是如厕、洗澡、床椅转移。

7. 生活质量下降

生活自理能力的下降限制了老年人的活动自由，进而导致老年人的生活质量下降。

8. 家庭关系紧张

由于老年人照护需求的增加、经济负担的压力等多种矛盾冲突，导致老年人的家庭关系紧张。

技能操作1 "起立－行走"计时测试

一、操作准备

1. 1把有靠背的座椅。如有必要，还应准备相关的助行具（如手杖、助行架）。

2. 在离座椅3 m远的地面上贴一条彩带，画一条清晰可见的粗线或放置一个明显的标记物。

3. 秒表。

二、操作步骤

1. 总体步骤

（1）被评估者身体靠在椅背上，将双手放在扶手上。如果使用助行具（如手杖、助行架），则将助行具握在手中。

（2）评估者发出"开始"的指令后，被评估者从座椅上站起，站稳后，按照平时走路的步态，向前走 3 m，过粗线或标记物后转身走回到椅子前，再转身坐下，靠到椅背上。

（3）观察并且记录被评估者离开座椅到再次坐下所用的时间。

（4）按照评分细则进行评分。

2. 评分细则

所用时间小于 10 s，可自由活动；小于 20 s，大部分可独立活动；20 ~ 30 s，活动不稳定；大于 30 s，存在活动障碍。

除了记录所用的时间外，对评估过程中的步态及可能会摔倒的危险性按以下标准打分。

（1）1 分。正常。

（2）2 分。非常轻微异常。

（3）3 分。轻度异常。

（4）4 分。中度异常。

（5）5 分。重度异常。

三、注意事项

1. 评估过程中不能给予任何躯体上的帮助。

2. 老年人能力评估师记录被评估者从背部离开椅背到再次坐下（背部靠到椅背）所用的时间（以秒为单位），以及在完成评估过程中出现可能摔倒的危险性。

3. 正式评估前，允许被评估者练习 1 ~ 2 次，以确保被评估者理解整个评估过程。

4. 即使使用助行具也不能独立行走的被评估者不进行此项评估。

技能操作 2　伯格平衡量表

一、操作准备

1. 准备纸质的伯格平衡量表。

2. 准备 2 把椅子（1 把有扶手，1 把无扶手）或 1 张床及 1 把椅子，1 个秒表（没有秒表时用普通的手表也可以），尺子（≥ 25 cm），小板凳和台阶。

3. 评估现场需要具备楼梯或台阶。楼梯段通行净宽不小于 1.20 m，各级踏步要均匀一致，楼梯缓步平台内不能设置踏步；踏步前缘不应突出，踏面下方不能透空；应采用防滑材料饰面，所有踏步上的防滑条、警示条等附着物均不应突出踏面。（参照 JGJ 450—2018《老年人照料设施建筑设计标准》）

4. 1 ~ 2 名助手。

二、操作步骤

1. 总体步骤

（1）助手站立于被评估者身旁进行保护。

（2）老年人能力评估师按照伯格平衡量表的检查内容逐项对被评估者进行评估，并根据量表评分细则进行评分。

（3）老年人能力评估师对 14 项检查内容的得分进行汇总，计算出总分。

2. 评估项目操作细则（见表9-2）

● 表9-2 伯格平衡量表

序号	检查内容	指令及评分标准	评分
1	从坐位站起	请站起来，尝试不要用手支撑（用有扶手的椅子） 4分，不用手扶能够独立地站起并保持稳定 3分，用手扶着能够独立地站起 2分，几次尝试后自己用手扶着站起 1分，需要他人少量的帮助才能够站起或保持稳定 0分，需要他人给予中等或大量的帮助才能够站起或保持稳定	
2	无支持站立	请在无支持的情况下站立 2 min 4分，能够安全地站立 2 min 3分，在监护下能够站立 2 min 2分，在无支撑的条件下能够站立 30 s 1分，需要若干次尝试才能无支撑地站立 30 s 0分，无帮助时不能站立 30 s	
3	无支持坐位（无靠背坐位，但双脚着地或放在一个凳子上）	请将双上肢交叉抱于胸前坐 2 min 4分，能够安全地保持坐位 2 min 3分，在监护下能够保持坐位 2 min 2分，能坐 30 s 1分，能坐 10 s 0分，没有靠背支持不能坐 10 s	

序号	检查内容	指令及评分标准	评分
4	从站立位坐下	请坐下 4分，最小量用手帮助安全地坐下 3分，需要用手来帮助才能控制身体重心的下移 2分，用双腿后侧抵住椅子来控制身体重心的下移 1分，独立地坐，但不能控制身体重心的下移 0分，需要他人帮助才能坐下	
5	转移	摆好椅子，让被评估者转移到有扶手的椅子及无扶手的椅子上。可以使用2把椅子（1把有扶手，1把无扶手）或1张床及1把椅子 4分，稍用手扶就能够安全地转移 3分，只有用手扶着才能够安全地转移 2分，需要口头提示或监护才能够转移 1分，需要1人的帮助 0分，为了安全，需要2人的帮助或监护	
6	闭目站立	请闭上眼睛站立10 s 4分，能够安全地站立10 s 3分，在监护下能够安全地站立10 s 2分，能站立3 s 1分，闭眼站立不能达到3 s，但睁眼站立能保持稳定 0分，为了不摔倒而需要2人帮助	
7	双脚并拢站立	请在无帮助的情况下双脚并拢站立 4分，能够独立地将双脚并拢且安全地站立1 min 3分，能够独立地将双脚并拢且在监护下站立1 min 2分，能够独立地将双脚并拢，但不能保持30 s 1分，需要别人的帮助才能将双脚并拢，但能保持双脚并拢站立15 s 0分，需要别人的帮助才能将双脚并拢，且双脚并拢站立不能保持15 s	
8	上肢向前伸站立并向前移动	将上肢抬高90°，手指伸直并尽最大可能向前伸。上肢上举90°后，将尺子放在手指末梢，手指不要触及尺子。记录经最大努力前倾时手指前伸的距离。如果可以，让被评估者双上肢同时前伸以防止躯干旋转 4分，能够安全地向前伸出超过25 cm 3分，能够安全地向前伸出超过12 cm 2分，能够安全地向前伸出超过5 cm 1分，上肢能够向前伸出，但需要监护 0分，在向前伸展时身体失去平衡或需要外部支持	

序号	检查内容	指令及评分标准	评分
9	从地面拾起物品	捡起置于脚前的鞋子 4分，能够轻易且安全地将鞋捡起 3分，能够将鞋捡起，但需要监护 2分，能伸手向下达 2～5 cm，且独立地保持平衡，但不能将鞋捡起 1分，试着做伸手向下捡鞋的动作时需要监护，但仍不能将鞋捡起 0分，不能试着做伸手向下捡鞋的动作，或需要帮助以免身体失去平衡或摔倒	
10	转身向后看	双脚不动，请把头转向您的左边，往您的正后方看。然后向右边重复一次。 4分，从左右侧向后看，重心转移良好 3分，仅从一侧向后看重心转移良好，另一侧重心转移较差 2分，仅能转向侧面，但身体的平衡可以维持 1分，转身时需要监护 0分，需要帮助以防身体失去平衡或摔倒 老年人能力评估师在被评估者正后方举一物供其注视，以鼓励被评估者转头的动作更流畅	
11	转身一周	请转一圈，暂停，然后反方向转一圈 4分，在不超过4 s的时间内能从两个方向安全地转一圈 3分，在不超过4 s的时间内仅能从一个方向安全地转一圈 2分，能够安全地转一圈但用时超过4 s 1分，需要密切监护或口头提示 0分，转身时需要帮助	
12	双足交替踏	请将左右脚交替放在台阶或凳子上，直到每只脚都踏过4次台阶或凳子 4分，能够安全且独立地站立，在20 s时间内完成8次 3分，能够独立地站立，完成8次的时间超过20 s 2分，无须辅助用具，在监护下能够完成4次 1分，需要少量帮助能够完成超过2次 0分，需要帮助以防止摔倒或完全不能做	

续表

序号	检查内容	指令及评分标准	评分
13	两脚前后站立	请将一只脚放在另一只脚的正前方并尽量站稳。如果做不到,可扩大步幅,前脚脚后跟应在后脚脚趾的前面 4分,能够独立地将双脚一前一后地排列(无间距)并保持30 s 3分,能够独立地将一只脚放在另一只脚的前方(有间距)并保持30 s 2分,能够独立地迈一小步并保持30 s 1分,向前迈步需要帮助,但能够保持15 s 0分,迈步或站立时失去平衡	
14	单腿站立	在不需要帮助的情况下尽最大努力单腿站立 4分,能够独立抬腿并保持超过10 s 3分,能够独立抬腿并保持5 ~ 10 s 2分,能够独立抬腿并保持超过3 s 1分,试图抬腿,不能保持3 s,但可以维持独立站立 0分,不能抬腿或需要帮助以防摔倒	
	总分		

注:总分56分,最高分56分,最低分0分,分数越高表明平衡能力越强。

①0 ~ 20分,提示平衡能力差,被评估者需要坐轮椅。

②21 ~ 40分,提示有一定的平衡能力,被评估者可在辅助下步行。

③41 ~ 56分,提示平衡能力较好,被评估者可独立步行。

小于40分时,提示被评估者有跌倒危险。

三、注意事项

1. 根据被评估者平衡障碍的具体情况,酌情选用测试方法。

2. 当被评估者不能安全独立地完成所要求的动作时,要注意予以保护以免摔倒;必要时给予帮助。

3. 对于不能站立的被评估者,可评定其坐位平衡功能。

技能操作 3　徒手肌力评定

一、操作准备

检查床1张。

二、操作步骤

1. 总体步骤

（1）被评估者放松平躺在床上。

（2）被评估者水平移动双手，如果不能完成则观察运动时上臂肌肉有无收缩，如能完成则要求双手抬起成45°坚持10 s，如果能坚持10 s，老年人能力评估师则下压被评估者双手（轻压一次，然后重压一次），判定其能否对抗阻力。

（3）被评估者水平移动双腿，如果不能完成则观察运动时大腿肌肉有无收缩，如能完成则要求双腿抬起成30°坚持5 s，如果能坚持5 s，老年人能力评估师则下压被评估者双腿（轻压一次，然后重压一次），判定其能否对抗阻力。

（4）老年人能力评估师根据评定标准进行肌力评估。

2. 评估项目操作细则

（1）依据老年人能力评估师施加阻力的大小进行判断。

（2）依据被评估者能否完成标准运动进行判断。

（3）如肌肉收缩不能引起活动，依靠目测或触诊对肌肉有无收缩进行判断。

3. 评定标准

（1）0级。完全瘫痪，肌力完全丧失。

（2）1级。可见肌肉轻微收缩，但无肢体活动。

（3）2级。肢体可移动位置，但不能抬离床面。

（4）3级。肢体能抬离床面，但不能对抗阻力。

（5）4级。能做对抗阻力的动作，但肌力弱。

（6）5级。肌力正常。

三、注意事项

老年人如果存在关节不稳、骨折、急性渗出性滑膜炎、严重疼痛、关节活动范围极度受限、急性扭伤、骨关节肿瘤等，则不能进行肌力评估。

技能操作4　六分钟步行试验

一、操作准备

1. 试验场地准备
（1）室内或封闭走廊（如气候适宜可在户外），应少有人走动。
（2）地面平直坚硬，路长应达到 50 m，若无条件可用 20 m 或 30 m，过短会降低步行距离。
（3）折返处放置标记物，起始的地板上有鲜艳的彩带，标记每圈的起始位置。

2. 设备准备
老年人能力评估师准备计时器、圈数计数器、记录表、标记折返点的标记物。

3. 被评估者准备
被评估者穿着舒适的衣服和合适的鞋子；晨间和午后进行试验的被评估者试验前可少量进餐；试验前 2 h 内不要做剧烈运动，试验前不应进行热身活动；可以使用日常的行走工具（如拐杖等）。

二、操作步骤

1. 总体步骤
（1）向被评估者及其家属说明评估的注意事项。
（2）评估前询问既往病史。
（3）被评估者在起点旁坐椅子休息至少 10 min，核查有无禁忌证，测量脉搏和血压（有条件时测量血氧饱和度），填写记录表，向被评估者介绍试验过程。
（4）计时器设定到 6 min。
（5）请被评估者站在起步线上，一旦开始行走，就立即启动计时器。行走中不要说话、跑跳，折返处不能犹豫，不能有人伴随被评估者行走。允许被评估者必要时放慢速度，停下休息。老年人能力评估师每分钟报时 1 次。用规范的语言告知和鼓励被评估者。在行走中，可以每分钟重复说："您做得很好，坚持走下去，您还有 × 分钟。"如被评估者中途需要休息，可以说："如果需要，您可以靠在墙上休息一会，但一旦感觉可以走了就请继续行走。"

（6）6 min 时试验结束，提前 15 s 告知："试验即将结束，听到停止后请原地站住。"如提前终止，则要求被评估者立即休息并记录提前终止的地点、时间和原因。结束时标记好被评估者停止的地点，祝贺被评估者完成了试验。

（7）记下计数器记录的圈数。统计被评估者总步行距离，四舍五入精确到米。

（8）评估者按照评定标准进行评估。

2. 评定标准

六分钟步行的总距离是主要结果指标，健康人六分钟可步行 400 ~ 700 m。

常用分级方法：

（1）Ⅰ级。< 300 m。

（2）Ⅱ级。300 ~ 374 m。

（3）Ⅲ级。375 ~ 449 m。

（4）Ⅳ级。≥ 450 m。

三、注意事项

1. 当被评估者出现绝对禁忌证时不能进行该试验。

绝对禁忌证：近 1 个月内出现的不稳定型心绞痛或心肌梗死。

2. 出现相对禁忌证时可以与被评估者或者家属沟通后决定是否进行该试验。

相对禁忌证：静息心率 > 120 次 /min，收缩压 > 180 mmHg 和舒张压 > 100 mmHg。

3. 评估过程中不能给予任何躯体上的帮助。

第三节　专项评估

一、基本概念

1. 专项评估的含义

专项评估是指在被评估者存在特殊或者复杂情况时，导致容易出现压力性损伤、深静脉血栓、导管滑脱等风险而进行的评估。

特殊或者复杂情况是指急性疾病或者慢性疾病急性加重、手术后、生活环境发生重大改变等情况。例如，手术后活动减少导致皮肤压力性损伤风险、深静脉血栓风险增加，老年人能力评估师需要对被评估者进行压力性损伤风险以及深静脉血栓风险的评估。

2. 专项评估的内容

专项评估需要进行即时评估和动态评估。

（1）即时评估。即时评估是指被评估者因突发情况导致能力发生明显改变时立即进行的老年人能力评估，又称为紧急评估。

（2）动态评估。动态评估是指因发生特殊或者复杂情况导致老年人能力变化而进行动态的相关专项评估。

二、压力性损伤风险评估

压力性损伤（压疮）是指发生在皮肤或潜在皮下软组织的局限性损伤，通常发生在骨骼凸起处，是与医疗或者其他医疗设备有关的损伤。

压力性损伤风险评估采用布雷登压疮危险因素预测量表，见表9-3。

1. 评分细则

（1）感知能力

1）1分。1分是指老年人完全受限：对疼痛刺激完全无反应。

2）2分。2分是指老年人大部分受限：对疼痛有反应，但只能用呻吟、烦躁不安表示，不能用语言表达不舒适或痛觉能力受损超过1/2体表面积。

● 表 9-3   布雷登压疮危险因素预测量表

评分内容	评估计分标准				评分
	1分	2分	3分	4分	
感知能力	完全受限	大部分受限	轻度受限	无损害	
潮湿程度	持续潮湿	常常潮湿	偶尔潮湿	罕见潮湿	
活动能力	卧床	坐椅子	偶尔步行	经常步行	
移动能力	完全受限	非常受限	轻微受限	不受限	
营养摄取能力	非常差	可能不足	充足	非常充足	
摩擦力和剪切力	存在问题	存在潜在问题	不存在问题	—	

注：危险级别越高，发生压力性损伤的风险越大。

3）3分。3分是指老年人轻度受限：对指令性语言有反应，但不能总是用语言表达不舒适，或有 1 ~ 2 个肢体部分感受疼痛或不舒适的能力受损。

4）4分。4分是指老年人无损害：对指令性语言有反应，无感觉受损。

（2）潮湿程度

1）1分。1分是指皮肤持续潮湿：每次移动或翻动老年人时几乎总是能看到皮肤被分泌物、尿液等浸湿。

2）2分。2分是指皮肤常常潮湿：皮肤频繁受潮，床单至少每日更换 2 次。

3）3分。3分是指皮肤偶尔潮湿：要求额外更换床单大约每日 1 次。

4）4分。4分是指皮肤罕见潮湿：皮肤通常是干燥的，床单按常规时间更换。

（3）活动能力

1）1分。1分是指老年人卧床：老年人被限制在床上。

2）2分。2分是指老年人坐椅子：步行活动严重受限或不能步行活动，不能耐受自身的体重或必须借助椅子或轮椅活动。

3）3分。3分是指老年人偶尔步行：白天偶尔步行但距离非常短，需借助辅助设施或独立行走，大部分时间在床上或椅子上。

4）4分。4分是指老年人经常步行：在白天清醒时，室外步行每日至少 2 次，室内步行至少每 2 小时 1 次。

（4）移动能力

1）1分。1分是指老年人完全受限：在没有人帮助的情况下，老年人完全不能改变身体或四肢的位置。

2）2分。2分是指老年人非常受限：老年人偶尔能轻微改变身体或四肢的位置，但不能经常改变或独立地改变体位。

3）3分。3分是指老年人轻微受限：老年人尽管只是轻微改变身体或四肢位置，但可以经常移动且能独立进行。

4）4分。4分是指老年人不受限：老年人可独立进行主要的体位改变，且经常随意改变。

（5）营养摄取能力

1）1分。1分是指老年人的营养摄取能力非常差：老年人从未吃过完整的一餐食物；所吃食物剩余量为所提供食物的2/3；每天吃两餐或吃蛋白质较少的食物；摄取水分较少或未将汤类列入食谱作为日常补充；禁食或一直喝清流质或静脉输液超过5天。

2）2分。2分是指老年人的营养摄取能力可能不足：很少能吃完一餐；一般仅吃所提供食物的1/2；蛋白质摄入仅包括每日3份肉类；偶尔吃加餐或接受较少量的流质软食或鼻饲饮食。

3）3分。3分是指老年人的营养摄取能力充足：大多数时间所吃食物超过1/2所供食物；每日所吃蛋白质可达4份；偶尔少吃一餐，但常常会加餐；在鼻饲或全肠外营养期间能满足大部分营养需求。

4）4分。4分是指老年人的营养摄取能力非常充足：每餐均能吃完或基本吃完；从不少吃一餐；每天常吃不少于4份的肉类；不要求加餐。

（6）摩擦力和剪切力

1）1分。1分是指存在问题：需要协助才能移动老年人；移动时老年人皮肤与床单表面没有完全托起会发生摩擦力；老年人坐在床上或椅子上时经常出现向下滑动的情况；肌肉痉挛，收缩或躁动不安时会产生持续的摩擦力。

2）2分。2分是指存在潜在问题：很费力地移动老年人会增加摩擦力；在移动期间，老年人皮肤可能有某种程度上的滑动以抵抗床单、椅子、约束带或其他装置所产生的阻力；在床上或椅子上的大部分时间能保持良好的体位，但偶尔有向下滑动的情况。

3）3分。3分是指不存在问题：在床上或椅子上能够独立移动；移动期间有足够的肌力完全抬举身体及肢体；在床上和椅子上都能保持良好的体位。

2. 评定标准

（1）不涉及危险（＞18分）。

（2）轻度危险（16～18分）。

（3）中度危险（13～15分）。

（4）高度危险（10～12分）。

（5）极高度危险（≤9分）。

三、深静脉血栓风险评估

深静脉血栓是指血液非正常地在深静脉内凝结，属于下肢静脉回流障碍性疾病。专项评估中，深静脉血栓风险评估常采用 Caprini 血栓风险评估量表，见表9-4。

● 表9-4　Caprini 血栓风险评估量表

高危评分	危险因素
1分／项	年龄 41～60（岁） 肥胖（BMI ≥ 25 kg/m²） 异位妊娠 妊娠期或产后（1个月） 口服避孕药或激素替代治疗 卧床的内科患者 炎症性肠病史 下肢水肿 静脉曲张 严重的肺部疾病，包含肺炎（1个月以内） 肺功能异常，慢性阻塞性肺疾病（COPD） 急性心肌梗死 充血性心力衰竭（1个月以内） 败血症（1个月以内） 大手术（1个月以内） 其他高危因素
2分／项	年龄 61～74（岁） 石膏固定（1个月以内） 患者需要卧床大于72 h 恶性肿瘤（既往或现患）
3分／项	年龄 ≥ 75（岁） 深静脉血栓／肺栓塞病史 血栓家族史 肝素引起的血小板减少症（HIT） 未列出的先天或后天形成的血栓

高危评分	危险因素
5分／项	脑卒中（1个月以内） 急性脊髓损伤（瘫痪）（1个月以内）
总　分	

注：深静脉血栓风险评分分级：根据 Caprini 血栓风险评估量表评定标准进行评分，每项危险因素得分相加得到总分。分数越高，表明危险级别越高，发生深静脉血栓的风险越大。

①0～1分：低危。

②2分：中危。

③3～4分：高危。

④5～7分：极高危。

四、导管滑脱风险评估

当老年人发生急性疾病或者功能障碍，如呼吸衰竭、进食障碍、大便失禁、小便失禁时，需要安置导管。导管分为以下三类。

高危导管：气管导管、气管切开导管、脑室引流管、深静脉置管、T管、胸腔引流管、动静脉置管。

中危导管：外周中心静脉导管、腹腔引流管。

低危导管：导尿管、胃管。

1. 导管滑脱风险评估时机和频次

（1）评估时机。首次评估：置管后、手术后带管者2 h内完成评估。再次评估：病情变化时或新置入导管后。

（2）评估频次。低风险患者，每周评估1次；高风险患者，每周至少评估2次，病情发生变化时及时评估。

2. 导管滑脱风险评估量表（见表9-5）

● 表9-5　导管滑脱风险评估量表

项目名称		评分	得分
导管分类	高危导管	3	
	中危导管	2	
	低危导管	1	

续表

项目名称		评分	得分
意识状态	烦躁／谵妄	3	
	意识模糊／嗜睡／昏睡	2	
	清醒	1	
配合情况	不配合	3	
	配合	1	
导管数量	≥5	3	
	4	2	
	3	1	
	＜3	0	
评估结果	总分		
	导管滑脱风险等级		

注：导管滑脱风险等级分为轻度危险和高度危险。轻度危险＜5分，高度危险≥5分。

第十章

等级评定

第一节　复核评定

一、复核评定的适用范围和参与人员

1. 复核评定的适用范围

（1）需要复核、判定有特殊事项记录和变更条款的评估报告时。

（2）被评估者或家属对评估结果有异议，申请复评时。

（3）需要对低级别老年人能力评估师评估结果进行审核、复评时。

2. 复核评定的参与人员

做复核评定时至少需要 2 名二级老年人能力评估师参与，必要时可申请一级老年人能力评估师参与复核评定。

二、特殊事项、变更条款的等级评估与复核评定

1. 特殊事项的等级评估与复核评定

特殊事项记录单填写针对的是老年人能力评估表中的老年人日常生活活动、精神状态、感知觉与沟通、社会参与的内容。如果在评估过程中，老年人能力评估师遇到无法准确判定某一选项的情况时，或者当场示范动作与平常实际情况有出入时，需要如实、详细记载真实情况，以便为最终判定提供依据。

在复核评定时需要重点注意易混易错点。例如，在评定过程中被评估者需要家属帮助洗澡，B.1.2洗澡判定为"0分，在洗澡过程中需他人帮助"。在特殊事项记录单中备注：家属或者照护者反映被评估者偶尔可以自己洗澡。复核发现被评估者存在抑郁症状，初评时被评估者处于抑郁发作期，情绪低落、不爱说话、不爱梳洗、不爱活动，通过复评B.1.2洗澡应该判定为"5分，准备好洗澡水后，可自己独立完成洗澡过程"。

2. 变更条款的等级评估与复核评定

（1）变更条款的内容

1）有认知障碍／痴呆、精神疾病者，在原有能力等级上提高一个等级。

2）在近30天内发生过2次及2次以上的跌倒、噎食、自杀、走失者，在原有能力等级上提高一个等级。

3）处于昏迷状态者，直接评定为重度失能。

4）若初步等级确定为"重度失能"，则不考虑上述1～3中各情况对最终等级的影响，等级不再提高。

当被评估者出现情况变化时，应该重新评估，或根据变化项目复核相应项目的结果，以确保评估结果准确。上述变更条款对等级的影响主要在条目评分的累计上，首先要求准确判断各相应项目，其次准确对照老年人能力评估报告，判定最终等级。

（2）对认知障碍／痴呆、精神疾病、昏迷进行复核评定时，如无法确定，需使用相应的评估量表进一步确认。

1）认知障碍／痴呆。对认知障碍／痴呆进行复核评定时，要使用简易智力状态检查量表（mini mental status examination，MMSE）。

2）精神疾病。对抑郁症、躁狂症、精神分裂症等精神疾病的诊断具有非常强的专业性，当发现有此类情况时，建议在专科规范诊疗后再进行评估，可以使用老年抑郁量表（geriatric depression scale，GDS）。

3）昏迷。昏迷的复核评定可使用格拉斯哥昏迷量表（Glasgow coma scale，GCS）。

三、复核评定的审核方法和要求

1. 复核评定的审核方法

（1）统计审核。统计审核是指对每一个评估量表的数据进行重新统计，并核对所得分数对应的等级。

（2）结论对照表复核。结论对照表复核是指把各个维度的评估量表叠加对应，核对总评对应的最终等级。

（3）辅助资料对照审核。辅助资料对照审核主要是指被评估者的病历资料、长期使用药物情况对当前状况的印证，借助于相应的诊断判断预后和现状是否吻合。

（4）被评估者状态与资料对照审核。被评估者状态与资料对照审核是指被评估者当前的表现状态与评估记录是否准确无误，如果有差异，应当修订具体的条目记录。

（5）照护者描述与被评估者状态对照审核。照护者描述与被评估者状态对照审核是指部分能力信息需要从照护者获得，应将所描述内容与被评估者当前表现状态进行对照审核。当信息与现状不一致时，应当根据专业知识进行判定，并进行必要的记录。

（6）被评估者生活环境与评估状态对照审核。被评估者生活环境与评估状态对照审核是指环境中是否有无障碍通道、是否有无障碍设施，活动环境等情况对被评估者的影响很大，应该根据其描述与被评估者当前的能力表现对照审核，判定其适应性及活动的完成情况。

（7）被评估者辅助器具、卫生材料与评估状态对照审核。被评估者辅助器具、卫生材料与评估状态对照审核是指被评估者是否使用轮椅、助行器及拐杖等辅助器具，是否留置导管及使用尿不湿、护理垫等卫生材料，这些情况应该逐一对照审核。

2. 复核评定的要求

（1）以被评估者需要照护的人力支出作为失能判定的原则。

（2）采取综合审核判断，不偏信某一方面的信息。

（3）其他符合客观准则判断的原则。

四、评估结果争议的复评流程和处理方法

1. 评估结果争议的复评流程（见图10-1）

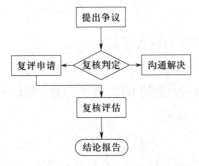

图10-1　评估结果争议的复评流程

2. 处理方法

（1）收到被评估方或其他监督方的争议后，指派或随机抽选具有复评资质的老年人能力评估师对评估资料进行复核判定。视情况与诉求方进行沟通解决，如果评估结论为统计判定错误或误差，应当据实更正评估结论；如果评估结论准确无误，应首先通过沟通解释加以解决。

（2）当沟通解释无效时，即启动复评流程。

（3）当复评流程完成后，所出具的报告即为最终报告。

原则上采用本轮评估作为最终报告，直到重新开展下一轮评估（视各地的评估政策或管理办法而定）。

五、复核评定相关的评估量表

1. 简易智力状态检查量表

我国采用的简易智力状态检查量表，是目前应用最广泛的认知筛查量表，包括定向力、即刻记忆、注意力和计算能力、延迟回忆、语言功能、视空间的评估。

2. 老年抑郁量表

老年抑郁量表是专用于老年人的抑郁筛查量表。

3. 格拉斯哥昏迷量表

格拉斯哥昏迷量表在医学上用于评估患者的昏迷程度，包括睁眼反应、语言反应、命令动作三个项目。

技能操作1　评估认知障碍／痴呆

一、操作准备

1. 准备纸质版简易智力状态检查量表。

2. 准备1只手表、1支铅笔、1支签字笔和1张白纸。

3. 准备1张和量表中图示一致的卡片，1张印有"请闭上您的眼睛"的卡片。

4. 准备1张桌子和2把椅子。

二、操作步骤

1. 总体步骤

（1）严格按照总指导语说："我现在要问您一些问题来检查您的注意力和记忆力等，大多数问题都很容易。"

（2）严格按照量表的顺序和指导语测试被评估者，并根据被评估者的回答和记录在纸质量表中勾选"正确"或者"错误"。

（3）计算量表总分，并签名。

2. 评估项目操作细则

简易智力状态检查量表见表10-1。

◆ 表10-1 简易智力状态检查量表

姓名： 年龄： 文化程度：

评价项目		正确	错误	得分
现在是				
1	哪一年？	1	0	☐
2	什么季节？	1	0	☐
3	几月份？	1	0	☐
4	几号？	1	0	☐
5	星期几？	1	0	☐
6	什么城市？	1	0	☐
7	什么城区？	1	0	☐
8	什么街道？	1	0	☐
9	第几层楼？	1	0	☐
10	什么地方？	1	0	☐
现在我说三样东西，我说完后请您重复一遍并记住，过一会儿我还要问您。"皮球""国旗""树木"。请您重复一遍（仔细说清楚，每样东西用时1 s，如果被评估者不能完全说出，可以重复，最多重复5遍，但以第一遍为得分依据）				
11	皮球	1	0	☐

老年人能力评估师（三级 二级 一级）

续表

	评价项目	正确	错误	得分
12	国旗	1	0	☐
13	树木	1	0	☐
现在请您算一算，100减去7，所得的数再减7，一直算下去，将每次的得数都告诉我，直到我说"停"为止（每一个正确答案得1分，如果上一个答案说错了，如100-7=90，下一个答案对，如90-7=83，第二个仍给分）				
14	100-7=93	1	0	☐
15	93-7=86	1	0	☐
16	86-7=79	1	0	☐
17	79-7=72	1	0	☐
18	72-7=65	1	0	☐
刚才我让您记了三样东西，现在请您回忆一下是哪三样东西？				
19	皮球	1	0	☐
20	国旗	1	0	☐
21	树木	1	0	☐
22	（出示手表）这叫什么？	1	0	☐
23	（出示铅笔）这叫什么？	1	0	☐
24	我说一句话，我说完以后您重复一遍，好吗？ "大家齐心协力拉紧绳"	1	0	☐
25	请您念一念这句话，并按这句话的意思去做（念对并有闭眼睛的动作才给分） "请闭上您的眼睛"	1	0	☐
我给您一张纸，请您按我说的去做。用右手拿着这张纸，把纸对折，再将纸放在左腿上。现在开始				
26	右手拿纸	1	0	☐
27	双手对折	1	0	☐
28	放到左腿上	1	0	☐

146

评价项目	正确	错误	得分
（指着下面空白处）请您写一个完整的句子，要有主语、谓语，并表达一定的意义（由被评估者自己写，语法和标点并非必须正确）			
29	1	0	□
（指着下图）请您照着这个样子把它画下来（必须画出 10 个角，2 个五边形交叉，交叉部分呈四边形方能得分，线条不平滑可以忽略）			
30	1	0	□

（1）1 ~ 5 评价项目

1）含义。这里指的是评估当日。

2）询问语。"您能告诉我现在的日期吗？具体是哪一年？哪一月？哪一日？星期几？""您能告诉我现在是什么季节吗？"

3）评分细则。每答对一题得 1 分，共 5 分。

4）注意事项。老年人使用传统的农历也可根据实际情况评分。

（2）6 ~ 8 评价项目

1）含义。这里指的是被评估者居住的地址。

2）询问语。"您能告诉我您现在居住的城市是哪里吗？具体是什么城区？什么街道？"

3）评分细则。每答对一题得 1 分，共 3 分。

4）注意事项。答对附近的街道也算正确。

（3）9 ~ 10 评价项目

1）含义。这里指的是评估时的地址。

2）询问语。"您能告诉我现在这里是哪里吗？具体是什么地方？在几楼？"

3）评分细则。每答对一题得 1 分，共 2 分。

（4）11 ~ 13 评价项目

1）含义。这里测试的是被评估者的记忆力——即刻回忆的能力。

2）指导语。严格按照指导语说：

第一句："现在我说三样东西，我说完后请您重复一遍并记住，过一会儿我还要问您。"

第二句："'皮球''国旗''树木'。"

第三句："请您重复一遍。"

3）评分细则。每回答正确一个得1分，共3分。

4）注意事项。说出三样东西的名字，每样东西用时1 s，只允许评估者讲一遍。要求被评估者重复一遍，不要求被评估者按物品顺序回答，第一遍有错误先记分，纠正错误直至正确，但最多只能重复5次。不能解释词语的含义，例如"皮球是球类的一种"。

（5）14～18评价项目

1）含义。这里测试的是被评估者的计算力。

2）指导语。严格按照指导语说："现在请您算一算，100减去7，所得的数再减7，一直算下去，将每次的得数都告诉我，直到我说'停'为止。"

3）评分细则。每一个正确答案得1分，记录答案，共5分。

4）注意事项。每次的差数是7计1分，若前次错了，但下一个计算是对的，对的那次计1分，同时检测被评估者注意力，不要重复被评估者的答案，不能用笔算。

（6）19～21评价项目

1）含义。这里测试的是被评估者的记忆力——延迟回忆的能力。

2）指导语。严格按照指导语说："刚才我让您记了三样东西，现在请您回忆一下是哪三样东西？"

3）评分细则。每一个正确答案得1分，共3分。

4）注意事项。不能提醒及暗示，不要求三样东西的回答顺序都正确。因延迟回忆应与即刻回忆有一定时间间隔，所以将延迟回忆调至后面测试。

（7）22～23评价项目

1）含义。这里测试的是被评估者的语言能力。

2）询问语。"请您告诉我这是什么？"

3）评分细则。每一个正确答案得1分，共2分。

4）注意事项。不能提醒及暗示。

（8）24评价项目

1）含义。这里测试的是被评估者的语言能力。

2）指导语。严格按照指导语说："我说一句话，我说完以后您重复一遍，好吗？""大家齐心协力拉紧绳。"

3）评分细则。完全正确的得1分。

4）注意事项。只允许说一遍。

（9）25评价项目

1）含义。这里测试的是被评估者的阅读能力。

2）指导语。严格按照指导语说："请您念一念这句话，并按这句话的意思去做。""请闭上您的眼睛。"

3）评分细则。正确阅读并按照要求闭上眼睛得1分。

4）注意事项。念对并有闭眼睛的动作才能给分。如果被评估者不能读出句子，可由评估者读出。

（10）26～28评价项目

1）含义。这里测试的是被评估者的语言能力——三步命令。

2）指导语。严格按照指导语说："我给您一张纸，请您按我说的去做。用右手拿着这张纸，把纸对折，再将纸放在左腿上。现在开始。"

3）评分细则。三步命令，正确一步得1分，共3分。

4）注意事项。不能重复和示范，只有按照正确顺序完成的动作才能给分。

（11）29评价项目

1）含义。这里测试的是被评估者的语言能力——书写能力。

2）指导语。严格按照指导语说："请您写一个完整的句子，要有主语、谓语，并表达一定的意义。"

3）评分细则。正确得1分。

4）注意事项。由被评估者自己书写，不能有任何提示，必须有主语、谓语，语法和标点的错误可以忽略。

（12）30评价项目

1）含义。这里测试的是被评估者的语言能力——结构能力。

2）指导语。指着量表中的图，严格按照指导语说："请您照着这个样子把它画下来。"

3）评分细则。正确得1分。

4）注意事项。不能重复和示范；必须画出10个角，2个五边形交叉，交叉部分呈四边形方能得分，线条不平滑可以忽略。

3. 评定标准

分数＜27为认知障碍。痴呆划分标准：文盲≤17分，小学≤20分，中学≤22分，大学（包括大专）≤23分。

技能操作 2 评估抑郁

一、操作准备

老年人能力评估师准备纸质版老年抑郁量表。

二、操作步骤

1. 总体步骤

（1）老年人能力评估师告诉被评估者："我现在要问您一些问题，请真实回答，主要是您最近一周的感受。"

（2）按照量表的顺序和指导语询问被评估者，根据被评估者的回答判断并在纸质量表中勾选"是"或者"否"。

（3）根据量表结果计算量表总分，并签名。

2. 评估项目操作细则

老年抑郁量表见表 10-2。

◆ 表 10-2 老年抑郁量表

序号	项 目	结果		得分
1	您对生活基本上满意吗？	是	否	
2	您是否已经放弃了许多活动与兴趣？	是	否	
3	您是否觉得生活空虚？	是	否	
4	您是否常感到厌倦？	是	否	
5	您觉得未来有希望吗？	是	否	
6	您是否因为脑子里的一些想法摆脱不掉而烦恼？	是	否	
7	您是否大部分时间精力充沛？	是	否	
8	您是否害怕会有不幸的事情落到您头上？	是	否	
9	您是否大部分时间感到幸福？	是	否	
10	您是否常感到孤立无援？	是	否	
11	您是否经常坐立不安，心烦意乱？	是	否	
12	您是否希望待在家里而不愿去做些新鲜事？	是	否	

序号	项 目	结果		得分
13	您是否常常担心将来?	是	否	
14	您是否觉得记忆力比以前差?	是	否	
15	您觉得现在活得很惬意吗?	是	否	
16	您是否常感到心情沉重、郁闷?	是	否	
17	您是否觉得像现在这样活着毫无意义?	是	否	
18	您是否总为过去的事忧愁?	是	否	
19	您觉得生活很令人兴奋吗?	是	否	
20	您开始一件新的工作很困难吗?	是	否	
21	您觉得生活充满活力吗?	是	否	
22	您是否觉得您的处境已毫无希望?	是	否	
23	您是否觉得大多数人比您强得多?	是	否	
24	您是否常为一些小事伤心?	是	否	
25	您是否常觉得想哭?	是	否	
26	您集中精力有困难吗?	是	否	
27	您早晨起来很快活吗?	是	否	
28	您希望避开聚会吗?	是	否	
29	您做决定很容易吗?	是	否	
30	您的头脑像往常一样清晰吗?	是	否	
	总分			

注：量表共计 30 个条目，其中 10 个条目（1、5、7、9、15、19、21、27、29、30）为反向计分，即回答"是"计 0 分，回答"否"计 1 分；其余 20 个项目为正向计分，即回答"是"计 1 分，回答"否"计 0 分。

3. 评定标准

总分反映抑郁症状的程度：0 ~ 10 分为不具有临床意义的抑郁症状；11 ~ 20 分为轻度抑郁；21 ~ 30 分为中重度抑郁。

三、注意事项

1. 评定的时间范围为最近一周。

2. 如果被评估者阅读困难，可以由老年人能力评估师念给被评估者听。

3. 本量表为抑郁筛查量表，而非抑郁症的诊断工具，每次检查需要 15 min 左右。

技能操作 3 评估昏迷

一、操作准备

1. 准备纸质版格拉斯哥昏迷量表。
2. 准备 1 支笔。

二、操作步骤

1. 总体步骤

（1）老年人能力评估师检查被评估者能否自行睁眼，不能自行睁眼则呼唤被评估者，仍不睁眼则以双手手指同时用力按压被评估者双侧眼眶，根据睁眼反应记录并评分。

（2）老年人能力评估师呼唤被评估者，询问姓名、年龄等，根据回答记录并评分。

（3）请被评估者伸出两根手指，不能完成者予以疼痛刺激（用笔尖刺激被评估者的第二指或第三指外侧，并在 10 s 内增加刺激至最大），观察刺激后的肢体活动情况并评分。

（4）根据评分记录结果。

2. 评估项目操作细则

格拉斯哥昏迷量表见表 10-3。

● 表 10-3 格拉斯哥昏迷量表

检查项目	反应	评分	得分
睁眼反应	任何刺激均不睁眼	1	
	疼痛刺激时睁眼	2	
	语言刺激时睁眼	3	
	自己睁眼	4	
语言反应	无语言	1	
	难以理解	2	
	能理解，不连贯	3	
	对话含糊	4	
	正常	5	

检查项目	反应	评分	得分
命令动作	对任何疼痛均无运动反应	1	
	痛刺激时有伸展反应	2	
	痛刺激时有屈曲反应	3	
	痛刺激时有逃避反应（肢体回缩）	4	
	痛刺激时有推开动作	5	
	正常	6	
总分			

3. 评定标准

总分范围为 3 ~ 15 分，得分越高，表明意识状态越好。

三、注意事项

1. 进行评分时，注意计分反映的是实际情况；疼痛刺激要由轻到重，避免给被评估者带来不必要的痛苦；一次刺激的时间不能太长；最好一次完成，避免重复刺激。

2. 与老年人能力评估表 B.3 感知觉与沟通相对应。

（1）14 ~ 15 分，为 B.3.1 意识水平 0 分：意识清醒，对周围环境警觉。

（2）11 ~ 13 分，为 B.3.1 意识水平 1 分：嗜睡。

（3）8 ~ 10 分，为 B.3.1 意识水平 2 分：昏睡。

（4）4 ~ 7 分，为 B.3.1 意识水平 3 分：昏迷。

（5）≤ 3 分，为 B.3.1 意识水平 3 分：深度昏迷。

第二节　评估报告撰写

一、复核评估报告书写的原则

1. 准确性原则

准确性原则是指复核评估报告必须保证采集的信息准确，与三级老年人能力评估师的老年人能力评估报告书的基本信息相符合。

2. 时效性原则

时效性原则是指要及时采集复核信息，复核评估结果反映的仅仅是评估当时的情况。

3. 客观性原则

客观性原则是指按照需要复核的内容进行再次评估时，对不确定的结果要进行多种方式的评估，力保评估结果的客观性，根据复核评估结果书写内容。

4. 公正性原则

公正性原则是指需要复核、判定有特殊事项记录和变更条款的评估报告时，被评估者或家属对评估结果有异议申请复评时，需要对低级别老年人能力评估师评估结果进行审核、复评时，一定要确保公正性、规范性、无针对性。

二、复核评估报告书写的规范

老年人能力评估复核报告示例见表 10-4。

● 表 10-4 ×××市老年人能力评估复核报告

编号［2022］010000××

×××市老年人能力评估复核报告			
被评估者基本信息	姓名	性别	年龄（或出生年月日）
	身份证号码		联系方式
	居住地址		
初评等级			
复评等级为：××级。 其中： 日常生活活动评估为：×级； 精神状态评估为：×级； 感知觉与沟通评估为：×级； 社会参与评估为：×级。			
×××（老年人能力评估师）×××（老年人能力评估师） ×××（评估机构） ××××年××月××日			

三、复核评估资料整理归档规范要求和方法

复核评估资料归档规范要求和方法详见第四章第二节。

第十一章

环境评估

第一节　适老环境评估

一、适老环境的概念

适老环境亦称居养适老功能环境，是指根据老年人功能障碍程度进行居养环境的适老化设计，提供适合、适应、适用于老年人功能需要的环境。适老环境的建设程度决定了老年人居养安全的程度，其精髓是无障碍和通用设计。

二、适老环境的分类

1. 居家适老环境

居家适老环境是指由老年人居家住宅空间、功能障碍老年人、适老功能家具、适老辅具、护理者构成的，预防老年人跌倒、跌倒不受伤害、伤害及时发现的功能性居养环境。

2. 社区适老环境

目前，我国的许多社区由于设计缺陷并不具备养老功能，所以社区适老化改造是社区养老的第一步，其目的是解决老年人在日常生活中遇到的不便，增强老年人生活的安全性和便利性。凡是老年人日常生活所能接触到的地方，都应经过无障碍改造。

3. 养老机构适老环境

标准的养老机构适老环境应根据老年人的护理需求设计功能区，要求安全、多用途、多功能，如居室、活动室、卫生间和浴室、走廊要配置连续扶手，照明要防眩光。活动空间除了要考虑老年人的要求外，还要方便医疗、照护人员的操作。

三、适老环境的评估

居家环境、社区环境、养老机构环境需要适老化，老年人居住环境、出行环境、健康支持环境、生活服务环境、社会文化环境也需要适老化。

适老化程度是根据老年人的生活特点和需求进行评估的，原则为安全、便捷、舒适，保证老年人安全、方便、无障碍，满足老年人在生理、心理和社会方面的需求，提高生活质量。

1. 居家适老环境的评估

（1）老年人环境功能障碍评估。老年人环境功能障碍评估的目的是了解老年人的生活习惯以及护理者的护理能力，从而优化环境功能。

（2）住宅适老环境改善设计的评估。住宅适老环境改善设计的评估要检查住宅空间、采光、防滑保护等，以清除障碍，消除照明死角，防止或减轻跌倒伤害。

（3）照护者能力的评估。照护者能力的评估主要是对智力、文化、护理技能、辅具应用等的评估。

2. 社区适老环境的评估

（1）道路安全可达，无违建物、障碍物，救护车辆能就近停靠。

（2）绿地环境除观赏、遮阴功能外，增加适老功能，减少某些植物对老年人的危害，为老年人创造一个安全的绿化环境。

（3）社区配套的通行设施能保障老年人的出行安全，包括铺地、台阶、坡道及扶手等。

当社区生活环境对老年人日常生活活动造成影响时，针对具体的障碍情况进行环境优化改造，以达到适老化要求。例如，对于坐轮椅的老年人，将出门的台阶改为无障碍斜坡，有条件的可以安装轮椅爬楼机。

3. 养老机构适老环境的评估

（1）安全环境。安全环境是指从空间、装置、设备、照护者等方面，符合老年人日常生活中的安全性，做到紧急时刻可立即采取措施进行处理。

（2）便捷环境。便捷环境要考虑到补偿老年人减退和丧失的机能，住养区的道路、交通应以保护老年人的行动安全为基础。合理安排适合老年人的公共服务项目，保证足够面积的室外活动场所，满足老年人户外活动的需要；适当布置喷泉、亭子、长廊等建筑小品。

（3）舒适环境。舒适环境是养老机构规划的基本要求，在规划设计上为老年人提供恰当的生活条件，满足老年人在生理、心理和社会方面的种种特殊需要，以充实他们的生活内容，提高其生活质量。

养老机构因为聚集了老年人，其适老化环境的要求应更为专业细致，需根据情况不断改善和优化。如养老机构内部的道路最好能做到人车分流，同时又能保证车辆与各个场所无缝对接，以便在保证老年人安全的同时，能在发生突发情况时使车辆快速到达，及时转运。

第二节　社会参与支持评估

社会参与和社会支持反映了老年人积极参与社会事务、丰富老年生活的态度以及利用社会关系取得社会支持以解决问题的能力，也能反映出老年人所处环境的适老化程度。

一、老年人社会关系状况的分析

社会关系是社会结构的基本元素，是人与人之间的一切关系，即人们在共同的物质和精神活动过程中所结成的相互关系的总称。

老年人的社会关系包括老年人与他人之间的关系、老年人与群体之间的关系、老年人与国家之间的关系等。老年人参与社会不可能是孤立的，而总是以通过一定社会关系的方式参与。分析老年人社会关系的状况，可以帮助评估老年人的社会参与度与支持度。

二、老年人社会参与度的分析

老年人社会参与是指老年人以就业劳动、社区社会活动、闲暇活动等形式开展的一系列活动，目的是与社会保持联系。

1. 老年人社会参与的意义

（1）老年人社会参与有利于开发老年人的人力资源。

（2）老年人社会参与能够丰富老年人的晚年生活。

（3）老年人社会参与有助于提高老年人的健康水平。

（4）老年人社会参与是老年人实现个人价值的重要方式。

2. 老年人社会参与的类型

（1）老年学术组织。老年学术组织是指老年人按照所从事的专业组成的学术性组织，如老年书画学会、老年摄影学会等。

（2）老年自助、服务性组织。老年自助、服务性组织是指老年人自己组织、自我管理、自我服务、自我教育的各种管理组织和各类专业协会，如老年大学、老年体育协会等。

（3）老年技术咨询服务组织。老年技术咨询服务组织是为各级政府、机构当好参谋、搞好咨询服务的老年组织。如具有丰富经验的老干部、老专家从事的各种咨询服务工作。

（4）老年文体组织。老年文体组织是为了丰富老年人的生活，各地普遍成立的老年合唱团、老年艺术队等。

三、老年人社会支持度的分析

1. 社会支持的含义

社会支持是指一定的社会网络运用一定的物质和精神手段对社会弱势群体进行无偿帮助的行为的总和，一般是指来自个人之外的各种支持，是与弱势群体的存在相伴随的社会行为。

2. 社会支持的类型

（1）客观实际的支持。客观实际的支持即实际社会的支持，包括物质上的援助和直接服务。

（2）主观体验的或情绪上的支持。主观体验的或情绪上的支持即领悟社会的支持，是指个体感到在社会中被尊重、被支持、被理解的情绪体验和满意程度。

3. 社会支持的作用

（1）社会支持能够缓解个体心理压力、消除个体心理障碍，在促进个体的心理健康方面起着重要作用。

（2）社会支持网络是一组个人之间的接触，通过这些接触个人得以维持社会身份并且获得情绪支持、物质援助和服务、信息与新的社会接触。

（3）老年人所拥有的社会支持网络越强大，当老年人遇到问题时就越能得到相关支持，就越能够更好地应对来自环境的各种挑战。

4. 社会支持来源的类型

按社会支持的来源可将社会支持分为四类。

（1）由政府和正式组织（非政府组织）主导的正式支持。

（2）以社区为主导的准正式支持。

（3）由个人网络提供的社会支持。

（4）由社会工作专业人士和组织提供的专业技术性支持。

评估老年人社会支持度应从上述四类社会支持形式入手，分析老年人能获得社会支持的类型及程度。

四、老年人社会支持的评估

老年人社会支持评估通常采用的是社会支持评估量表（social support rating scale，SSRS）。

技能操作 评估老年人的社会支持

一、操作准备

老年人能力评估师准备纸质版社会支持评估量表。

二、操作步骤

1. 总体步骤

（1）评估者征求被评估者或其照护者同意后开始询问问题。

（2）评估者根据评估量表逐一询问。

（3）根据回答作好记录并且评分。

（4）根据评分记录结果。

2. 评估项目操作细则

社会支持评估量表见表11-1。

◈ 表11-1　社会支持评估量表

序号	评估项目	评估选项	评分标准	得分
1	您有多少关系密切、可以得到支持和帮助的朋友？（只选一项）	①一个也没有 ②1～2个 ③3～5个 ④6个或6个以上	1 2 3 4	
2	近一年来您的居住情况（只选一项）	①远离他人，且独居一室 ②住处经常变动，多数时间和陌生人住在一起 ③和同学、同事或朋友住在一起 ④和家人住在一起	1 2 3 4	
3	您与邻居的关系（只选一项）	①相互之间从不关心，只是点头之交 ②遇到困难可能稍微关心 ③有些邻居很关心您 ④大多数邻居都很关心您	1 2 3 4	
4	您与同事的关系（只选一项）	①相互之间从不关心，只是点头之交 ②遇到困难可能稍微关心 ③有些同事很关心您 ④大多数同事都很关心您	1 2 3 4	
5	从家庭成员得到的支持和照顾（可选多项）	A. 夫妻（恋人） B. 父母 C. 儿女 D. 兄弟姐妹 E. 其他成员（如嫂子）	从无1分 极少2分 一般3分 全力支持4分	

序号	评估项目	评估选项	评分标准	得分
6	过去，在您遇到急难情况时，曾经得到的经济支持和帮助解决实际问题的来源	①无任何来源 ②下列来源：(可选多项) A.配偶 B.其他家人 C.亲戚 D.朋友 E.同事 F.工作单位 G.党团工会等官方或半官方组织 H.宗教、社会团体等非官方组织 I.其他 (请列出)	0 有几个来源就计几分	
7	过去，在您遇到急难情况时，曾经得到安慰和关心的来源	①无任何来源 ②下列来源：(可选多项) A.配偶 B.其他家人 C.亲戚 D.朋友 E.同事 F.工作单位 G.党团工会等官方或半官方组织 H.宗教、社会团体等非官方组织 I.其他 (请列出)	0 有几个来源就计几分	
8	您遇到烦恼时的述说方式 (只选一项)	①从不向任何人述说 ②只向关系极为密切的1～2人述说 ③如果朋友主动询问会说出来 ④主动述说自己的烦恼，以获得支持和理解	1 2 3 4	
9	您遇到烦恼时的求助方式 (只选一项)	①只靠自己，不接受别人的帮助 ②很少请求别人的帮助 ③有时请求别人的帮助 ④有困难时经常向家人、亲友、组织求援	1 2 3 4	

续表

序号	评估项目	评估选项	评分标准	得分
10	对于团体（如党团组织、宗教组织、工会、学生会等）组织的活动（只选一项）	①从不参加 ②偶尔参加 ③经常参加 ④主动参加并积极活动	1 2 3 4	
	总分			

3. 判定标准

（1）10～19分。获得的社会支持较少。

（2）20～29分。具有一般的社会支持度。

（3）30分及以上。具有满意的社会支持度。

三、注意事项

评估时，请被评估者或照护者按各个问题的具体要求，根据实际情况如实填写。

第十二章

需求评估

第一节　特殊照护服务需求评估

一、老年人医疗护理基础知识

老年人生理变化的基础主要是细胞老化，而表现在器官上主要为脏器萎缩、重量减轻和功能减退。衰老是人体发展的必然过程，属于正常的生命现象，虽不是疾病，却是老年病发生发展的最危险因素。

老年病是指老年人在器官衰老的基础上发生的，与退行性改变相关的，并且有自身特点的疾病。例如，阿尔茨海默病、帕金森病、脑卒中等。

1. 老年病的临床特点

老年患者与成人患者的区别在于成人患者多数患单个疾病，器官和躯体储备功能良好，而老年人往往多种慢性病共存，个体健康状况的差异性很大。老年病主要有以下临床特点：

（1）常为慢性疾病。

（2）多病共存。多病共存是指老年人同时患有 2 种及 2 种以上的慢性疾病。

（3）起病隐匿，发病缓慢。

（4）临床表现不典型。

（5）病因复杂。

（6）存在多种并发症。

（7）药物副作用严重。

（8）心理、社会因素影响大。

2. 老年人的医疗护理

老年人医疗护理的最终目的是帮助老年人进一步发挥现有能力，在疾病和功能不全的状态下恢复最基本功能及促进健康，从而提高老年人的生活质量。在护理的各个方面都要注意保护老年人的尊严，尊敬老年人，包括对个人隐私的尊重与保密。

老年人医疗护理的主要工作包括评估老年人健康及功能状态，维护和促进老年人的身心健康，预防及尽量减少急慢性疾病所造成的残障，维持老年人生命的尊严及舒适度，根据风险评估级别制定风险的干预措施。

根据老年人的个性特征制定合适的护理计划和护理措施，避免老年人过分依赖他人的照顾，充分发挥老年人的潜能。

二、老年人康复治疗基础知识

老年人的功能障碍是由老化引起的生理储备下降和多种慢性疾病相互作用的结果，因此特别需要采用康复的策略和措施。原则上患有急慢性疾病、具有不同程度功能障碍的老年人都属于康复治疗的对象。另外，随着人口老龄化程度的逐步加深，康复治疗越来越多地转向将"虚弱老年人"作为重点服务对象。

1. 老年人康复治疗的意义

康复治疗对老年人健康的主要作用包括功能评估，确定目标，建立多学科团队治疗，有效调整治疗措施，以求预防、逆转或最大限度地减少残疾，从而提高老年人的生活质量。

2. 老年人康复治疗的原则

（1）早期康复。早期康复是指从疾病的预防、疾病或者残疾发生后，早期介入康复的手段，维持最佳功能状态。

（2）长期维持治疗。如不坚持康复治疗就会导致疗效退步，故不能直接停掉康复治疗。

（3）主动参与。老年人主动参与的状况可以通过与家属交谈获得。老年人的主动参与主要通过健康教育等形式获得，这对康复治疗的顺利完成起着非常重要的作用。

（4）功能训练。功能训练主要包括针对肢体或者内脏器官的功能训练、辅助器具的使用训练、环境利用能力的训练等多方面。

（5）整体康复。生理、心理、环境、社会因素等都会对老年人康复带来影响，因此在老年人康复中应从多方面考虑，强调整体康复的理念。

（6）团队合作。团队合作是指多学科、多专业结合的工作形式，以便综合协调发挥各学科的作用。

3. 老年人康复治疗的特点

（1）重在改善和恢复功能。

（2）追求生活质量。

（3）结合三级预防。残损、残疾和残障代表残疾发展的三个水平，为此可以实行残疾的三级预防策略。

4. 日常生活活动能力康复需求测定内容

（1）床上活动。床上活动包括翻身、起坐、移动身体和坐姿平衡等。

（2）轮椅活动。轮椅活动包括上下轮椅的活动能力和对轮椅掌握的程度等。

（3）日常生活活动。日常生活活动包括洗漱、洗澡、大小便、穿脱衣、进食等。

（4）其他手部活动。其他手部活动包括使用电话、开关电灯等。

（5）室内外行走情况。室内外行走情况包括室内行走情况、室外行走情况和上下楼梯能力等。

（6）乘坐公共汽车或其他交通工具的情况。

5. 日常生活活动康复护理需求的评估方法

（1）饮食

1）目标

①维持坐位平衡。维持坐位平衡是指老年人能坐起，以靠垫支撑坐稳，或无须靠垫，能自行坐稳。

②抓握餐具。抓握餐具是指老年人能正常使用匙、筷子；丧失抓握能力无法使用普通餐具者能使用改造的餐具，如固定在桌上的碗、碟、长把匙等。

③进食动作。进食动作是指老年人能进食食物（将食物从容器送到口中的过程）。

④咀嚼和吞咽。咀嚼和吞咽是指老年人在意识清楚时，能咀嚼和吞咽正常食物、半流质食物，或吞咽不需要咀嚼的流质饮食。

2）护理需求评估。当老年人饮食的某个步骤或动作不能完成时，即有康复护理的需求。如被评估老年人能从卧位坐起，但是不能自行保持平衡，其康复护理需求为平衡护理。其他的以此类推。

（2）穿脱衣服

1）目标

①能自行穿衣。

②活动范围受限者能穿脱特制的服装。

③能穿脱前面宽大的开合式衣服，并使用拉链、按扣、搭扣等。

2）护理需求评估。当老年人穿脱衣服的某个步骤或动作不能完成时，即有康复护理的需求。如被评估的老年人能穿脱衣服，但是不能扣纽扣，其康复护理需求为服装改造护理。其他的以此类推。

（3）清洁、个人卫生活动

1）目标

①洗漱、梳头、如厕、沐浴等个人卫生活动能自理。

②能使用辅助器具，如改造的牙刷等。

2）护理需求评估。当老年人清洁、个人卫生活动的某个步骤或动作不能完成时，即有康复护理的需求。如被评估的老年人不能独立完成沐浴，其康复护理需求为沐浴护理。其他的以此类推。

（4）移动动作。移动动作训练是指帮助因某种功能障碍而不能移动的残疾者，借助手杖、拐杖、轮椅等学会独立完成日常生活中的移动性活动。

1）目标

①床上移动。床上移动是指下肢麻痹的老年人能在床上撑起。

②立位移动。立位移动是指老年人能平稳站立和行走。

③架拐行走。架拐行走是指老年人能架单拐或双拐行走。

④上下楼梯。上下楼梯是指老年人能在坡道上行走，能扶栏或扶杖上下楼梯。

2）护理需求评估。当老年人移动动作的某个步骤或动作不能完成时，即有康复护理的需求。如被评估的老年人能在平地上行走，但不能自行上下楼梯，其康复护理需求为上下楼梯护理。其他的以此类推。

（5）使用轮椅

1）目标。能熟练掌握轮椅的性能和操作技术，如操作轮椅的转向、刹车杆的制动等。

2）护理需求评估。当老年人使用轮椅的某个步骤或动作不能完成时，即有康复护理的需求。如被评估的老年人能操作轮椅的转向，但不能使用刹车杆的制动，其康复护理需求为轮椅使用护理。其他的以此类推。

三、老年人心理护理基础知识

老年人由于老年期生理上的老化、机体储备能力降低、代偿能力差，对外界环境的适应能力及抵抗能力均下降，容易发生各种疾病。加上退休后的失落感、社会经济地位的变化、家庭赡养能力下降、与子女分居、丧偶等，均可能明显影响老年人的心理状态而产生不良的心理反应，导致疾病的发生。

1. 老年人心理变化的特点

（1）性格不稳定。

（2）易产生抑郁情绪。

（3）自我肯定与自我否定并存。

（4）易产生疑惧心理。

2. 老年人常见心理问题

（1）"空巢"综合征。"空巢"是指无子女或子女成人后相继离开家庭，形成老年人独守家室的情形，包括老年人单身家庭，或老年夫妇二人家庭。"空巢"使老年人孤独、空虚、寂寞、伤感、精神萎靡，久而久之会降低身体免疫功能，诱发各类疾病。

（2）离退休综合征。离退休综合征是老年人在离退休之后出现的适应性障碍。

（3）老年抑郁症。老年抑郁症是老年人最常见的功能性精神障碍，以持久的抑郁心境为主要的临床特征。老年人遭受各种各样心理、生理和社会的应激事件较多，老年人生活的艰辛、孤独，老年人对精神压力和精神创伤的缓冲能力下降等都是重要的促发因素。

（4）焦虑症。焦虑症是由于达不到目标或不能克服障碍的威胁，导致自尊心、自信心受挫，或失败感、内疚感增加所形成的一种紧张不安的带有恐惧性的情绪状态。造成老年人焦虑的因素有：体弱多病，行动不便，力不从心；疑病症；退休后收入减少，生活水平下降；儿孙上班、上学时的交通安全；社会治安问题等。

3. 老年人常见的心理照护服务需求

（1）语言沟通障碍

1）相关因素

①大脑语言中枢损伤导致的听力、视力、知觉、思维障碍。

②躯体疾患所致的活动能力下降。

③老年人的情绪改变，如抑郁、压抑、神经质、失控、紧张、焦虑等。

④社会、家庭环境变迁及由此带来的环境及人际关系不适应等。

2）目标

①老年人能理解护理人员的解释和要求，并用有效的方式表达自己的需求。

②老年人能最大限度地与其他人保持交流。

③老年人能主动表达自己的需求。

3）照护需求。当老年人语言沟通障碍的某个目标不能完成时，即有心理护理的需求。如被评估老年人能理解护理人员的解释和要求，但不能用有效的方式表达自己的需要，其心理护理需求为语言表达护理。其他的以此类推。

（2）焦虑

1）相关因素

①老年期老化改变的不适应，如耳聋、眼花、躯体不适、手脚不灵活、力不从心、疼痛、性功能障碍、社交障碍、沟通能力下降等。

②老年期的离退休问题，经济来源减少的问题，周围环境改变的问题，人际关系冲突，尊重和自尊的需要未得到满足等，常引起老年人心理上的不适应。

③健康状况改变，老年期疾病的困扰。

2）目标

①老年人能描述出焦虑的症状。

②老年人能说出应对焦虑的正确方法。

③老年人能描述减轻焦虑程度的方法。

④焦虑症状得到控制。

3）照护需求。当老年人焦虑的某个目标不能完成时，即有心理护理的需求。如被评估老年人能描述出焦虑的症状，但不能说出应对焦虑的正确方法，其心理护理需求为焦虑护理。其他的以此类推。

（3）记忆障碍

1）相关因素

①老年人神经系统的老化改变。

②老年人离退休后远离社会生活群体，活动范围缩小，信息不畅，甚至产生与世隔绝感。

2）目标

①老年人能认识到脑保健及脑锻炼的重要性。

②老年人能最大限度地保持记忆能力。

③老年人能主动认识新事物，提高记忆能力。

3）照护需求。当老年人记忆障碍的某个目标不能完成时，即有心理护理的需求。如被评估老年人不能主动认识新事物，记忆能力减退，其心理护理需求为保持记忆力的护理。其他的以此类推。

4. 老年人的心理健康与保健

（1）老年人心理健康的概念与标准

1）老年人心理健康的概念。老年人心理健康是指在身体、智能及情感与他人的心理健康不矛盾的基础上，将个人心境发展成最佳的状态。

2）老年人心理健康的标准。心理健康的标准主要包括以下几点。

①有正常的感觉和知觉，有正常的思维、良好的记忆。

②有健全的人格，情绪稳定，意志坚强。

③有良好的人际关系。

④能正确认知社会，与大多数人的心理活动相一致。

⑤能保持正常的行为，能坚持正常的生活、工作、学习、娱乐等活动。

（2）老年人心理健康的原则与保健措施

1）老年人心理健康的原则

①人与环境相协调的原则。

②身心统一发展的原则。

③个体与群体相结合的原则。

2）老年人心理健康的保健措施

①学会自我心理保护。

②培养良好的心情。

③消除老年人的消极心理因素。

④正确评价自我健康状况。

⑤培养良好的生活习惯。

四、老年人中医护理基础知识

中医护理在老年人护理方面有其突出的优势，尤其是在饮食、情志、运动等方面，均具有明显的效果。

1. 中医理论关于老年人的生理特点

中医认为，老年人的生理特点为正气渐衰，维持生命活动的各种物质与功能都在全面衰退，五脏功能日益低下，生命状态处于较低水平且很不稳定的平衡中。衰老的病机复杂多变，虚实夹杂，但以五脏虚损为主，肝衰先导，肾虚为根本，脾虚络阻是疾病发生、发展的基本病理。

2. 中国传统医学治疗

中国传统医学治疗是借助针灸、中药、中医手法治疗，采用传统的保健方法和功能训练，如太极拳、八段锦等，达到改善机体功能的目的。

3. 中医护理服务需求

（1）饮食。脾为后天之本，老年人脾胃虚弱，消化吸收水谷精微的能力不足。因此，老年人的饮食护理十分重要。

①目标。保证老年人能摄入必要的营养成分，维持正常的生理机能。

②照顾需求。当老年人饮食的某个目标不能完成时，即有护理的需求。如当被评估老年人摄入的营养成分不能维持正常生理机能时，其护理需求为饮食护理。其他的以此类推。

（2）情志。肝主疏泄。老年人若肝气虚衰，气机失调，则表现为情志异常。又由于老年人反应迟缓，病程较长，容易产生焦虑、烦躁、孤独、抑郁感，对疾病的治疗失去信心，护理人员应详细了解老年人的病情及思想情况，针对引起老年人情志异常的不同原因，采取有效的护理措施。

1）目标。保持老年人的情绪稳定。

2）照护需求。当老年人情志的某个目标不能完成时，即有护理的需求。如当被评估老年人产生焦虑、烦躁等不良情绪，且自己不能有效控制时，其护理需求为情志护理。其他的以此类推。

（3）运动。脾主肌肉，老年人的肌肉极易萎缩，但可以通过适当的身体活动以调和气血阴阳，强身健体。

1）目标

①老年人能根据自己的年龄、体质状况、场地条件选择适合自己的运动项目。

②老年人能循序渐进，掌握合适的运动量及运动强度。

③老年人能掌握运动的注意事项。

2）照护需求。当老年人运动的某个目标不能完成时，即有护理的需求。如被评估老年人能正确地选择运动项目，但不能掌握合适的运动量及运动强度，其护理需求为运动量及运动强度护理。其他的以此类推。

（4）便秘。老年人大多年老体弱，气血亏虚，脾胃功能下降，大肠传导失常；老年人饮食偏软偏细，纤维素含量少；老年人活动量少，肠蠕动功能下降，进而导致便秘。

1）目标。保证老年人大便时间的规律性。保证老年人无粪便干结、排便困难等症状。

2）照护需求。当老年人便秘的某个目标不能完成时，即有护理的需求。如被评估老年人自诉排便费力，大便质硬，其护理需求为排便护理。其他的以此类推。

中医护理不仅包含丰富的理论知识和独特的护理技能，而且简便易行，无副作用，成本低廉，在解除老年人疾病痛苦的同时，降低了医疗成本，解决了看病难、看病贵的问题，有一定的临床价值。

五、老年人能力评估等级与照护环境需求

随着国家人口老龄化程度的加深，我国失能老年人数量不断增加，由此带来不断扩增的照护服务需求。为此，国家积极开展应对人口老龄化的行动，弘扬敬老、养老、助老的社会风尚，建设以居家为基础、社区为依托、机构为补充的多层次养老服务体系，推动医疗卫生和养老服务相结合，探索建立了长期护理保险制度，为失能老年人提供专业的、多层次的照护服务。

《人力资源社会保障部办公厅关于开展长期护理保险制度试点的指导意见》（人社厅发〔2016〕80号）、《国家医保局　财政部关于扩大长期护理保险制度试点的指导意见》（医保发〔2020〕37号），是国家为长期失能人员的基本生活照料和与之密切相关的医疗护理提供服务或资金保障的社会保险制度。从职工基本医疗保险参保人群起步，重点解决重度失能人员基本护理保障的需求。经医疗机构或康复机构规范诊疗，失能状态持续6个月以上，经申请通过评估认定的失能参保人员，可按规定享受相应的待遇。

根据不同程度失能老年人的生理、社会参与及照护特征的内容，归纳出不同失能程度老年人适宜的环境需求。

1. 基本环境需求

（1）适老性居家环境。舒适、安全、便利是维持和提高老年人生活质量的重要因素。失能老年人的日常生活活动通常通过器具或者人工协助完成，其居家环境需要全面进行适老性改造。

（2）养老机构环境。老年人建筑的设计与设置应符合《老年人照料设施建筑设计标准》（JGJ 450—2018）的规定。

1）入住老年人总数大于20人的养老机构，宜按照护需求划分集中居住空间，失智老年人宜单独设置照料单元并设置门禁。

2）老年人活动区域应无障碍物、无积水等，地面应防滑。室内灯光应明亮柔和，居室及通道应设有夜灯及应急灯，保持通风良好，温湿度适宜。

3）老年人的常用物品应摆放在方便取用且不妨碍活动的地方。

4）老年人的生活区域要干净、整洁、无异味。

2. 不同能力等级老年人的环境需求

（1）能力完好老年人。能力完好老年人具备较强的自主活动能力，其活动类型与功能需求较为广泛。环境需求要尽可能减少非安全因素，如设置无障碍坡道，空间转

角应处理为圆形，地面设置要预防老年人意外跌倒，设置遮阴处防止老年人因过热而昏厥等。此外，提供开放的、集中式的社会活动区域，以促进非失能老年人与中度、重度失能老年人群体的社会交往。

（2）轻度失能老年人。轻度失能老年人自主活动能力有所下降，但活动意愿较为强烈。除保证其活动的安全性以外，应设置如扶手、围栏等支撑设施以辅助其活动，同时适当增设坐凳等休息设施。考虑到该类老年人活动及康复需求，应控制私密空间周围遮挡物的高度，保证空间内外视线的通达，以利于照护人员随时进行照护。

（3）中度失能老年人。中度失能老年人日常活动需借助辅助设施，活动范围及类型受到一定制约，自我情绪调节能力也有不同程度的下降。为此，除设置便于轮椅进出的通道外，缓解该类老年人因失能产生的消极情绪亦是重点。增设能促进各失能层级老年人集中活动的开放空间，尽可能扩大日常照护的范围，以保障老年人保持良好的身心状态。

（4）重度失能老年人。重度失能老年人的自主行为能力几乎丧失，日常活动通常需完全借助护理与器械，身心抵抗力已较为脆弱，日常活动范围一般都在室内。因此，应尽可能促进该类老年人与其他老年人的互助交流。考虑到老年人需要外出散心，户外空间还应考虑照护人员的随行照护空间，例如在开放空间、半开放空间旁进行局部拓展，设置便于照护人员看护老年人但又不会侵犯老年人活动需求的辅助性空间。

3. 老年人特殊失能状态的照护需求

（1）肢体功能障碍。肢体功能障碍是指肢体不受思维控制运动或虽受思维控制但不能完全按照思维控制去运动。

1）目标

①床上用品舒适，保暖透气性好。

②老年人卧位舒适安全。

③老年人皮肤清洁完整，无压力性损伤等异常现象。

④老年人能在床上完成进食、清洁（洗脸、刷牙等）、修饰（梳头、刮脸）、穿脱衣服等动作。

⑤老年人能在床上完成排泄。

⑥老年人能与家人沟通，表达自己的需求，保持良好的心态。

2）照护需求。当老年人其中的某个目标不能完成时，即有照护服务的需求。如被评估老年人自觉卧位不舒适，但不能自行改变体位，其照护需求为体位护理。其他的以此类推。

（2）视觉障碍。视觉障碍是指由于先天或后天原因导致老年人视觉器官的构造和功能发生部分或全部障碍，经治疗后对外界事物仍无法（或很难）作出视觉辨识。视觉障碍给老年人的生活带来诸多不便，影响老年人看电视、阅读书报，进而影响他们的生活起居以及外出社交等；容易导致老年人自信心的降低，产生消极悲观情绪；影响老年人日常生活的维持、外界信息的获取、相互交流的进行。

影响老年人视力的常见疾病有老花眼、干眼症、白内障、青光眼、黄斑性病变。

1）目标

①视力减退的老年人能安全地进行日常生活活动，能看清书报上的标准字体。

②失明的老年人能完成日常生活活动。

③失明的老年人能与家人较好地沟通，保持良好的心态。

2）照护需求。当老年人其中的某个目标不能完成时，即有照护服务的需求。如被评估老年人因失明产生恐惧，导致情绪异常，其照护需求为心理护理。其他的以此类推。

（3）听觉障碍。老年性听觉障碍多半是因年龄增长而产生的生理退化现象，或其他外在因素造成的听觉器官加速老化。听觉出现障碍的老年人常出现心理上的问题，如疏离亲友、拒绝社交、孤僻多疑、犹豫压抑、妄想易怒、焦虑等。

1）目标

①听力减退的老年人能正常交谈，能听到电视、电话、门铃的声音。

②听力减退的老年人能参加集体活动，培养兴趣爱好。

③听力减退的老年人知晓耳部的健康知识，能自己进行耳部保健及全身性疾病的防治。

④听力减退及失去听力的老年人能与家人进行较好的沟通，情绪稳定，保持良好的心态。

2）照护需求。当老年人其中的某个目标不能完成时，即有照护服务的需求。如被评估老年人听不清2 m内的说话声，其照护需求为听力补偿（如助听器等）护理。其他的以此类推。

（4）失语。失语是言语障碍的一种，是指由于与言语功能有关的大脑结构病损所引起的后天性语言功能障碍或丧失，包括语言形成及表达和理解能力、阅读和书写能力受损，但非聋哑人，也无精神意识障碍。与失语老年人的沟通有一些特殊的方法，可采用语言交流、自制图片、提供写字板、自编手语暗号等方式与其沟通。

1）目标

①能表达自己的需要。

②能理解别人的话。

③能通过面部表情、手语或其他辅助工具表达自己的意愿。

④能保持情绪稳定，心态良好。

2）照护需求。当老年人其中的某个目标不能完成时，即有照护服务的需求。如被评估老年人能理解别人说的话，但不能及时表达自己的意思，其照护需求为表达补偿（如手语、写字板等）护理。其他的以此类推。

第二节　社会支持服务需求评估

一、社会支持的概念和意义

社会支持是指个体与社会各方面，包括亲属、朋友、同事、伙伴以及家庭、单位、党团、工会、网络等所产生的精神上和物质上的联系程度，还包括主观体验到的或情绪上的支持，即个体体验到在生活中被支持、被尊重、被理解和满意的程度。

良好的社会支持有利于老年人的身心健康，可以降低老年人疾病的患病率，有助于疾病的康复，能够减轻老年人因家庭、朋友、经济、事业等产生应激而对其本人造成的负面影响，维持他们良好的情绪体验，这也是社会支持服务的宗旨。

二、老年人对社会支持网络的需求

社会支持网络是指通过社会网络，运用一定的物质和精神手段，对老年群体进行无偿帮助的行为的总和。

社会支持网络按性质不同分为两类：一类即可见的、实际的、客观上的支持，如经济的援助、社会团体关系的存在和参与；另一类是主观上体验到的情感上的支持，即老年人在社会中被支持、被尊重、被理解的情感体验和满意程度，这些支持与个体的主观感受密切相关。

评估老年人对社会支持网络的需求可以有效地判断老年人的身心是否健康，这是维持社会和谐、稳定必不可少的方式。

174

三、老年人对社会支持服务的需求

随着我国国力的增强，以及人民物质文化和精神文化生活水平的提高，老年人在创造及享受这一切的同时，对经济、情感、信息、陪伴等社会支持服务的需求也越来越多，这些需求的满足将直接与个体的健康程度紧密相关。

老年人如果脱离了这些社会支持服务，不论是由主观因素还是客观因素导致的，都将使老年人的晚年生活受到影响，而这些老年问题又会影响整个社会，对家庭的情感、社会的和谐稳定、经济的发展都会造成一定程度的负担。

评估老年人对经济、情感、信息、陪伴等社会支持服务的需求，有利于更好地掌握老年人心理及生理的动态状况，这样不仅会有效地提升老年人的生活满意度，也可以从侧面提高整个社会的生活幸福感。

四、评估老年人对社会支持网络和社会支持服务的需求

老年人对社会支持网络和社会支持服务的需求评估可以参考社会支持评估量表（SSRS），详见第十一章第二节。

评估的分数越低，代表老年人对于经济、情感、信息、陪伴等社会支持服务的需求越大，处于这种状态的老年人容易伴发情绪低落、烦躁不安、孤独甚至认知能力下降等多方面的情感及认知负面事件；反之，分数越高则代表其对于经济、情感、信息、陪伴等社会支持服务的需求越低。

第十三章

康复指导

第一节　康复潜力评估

一、我国老年人能力评估的现状

1. 评估标准尚未统一

当前，由于我国老年人能力评估工作尚处于起步阶段，评估技术和体系尚未成熟，标准化概念尚未普及，所以很长一段时间都没有统一的行业标准，每家机构都有不同的评估格式，而且评估规则也不尽相同，这就导致评估后针对老年人的相关支持力度不足。

2. 老年人口众多，规范管理难度大

老年人申请审核的工作数量多、难度大，既无法确保审核工作的准确性，也影响了公平性。格式不统一的数据难以有效整合、分析，无法为进一步落实工作提供数据支撑。即使现今我国医疗行业逐步完善了信息化、标准化工作，但这些问题仍然影响着行业的整体发展。

3. 信息化管理亟须进一步完善

专业的信息化技术建设工作可促进老年人能力评估的标准化，以及后期档案管理及数据的汇总统计，为政府部门及相关机构的养老政策制定、康养机构设置、社区适老化改造等提供了原始的资料。

二、康复潜力评估的方法

1. 重视评估标准的规范化

老年人能力评估师应吸取评估工作中的经验教训，加强对行业标准化知识的学习和观念的树立。重视同步进行基础的信息化学习（例如手机 App 智能化评估平台使用流程的学习和实操），不仅能大幅节省时间，还能在分级学习完成时实现系统的同步上线实操，确保评估学习工作顺利推进，保证了学习体系与学习工具之间的一贯性。

2. 加强数据统计分析，预测被评估者康复潜力情况

老年人能力评估师要切实保障数据采集、导入、分析、应用等工作流程清晰严谨，增强数据的使用价值，结合轻、中、重度分级失能评估结果，通过循证医学分析老年人功能性变化发展的趋势。

例如，在目前的总结中发现：60 ~ 74 岁的老年人如果日常生活活动能力评估处于轻度或中度受损，同时无认知障碍等，则认为该被评估者的功能有通过康复好转的可能；若日常生活活动能力评估处于重度受损，同时伴有认知障碍等，则认为该被评估者恢复好转的可能性低。

三、老年人能力评估的意义

1. 我国老年人能力状况的调查结果

2016 年 10 月，全国老龄办、民政部、财政部三部门联合发布第四次中国城乡老年人生活状况抽样调查成果，包括了对我国老年人口的性别和年龄结构、经济状况、医疗卫生情况及老龄产业市场等情况的抽样调查结果。调查显示，在老年人健康状况不断改善的同时，仍然有 18.3% 的老年人为失能、半失能状态，总数达 4 063 万人。家庭环境不适应老年人身体状况变化的超过 6 成。

2. 影响老年人能力恢复的主要因素

（1）老年人功能残存的多少。

（2）老年人是否有主观康复的意愿。

（3）老年人是否有康复技术的支持。

（4）老年人是否有康复所需的经济支持。

（5）老年人是否有家庭成员及照护者的照护支持。

（6）老年人是否有符合康复需求的适宜生活社区环境的支持。

老年人能力评估师要依据老年人能力评估结果，分析老年人功能性变化发展的趋势，结合实际情况，推断出老年人能力维护与恢复的潜力，最终实现评估后对结局的指向性和实效性作用。

第二节　康复建议

一、老年人能力康复建议

1. 肢体功能训练

（1）训练对象。训练对象是指通过评估肢体功能后伴有自主运动能力下降的老年人。

（2）恢复目标

1）短目标。短期目标是指保持老年人的肢体关节基本活动度、肌肉正常延展性（避免挛缩）、正常肌力（避免肌肉萎缩）、体位转移及翻身能力。

2）长期目标。长期目标是指尽可能地恢复老年人自身的正常肌力活动度，可以维持正常的日常起居和活动能力，避免处于长期卧床、无自主活动的状态，提高老年人的生活质量。

（3）方案建议

1）上肢被动运动。护理人员或照护者一手握住老年人手腕，另一手置于肘关节上方，从肩关节开始依次到肘关节、腕关节及手指关节进行各个方向的被动运动（见图13-1）。由近到远，尽量不要跨关节活动，切忌生拉硬拽。

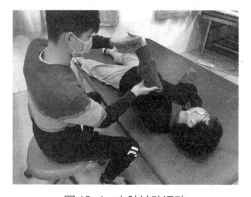

图 13-1　上肢被动运动

2）下肢被动运动。护理人员或照护者依次从老年人的髋关节、膝关节、踝关节到足趾关节进行被动运动。做髋关节运动时，护理人员或照护者一手握住老年人的踝关节，另一手握住膝关节下方；做趾关节运动时，一手握足弓部，另一手做各趾活动（见图13-2）。由近到远，尽量不要跨关节活动，切忌生拉硬拽。

3）按摩。按摩是利用中医点、按、揉、摩、拿、抖、搓、摇等手法被动活动老年人的肢体，放松老年人的肢体肌肉（见图13-3）。

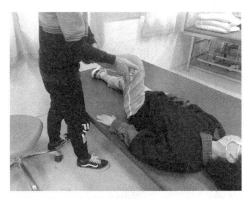

图 13-2　下肢被动运动

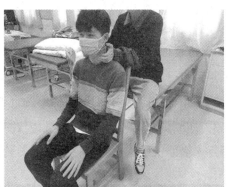

图 13-3　按摩

4）翻身及转移训练。护理人员通过科学的方式教会老年人在床上翻身，并训练老年人由卧位到坐位、由坐位到站位、由床到轮椅、由轮椅到床的转移能力（见图13-4、图13-5）。

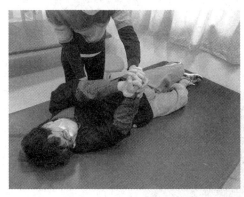

图 13-4　翻身

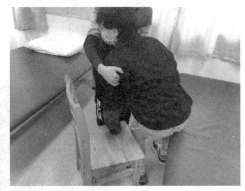

图 13-5　转移训练

2. 日常生活活动能力训练

除肢体活动以外，对老年人进行日常生活活动能力的训练，可提高其日常生活活动自理能力，对提高老年人的生活质量具有重要意义。

（1）训练对象。训练对象是指通过评估日常生活活动能力后，包括进食、如厕、穿衣、洗漱、行动等有依赖或能力缺失的老年人。

（2）恢复目标

1）短期目标。短期目标是指教会老年人用正确的方式完成基础日常生活起居活动，减少对家人或照护者的依赖，降低照护的风险。

2）长期目标。长期目标是指提高老年人的生活自理能力，提升老年人对生活的信心，减少老年人的负面情绪，从而提高生活质量。

（3）方案建议

1）进食训练。照护者取半坐位或半卧位，卧床老年人取健侧在下的侧卧位。尽量让老年人自己进食，护理人员给予适量协助。可使用进食辅具进行训练（见图13-6）。

2）更衣训练。更衣训练包括穿脱上衣训练（见图13-7）、穿脱鞋袜训练。

3）如厕训练（见图13-8）。照护者定时带老年人如厕，养成按时排便的习惯。教会老年人借助扶手从轮椅转移到坐便器的方法。

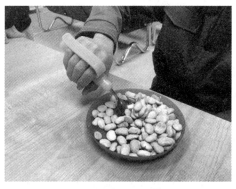
图13-6　使用辅具的进食训练

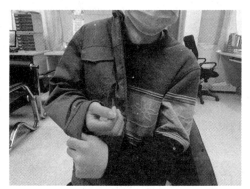
图13-7　穿脱上衣训练

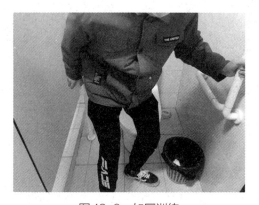
图13-8　如厕训练

4）个人卫生及入浴训练。个人卫生及入浴训练包括洗脸、洗手、刷牙、盆浴、淋浴等训练。掌握拧毛巾、开关水龙头及挤牙膏等动作。偏瘫老年人洗脸训练如图13-9所示。

5）轮椅使用和转移训练（见图13-10）。轮椅使用主要包括轮椅的选择（轮椅的高度、座位的宽度、电动或手动等）、轮椅的操作（平地、上下坡等）和轮椅的转移（轮椅—床、床—轮椅、轮椅—椅子、椅子—轮椅等）。转移训练是指提高老年人体位转换能力的锻炼方法。转移技术主要包括床上转移、卧—坐转移和坐—站转移、床—轮椅转移等。

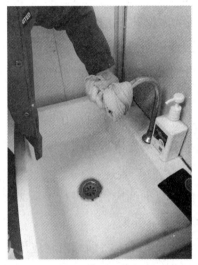 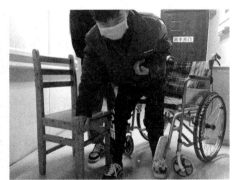

图13-9　偏瘫老年人洗脸训练　　　　图13-10　轮椅使用和转移训练

3. 精神状态和心理指导

（1）针对对象。针对对象是指通过评估精神状态后，存在精神状态不佳、心理功能等缺失的老年人。

（2）恢复目标

1）短期目标。短期目标是指尽可能地恢复老年人正常健康的精神状态，让老年人保持良好的心理状态。

2）长期目标。长期目标是指通过干预，提高老年人的生活满意度及生活质量。

（3）方案建议

1）认知功能训练。对于认知功能障碍的失能老年人，应该给予最大的耐心，在康复中心、康养机构、社区甚至居家方面最大限度地推进认知功能训练，从而争取让认知障碍尽可能小地影响失能老年人的生活质量。

2）关注老年人的攻击行为及抑郁状态。关注老年人的心理健康问题，及时、科学、有效地进行心理疏导，避免老年人攻击行为等一些严重心理问题的出现。

3）丰富社会参与能力。丰富老年人的业余生活，尤其要调动失能人员的兴趣爱好，通过一些小组活动、娱乐活动、园艺、书法、游戏等方式，加强老年人彼此之间的交流，提升老年人的存在感以及社会参与能力，让他们感受到生活的意义和自身的价值。

4. 训练应注意的问题

（1）训练前做好各项准备。照护者要评估老年人完成活动的可能性，选择适宜的康复训练运动及项目；告诉老年人运动的目的和方法，激发老年人主动参与康复的积极性；选择安全的环境，保持轻松的心情、舒适的体位进行正确的康复运动训练。

（2）训练时要给予必要的指导和鼓励。照护者要用极大的耐性，将训练动作分解为若干个细小的动作，指导老年人反复练习，并对其每一个微小的进步都给予恰当的肯定和赞扬，从而增强老年人的信心。

（3）训练中要注意遵循循序渐进的原则。照护者进行训练时应从易到难，循序渐进，切忌急躁，如关节活动训练应从大关节到小关节依次进行，用力要均匀柔和，幅度由小到大，逐步增加活动范围。

（4）合理掌握运动时间和运动量。老年人的康复训练应每天进行 1～2 次，每个动作重复 5～8 遍，时间逐渐延长。每周坚持训练 4～5 天。

（5）康复训练应与实际生活相结合。照护者指导老年人将训练内容应用于日常生活活动中，如进食活动在中晚餐进行训练，更衣活动在早晚间进行训练。

（6）训练后要注意观察老年人的精神状态和身体状况。如果老年人在康复训练中出现不适，如头晕、气短、心悸等，应中止训练。高血压老年人要随时监测血压，有变化时要及时与医生取得联系。

二、老年人健康照护及功能维护建议

1. 建立舒适的居住环境

长期卧床老年人的居住环境一定要清洁、整齐、安静，应尽量保证方便、舒适、安全。房间每天要定时开窗通风，保持空气新鲜，阳光要充足，室温、湿度应保持适宜。

2. 日常基础护理至关重要

（1）保持床铺平整、清洁，衣服干净、舒适。老年人的床单、被套、枕套等床上用品要经常更换、清洗。

（2）做好晨晚间护理。晨间护理可促进老年人的血液循环，保持口腔卫生，使老年人感到清洁、舒适，有利于预防并发症；晚间护理可使老年人放松、舒适、清洁，促进睡眠。

（3）做好床上喂饭和饮水护理。对卧床不能自理者做好床上喂饭工作，照护者喂饭前要洗净双手，老年人最好取坐位或半坐位，俯卧或平卧者头部应转向一侧，以免食物呛入气管。喂饭宜慢，喂汤时忌从嘴正中直接倒入，宜从唇边缓慢倒入。对不能进食而需要经胃管鼻饲的老年人，要严格按照鼻饲流程进行，严格计算每日营养液、食物匀浆、水的摄入量。

3. 主要并发症的预防护理

（1）预防足下垂。下肢瘫痪者极易形成足下垂。足部应给予支持，如使用足板托、枕头等物品，使足与腿成直角（见图13-11），保持背屈位，以预防跟腱挛缩。冬天保暖时，可用支架或干净的硬纸盒支撑被子，避免被子压迫足背。指导和帮助老年人锻炼踝关节，避免肌肉萎缩和关节僵直。

（2）口腔护理与预防呼吸道感染。卧床老年人体弱，免疫力减退，抵抗力下降，呼吸道和肺部的防御能力下降，易发生吸入性、坠积性肺炎。对于卧床的老年人，要定时刷牙或漱口。照护者每日需为老年人做口腔护理2～3次，以彻底清除口腔内的细菌。

（3）肺部感染的预防及护理。照护者要保持房间环境清洁，每天早晚开窗通风，长期卧床的老年人呼吸道分泌物不易咳出，因此，应鼓励老年人做深呼吸及有效咳痰，每次翻身时叩背促进痰液排出，叩背时手背隆起，从肺底向气管方向逐渐叩击，自下而上，由外向内，每次10余下，如图13-12所示。

（4）皮肤护理防止压力性损伤。因为老年人的皮肤弹性差，特别是长期患病导致

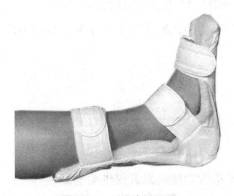

图13-11　预防足下垂

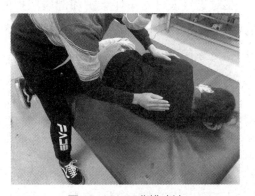

图13-12　叩背排痰法

消耗，合并消瘦、皮下脂肪少、肌肉萎缩等，老年人容易发生压力性损伤，常见部位包括骶尾部、肩胛、足跟部等。

避免压力性损伤的方法包括：长期卧床的老年人可使用气垫床，使受压部位的气血运行通畅；定时翻身，白天每 2 h 翻身一次，夜间不超过 3 h 翻身一次；翻身时应特别小心，宜两个人合作，动作轻柔、准确，避免拖、拉、推等动作，以减少皮肤摩擦，同时应保持床铺清洁、平整、无碎屑，避免皮肤与碎屑及床单褶皱产生摩擦。

（5）预防下肢静脉血栓的发生。老年人卧床时要抬高双下肢，使其处于高于心脏的水平，以减轻下肢的水肿，避免下肢静脉血栓的发生。

4. 大小便失禁的老年人照护

针对长期卧床且伴有大小便失禁的老年人，如果老年人清醒，但虚弱无力，不自主地排泄大小便，可通过观察二便规律进行主动照护，减少在床上排泄大小便的次数。如果效果不好，可根据实际情况留置导尿管，大便要及时清理，可涂擦皮肤保护剂等保护肛周皮肤。

5. 饮食要合理搭配

长期卧床的老年人需要进食含有丰富蛋白质、脂肪、维生素等营养的食物，尤其是蛋白质的补充非常重要，因为它是组织生长、修复所必需的营养。需要注意的是，由于老年人长期卧床，活动量小，肠蠕动变慢，很容易引起便秘，所以，在补充营养的同时，要注意粗纤维食物的补充。

6. 加强肢体功能锻炼

长期卧床的老年人要防止肌肉废用性萎缩，照护人员应帮助其进行功能性锻炼，每日对全身肢体进行按摩，手法要轻柔。老年人不能进行主动运动时，照护人员要每天对老年人进行床上被动锻炼。

7. 创造良好的家庭环境和家庭支持

在对老年人进行身体维护和健康照护的同时，要注意环境的影响，耐心的鼓励，精神上的安慰、陪伴和支持，经济上的支持，压力的化解等都至关重要，良好的环境和家庭支持有助于老年人功能的长久维护。

三、康复辅具应用的基础知识

1. 辅助技术的概念

辅助技术在国际上已经成为专用名词，是指为功能障碍者提供的辅助器具产品及其相关服务。其中的产品既包括了可以从市场上购买到的轮椅、拐杖等成品，也包括根据使用者状况的不同而定制或专门设计的用品（如假肢的接受腔、坐姿保持椅等），还包括一些成系列的装置（如轮椅升降平台）。辅助技术服务包括对使用者的功能评价和产品配置过程中的各项服务，以及为使用者及其服务人员、专业技术人员进行的培训和技术协助等。

2. 辅助器具的作用

辅助器具是指为帮助个体执行特殊任务而设计、制作或适配的外置器具。许多残疾的老年人依靠辅助器具能进行日常活动，并积极、有效地参与社区生活。

辅助器具是一大类产品的统称，其中有些产品可以在伤病的早期起到固定、限位和保护的作用；有些产品在治疗和康复的过程中，可以减轻损伤、保持体位和协助训练；还有更多的产品在使用者障碍已经形成时，最大限度地帮助其补偿功能、发挥潜能和改善状况。

3. 辅助器具的分类

《康复辅助器具 分类和术语》（GB/T 16432—2016），按照使用功能将辅助器具分为十二个主类，见表13-1。

● 表13-1 辅助器具的分类

序号	分类
1	个人医疗辅助器具
2	技能训练辅助器具
3	矫形器和假肢
4	个人生活自理和防护辅助器具
5	个人移动辅助器具
6	家务辅助器具
7	家庭和其他场所的家具和适配件
8	沟通和信息辅助器具
9	操作物体和器具的辅助器具
10	环境改善和评估辅助器具
11	就业和职业培训辅助器具
12	休闲娱乐辅助器具

4. 辅助器具的选择

（1）行走困难的老年人。行走困难的老年人可以根据个人的平衡能力、下肢支持能力、手部握力的不同，选择不同的辅具，如手杖、肘杖、腋杖、助行器、轮椅等。

（2）需提高生活自理能力的老年人。有很多辅助器具可以帮助功能障碍的老年人最大限度地实现生活自理，根据生活自理能力评估结果可选用进食类、如厕类、清洁/洗澡类等辅助器具。

（3）视力障碍的老年人。各类助视器可以帮助低视力的老年人更好和更有效地利用其视力，使视觉损伤的影响降至最低。还有很多产品可以帮助全盲的老年人有效利用触觉、听觉等其他功能代偿视功能，提高生活能力，包括辅助行走的盲杖，触摸式盲表，带语音提示功能的血压计、温度计、计算器等。

（4）听力障碍的老年人。听力障碍的老年人可选用助听器、助听辅助产品、听觉代偿辅助产品等。

四、适老化改造的基础知识

1. 居家适老化改造

调查显示，一半以上的老年人跌倒是在家中发生的，因此居家适老化改造非常重要。

（1）一般居室的环境要求。老年人的居住环境应坚持无障碍观念，移走可能影响老年人活动的障碍物；居室内地面应平整、干燥，过道应安装扶手。

（2）居家适老化改造的具体措施

1）门及走道。门宽 80 ~ 90 cm，走道宽 85 cm 以上；尽量采取推拉门，保持走道通畅；去除门槛或消除高差，以方便轮椅进出。

2）地板材料要防滑。

3）扶手。扶手可安装在走道、厕所、楼梯或斜坡上，包括移动用扶手、起立用扶手、上下楼梯用扶手等。

4）光线。光线充足，避免眩光；可安装安全地灯、声控灯等。

5）报警装置。卫生间、卧室均可安装报警装置。

（3）浴室改造。由于浴室地面和浴盆湿滑，对于体能、反应能力下降的老年人来说，浴室也是容易发生跌倒、溺水等意外事件的危险场所。浴室设计要点包括以下内容。

1）布局。浴室中一般设有淋浴器、淋浴座椅、淋浴桌台和浴盆。对于体能低下的老年人来说，站姿淋浴身体负担大，容易跌倒，而坐在淋浴座椅上淋浴有助于维持平衡、减小运动幅度，使淋浴变得轻松、安全。椅面高度以老年人坐在座椅上足底可以完全踩到地面为宜，这样就可以比较好地保持自身平衡。

2）扶手设置。浴室中设置扶手是保证老年人行动安全、预防跌倒和溺水等最有效的手段。根据位置、用途的不同，可采用竖向、横向和L形的扶手。对扶手的安装位置、主要用途、形式也需予以关注。如果设置了不必要的扶手，不但占用空间，还会妨碍老年人的行动。

3）浴盆。老年人用的浴盆应注意大小合适，浴室在布局时，要在浴盆旁边留出足够的空间。

4）照明。老年人的视力、识别力、焦距调节能力等均会衰退，为了避免从较暗的洗脸间、走廊等进入明亮的浴室而引起目眩，最好采用可调节的灯具或者两盏亮度不同的灯具，并注意灯具的安装部位，开关的位置不宜太高或太低。

5）换气。浴室潮湿，容易发霉产生异味。随着年龄的增长，老年人身上的体味也会越来越明显，所以老年人的浴室要特别注意通风换气，以保持室内空气清新。

2. 社区适老化改造

社区适老化改造要求如下。

（1）社区公共空间环境布局的有序性和紧凑性。有序性和紧凑性主要体现在社区密度、土地的混合使用、开敞空间的分布、交通结构、公共活动与服务设施的密度与分布状况、户外开敞空间的可达性与邻近性、药店和医院及护理设施的完善程度等方面。这些因素直接关系到老年人户外活动的舒适性和对日常生活的满意度。

（2）社区公共空间环境的邻近性、可达性与可接近性。社区公共空间环境通常包括公园绿地等户外开敞空间、活动室等室内公共活动设施、商场超市等生活与照顾设施、公交站点等交通服务设施。这些设施与住宅的邻近性、可达性与可接近性直接影响老年人的日常活动。

（3）社区公共空间环境的适用性。社区公共空间环境的适用性主要涉及其功能的组织与多样化使用等相关内容。社区公共空间环境的功能越适用、容纳的活动类型越多、可以一起活动的同伴越多，对老年人身心健康的积极作用就越显著。

（4）社区公共空间环境的舒适性。社区公共空间环境的舒适性对老年人日常活动与身心健康的促进有积极作用，这种舒适性主要体现在社区公共空间环境的清洁与优美程度、光线的强弱、街道设施与铺装的完善程度、公共空间环境设计的趣味性等方面。

（5）社区公共空间环境的安全性。社区公共空间环境的交通安全、公共空间的环境安全给老年人带来安全感、可控制感，良好的治安和日常活动的安全保障等对老年人的身心健康和日常活动具有促进作用。

五、相关政策

《关于加快实施老年人居家适老化改造工程的指导意见》（民发〔2020〕86号）（以下简称为《指导意见》）提出："2020年年底前，采取政府补贴等方式，对纳入分散供养特困人员和建档立卡贫困人口范围的高龄、失能、残疾老年人（以下统称特殊困难老年人）家庭实施居家适老化改造，为决战决胜脱贫攻坚提供兜底保障。'十四五'期间，继续实施特殊困难老年人家庭适老化改造，有条件的地方可将改造对象范围扩大到城乡低保对象中的高龄、失能、残疾老年人家庭等。各地要创新工作机制，加强产业扶持，激发市场活力，加快培育公平竞争、服务便捷、充满活力的居家适老化改造市场，引导有需要的老年人家庭开展居家适老化改造，有效满足城乡老年人家庭的居家养老需求。"

《指导意见》列出了老年人居家适老化改造项目和老年用品配置推荐清单（见表13-2），所列项目分为基础类和可选类，涵盖了地面、门、卧室、如厕洗浴设备、厨房设备、物理环境以及老年用品配置7大类30项的改造内容，包括7项基础项目以及23项可选项目。

● 表13-2 老年人居家适老化改造项目和老年用品配置推荐清单

序号	类别	项目名称	具体内容	项目类型
1	（一）地面改造	防滑处理	在卫生间、厨房、卧室等区域，铺设防滑砖或者防滑地胶，避免老年人滑倒，提高安全性	基础
2		高差处理	铺设水泥坡道或者加设橡胶等材质的可移动式坡道，保证路面平滑、无高差障碍，方便轮椅进出	基础
3		平整硬化	对地面进行平整硬化，方便轮椅通过，降低风险	可选
4		安装扶手	在高差变化处安装扶手，辅助老年人通过	可选

续表

序号	类别	项目名称	具体内容	项目类型
5	（二）门改造	门槛移除	移除门槛，保证老年人进门无障碍，方便轮椅进出	可选
6		平开门改为推拉门	方便开启，增加通行宽度和辅助操作空间	可选
7		房门拓宽	对卫生间、厨房等空间较窄的门洞进行拓宽，改善通过性，方便轮椅进出	可选
8		下压式门把手改造	可用单手手掌或者手指轻松操作，增加摩擦力和稳定性，方便老年人开门	可选
9		安装闪光振动门铃	供听力、视力障碍的老年人使用	可选
10	（三）卧室改造	配置护理床	帮助失能老年人完成起身、侧翻、上下床、吃饭等动作，辅助喂食、处理排泄物等	可选
11		安装床边护栏（抓杆）	辅助老年人起身、上下床，防止翻身滚下床，保证老年人睡眠和活动安全	基础
12		配置防压疮垫	避免长期乘坐轮椅或卧床的老年人发生严重的压疮，包括防压疮坐垫、靠垫或床垫等	可选
13	（四）如厕洗浴设备改造	安装扶手	在如厕区或洗浴区安装扶手，辅助老年人起身、站立、转身和坐下，包括一字形扶手、U形扶手、L形扶手、135°扶手、T形扶手或助力扶手等	基础
14		蹲便器改坐便器	减轻蹲姿造成的腿部压力，避免老年人如厕时摔倒，方便乘坐轮椅的老年人使用	可选
15		水龙头改造	采用拔杆式或感应式水龙头，方便老年人开关水阀。	可选
16		浴缸/淋浴房改造	拆除浴缸/淋浴房，更换浴帘、浴杆，增加淋浴空间，方便照护人员辅助老年人洗浴	可选
17		配置淋浴椅	辅助老年人洗澡用，避免老年人滑倒，提高安全性	基础

续表

序号	类别	项目名称	具体内容	项目类型
18	（五）厨房设备改造	台面改造	降低操作台、灶台、洗菜池高度或者在其下方留出容膝空间，方便乘坐轮椅或者体型矮小的老年人操作	可选
19		加设中部柜	在吊柜下方设置开敞式中部柜、中部架，方便老年人取放物品	可选
20	（六）物理环境改造	安装自动感应灯具	安装感应便携灯，避免直射光源、强刺激性光源，人走灯灭，辅助老年人起夜使用	可选
21		电源插座及开关改造	视情况进行高/低位改造，避免老年人下蹲或弯腰，方便老年人插拔电源和使用开关	可选
22		安装防撞护角/防撞条、提示标识	在家具尖角或墙角安装防撞护角或防撞条，避免老年人磕碰划伤，必要时粘贴防滑条、警示条等符合相关标准和老年人认知特点的提示标识	可选
23		适老家具配置	如换鞋凳、适老椅、电动升降晾衣架等	可选
24	（七）老年用品配置	手杖	辅助老年人平稳站立和行走，包含三脚或四脚手杖、凳拐等	基础
25		轮椅/助行器	辅助家人、照护人员推行/帮助老年人站立行走，扩大老年人活动空间	可选
26		放大装置	运用光学/电子原理进行影像放大，方便老年人近距离使用	可选
27		助听器	帮助老年人听清声音来源，增加与周围人员的交流，包括盒式助听器、耳内助听器、耳背助听器、骨导助听器等	可选
28		自助进食器具	辅助老年人进食，包括防洒碗（盘）、助食筷、弯柄勺（叉）、饮水杯（壶）等	可选
29		防走失装置	用于监测失智老年人或其他精神障碍老年人定位，避免老年人走失，包括防走失手环、防走失胸卡等	基础
30		安全监控装置	佩戴于人体或安装在居家环境中，用于监测老年人动作或者居室环境，发生险情时及时报警。包括红外探测器、紧急呼叫器、烟雾/煤气泄漏/溢水报警器等	可选

第十四章

健康教育

第一节 健康宣教

一、老年人健康教育的分类

健康教育的核心是教育人们树立健康意识，促使人们改变不健康的生活方式，养成良好的生活习惯，减少或消除影响健康的危险因素。

老年人健康教育包括两大类：一是健康老年人的健康教育；二是患病老年人的健康教育。下面从这两个方面进行阐述。

1. 健康老年人的健康教育

（1）健康老年人的健康教育目的和任务

1）健康教育的目的。减少或消除影响健康的危险因素，预防疾病，促进健康和提高生活质量是健康老年人接受健康教育的目的。

2）健康教育的任务

①提供教育资源，传授健康知识，提高保健和自我防护的能力。

②鼓励老年人参与治疗和康复的过程，并提供护理服务。

③指导老年人通过不断学习，保持自我健康。

④营造有利于改变个体行为的环境，促进个体明智地选择有利于健康的行为和生活方式。

（2）健康老年人的健康教育基本原则

1）平等、真诚。平等、真诚是指对老年人进行健康教育必须建立在双向交流探讨的基础上，缩小彼此的心理差距，有针对性地进行引导，最终使老年人在平等、和谐的气氛中受到启发，得到教育。

2）尊重、理解。尊重、理解是指在交谈时，要充分尊重及理解老年人，态度要和蔼，语言要亲切，按照礼貌性、理解性、安慰性、保护性的方式，主动热情地与老年人及其家属进行交流。

3）人群差异。人群差异是指由于健康教育的对象来自社会各阶层，对健康知识的需求也各异。因此，健康教育的方式应因人而异，针对老年人的不同疾病、不同健康问题、不同文化层次，采取不同的手段进行健康教育和指导。

（3）健康老年人的健康教育形式。应根据健康教育对象的特征和教育的内容选择适当的健康教育形式，一般分为个别指导、集体讲解和座谈会三种形式。

1）个别指导。个别指导是指针对单个老年人进行的健康教育，是最有效的一种健康教育形式。其特点是：交流自由，易于双方的沟通；能根据需要进行，针对性强，简便灵活。

2）集体讲解。集体讲解是指将多个老年人组织到一起，由健康教育者进行宣教的一种健康教育形式。其特点是开放性地开展宣教，能够使老年人之间互相提醒、交流、讨论、提问，可达到较好的指导效果。

3）座谈会。座谈会是指将老年人聚集在一起，对老年人必需的健康知识或常见疾病知识等进行宣教。其特点是通常在一种非正式、放松的环境中进行，老年人可畅所欲言，双向交流效果良好。

（4）健康老年人的健康教育方法

1）语言教育法。语言教育法是指通过面对面的语言交流进行直接教育的方法，主要包括讲课、谈话、讨论、咨询、鼓励等形式。

2）文字教育法。文字教育法是指以文字或图片为工具，将保健或疾病知识制作成报纸、宣传卡片或宣传手册等，通过简明、形象、生动的文字描述使人们易于接受和掌握，从而达到健康教育目的的一种方法，如糖尿病防治手册、高血压防治手册等。文字教育法的优点在于方便保存和查阅，可以广泛传播，作用时间较持久。

3）形象化教育法。形象化教育法是指以各种形式的辅助工具，如标本模型等，使老年人更加直观地认识疾病，从而较好地配合治疗及护理的一种方法。

4）视听教育法。视听教育法是指利用现场录音、投影、幻灯、电视、电影、手机短信、网络、微视频及微信平台等进行健康教育的一种方式。

（5）健康老年人的健康教育内容

1）合理膳食的宣讲

①膳食以谷类为主，粗细搭配。

②餐餐有蔬菜，天天有水果。老年人最好每餐都有2种以上的蔬菜，每天至少进食1~2种水果，并常更换不同的品种。建议每人每天吃300~500g的各种新鲜蔬菜，深色蔬菜最好占一半以上。

③适量摄入肉、禽、鱼、虾及蛋类。建议老年人每人每天摄入50~100g肉类，尽量选择瘦肉。每天摄入75~100g水产品和1个鸡蛋。血脂异常者，每周可吃3~4个鸡蛋。有条件者，可以多选择一些海鱼和虾类。

④经常食用奶类、豆制品和少量坚果。老年人应经常喝牛奶，超重、肥胖或血脂、血糖异常者可选用低脂或脱脂牛奶、无糖或低糖奶粉。每天最好吃1次豆制品和少量坚果。

⑤控制油、盐摄入。老年人每人每天烹调油的用量不要超过25g，应少用或不用动物油，多选用植物油，并经常更换种类。老年人每人每天的食盐摄入量不要超过5g。某些疾病（如高血压、肾病、心衰等）患者，每日的食盐摄入量还应适当减少。

⑥合理补充微量营养素。在医生的指导下，老年人适当补充钙、维生素D、铁、维生素A等微量营养素。体弱者应补充适量的营养素补充剂。

2）心理健康教育

①保持乐观情绪，培养老年人的健康心理。

②拓展丰富多彩的生活空间。老年人应当保持良好的兴趣爱好和娱乐活动。

③重视人际关系和心理交流。老年人既要经常联系老朋友，又要善于结交新朋友，要经常和好友聊天谈心，交流思想感情，做到生活上互相关心体贴，思想上互相沟通交流。

3）老年人活动的指导。生命在于运动，对于老年人来说，适当的活动可以强身健体、延年益寿，老年人应当多做一些有益健康的运动。

①老年人活动的强度。老年人的活动强度应根据个人的能力及身体状态来选择，可通过运动后最宜心率评价运动量。一般老年人的运动后最宜心率计算公式如下：

$$运动后的最宜心率（次/min）= 170 - 年龄$$

②老年人适宜的活动项目。老年人可根据自己的身体状况、运动能力及喜好选择适宜的活动方式。活动项目及强度的选择以既达到锻炼的目的，又不感到过于疲劳或损害身体为宜。老年人适宜的活动项目众多，如慢跑、步行、太极拳、门球、广场舞等。

③老年人活动的注意事项。老年人在运动前应选择舒服的衣服和鞋子。在活动中监测心率、呼吸及出汗情况，活动量不宜过大，持续时间不宜过长。

4）预防疾病知识的指导。老年人的组织结构老化，器官功能衰退，抵抗力减弱，活动能力下降，身体协调能力减弱，容易罹患疾病。针对这些特点，要及时向老年人传播健康和防病知识，定期体检或随访。对于无严重病史的老年人，要侧重提供预防保健的服务和保健知识的教育。

5）死亡教育。死亡教育是近年来我国健康教育领域最新涉及的健康教育内容，其主旨在于帮助人们认清生命的本质，让人们接受生命的自然规律，正确地认识和对待死亡。

2. 患病老年人的健康教育

（1）患高血压老年人的健康教育内容

1）告知老年人做好降压治疗的准备。老年人接受治疗前要去医院进行相关检查，了解自己有无高血脂、糖尿病及心、脑、肾损害或其他疾病。

2）降压水平的控制。老年人一般通过治疗应尽量将血压控制在低于 140/90 mmHg，而对于有糖尿病、慢性肾脏疾病的老年人，则应尽量将血压控制在 130/80 mmHg 以下。

3）指导老年人学会自己监测血压。指导老年人监测血压要尽量做到四定，即定时间、定部位、定体位、定血压计。在测血压前，不饮酒、不喝咖啡和浓茶、不吸烟。在吃饭、喝酒、抽烟、运动和洗澡等活动后，应间隔 30 min 以上再进行血压测量。注意记录测量结果，以便与医生进行沟通。

4）坚持良好的生活方式。坚持良好的生活方式是指老年人应采取低盐、低脂、低胆固醇饮食，多食用新鲜的水果、蔬菜。

5）运动适量。运动适量是指老年人在运动时应注意经常规律地运动，循序渐进，根据自身的年龄和体质适度运动。

6）心理指导。心理指导是指指导老年人重视高血压的治疗及护理。要避免情绪紧张；平时要保持乐观的心情，知足常乐；注意采取多种方式缓解精神压力和紧张情绪。

7）用药指导。高血压患者应坚持遵医嘱服用降压药，不随意增减药量及停药。

（2）患糖尿病老年人的健康教育内容

1）心理健康教育。由于糖尿病是慢性疾病，治疗过程漫长，加之环境因素的影响，老年人可能会出现孤独、焦虑、抑郁等情绪，严重者甚至产生厌世心理。因此，应加强对老年人心理的关注，鼓励家属共同参与，调动其家庭和社会支持系统，使老年人增强战胜疾病的信心。

2）糖尿病饮食指导。饮食调控是糖尿病的基础治疗方法，是控制血糖、改善脂肪代谢紊乱和并发症的重要途径。罹患糖尿病老年人的饮食要遵循"等热量交换"和"两高两低"的基本原则，即高蛋白、高纤维素、低糖及低脂肪。根据老年人的病情、血糖、年龄、身高、体重、劳动强度等指标，计算并制定每天热量摄入总量及膳食结构比例。

3）运动指导。适当的运动有助于消除负性情绪，提高胰岛素的敏感性，延缓或防止糖尿病并发症的产生。糖尿病患者的运动强度应适宜，要根据老年人的身体情况选择运动种类，最好采用有氧运动，遵循循序渐进、持之以恒的原则，运动时间最好选择在餐后 1 h。运动后应有舒畅感且适当进食，避免出现低血糖。

4）用药指导。药物治疗是糖尿病治疗的重要手段之一，但药物存在一定的副作用或不良反应。照护者应教会老年人正确掌握用药时间、用法及用量，在联合用药时更要小心谨慎，不要过量或重复使用。

5）血糖的自我监测。血糖水平是糖尿病治疗及医生用药的重要指标。患糖尿病的老年人应定期去医院进行血糖及糖化血红蛋白的监测，全面了解血糖控制水平。也可采用便携式血糖仪进行血糖的自我监测，并及时准确地进行记录。

6）预防糖尿病并发症的指导。老年人要经常测量血压，检查血脂，积极控制高血压和治疗高血脂，定期检查眼底、眼压，防止出现视网膜病变等严重视力损害。鞋袜要合脚、卫生、透气，防止周围神经和血管病变所致的足损伤，不用热水烫脚及使用电热毯、热水袋等，防止烫伤。如出现心慌、出汗、恶心、呕吐及明显的饥饿感等低血糖表现时，应立即喝糖水和进食，防止低血糖的发生。由于各种原因停用降糖药物或饮食过量诱发酮症酸中毒，出现倦怠、食欲不振甚至昏迷的患者，应立即送往医院进行救治。

二、能力维护与改善相关知识

1. 改善骨骼肌肉功能，增强老年人的运动能力和整体活力

体力、耐力下降的老年人要进行多种方式的锻炼，包括不断加强的力量抗阻训练和其他运动（平衡、灵活性和有氧锻炼）。营养缺乏的老年人要服用营养补充剂，并为其提供饮食指导。

2. 维持感官能力

老年人应在初级保健设施中接受视力障碍常规筛查，并及时获得综合眼部保健。

应及时识别和处理听力损失问题，提供听力筛查和相应的助听设备。

3. 预防发生严重的认知障碍，促进心理健康

不管是否已作出认知障碍的正式诊断，均可以对有认知障碍的老年人采取认知刺激措施。可由熟悉老年人精神卫生保健服务的专业人员对患有抑郁症状的老年人采取短期和系统化的心理干预措施。

4. 管理尿失禁

为管理尿失禁问题，可对有认知障碍的老年人进行排尿提示。应建议对存在尿失禁的老年妇女进行盆底肌肉训练，可以单独或连同膀胱控制手段和自我监测进行此项训练。

5. 预防跌倒

对有跌倒风险的老年人，可以建议进行药物评估，停用不必要或有害的药物。有跌倒风险的老年人可以进行身体平衡、力量、灵活性和功能训练等多种方式的锻炼。对有跌倒风险的老年人，在专家评估后，建议对其住所进行适老化改造，消除可能导致其跌倒的环境隐患。开展多因素干预措施，在评估后采取有针对性的干预行动，以降低老年人跌倒的风险和发生率。

6. 向照护者提供支持

应向需要照护的老年人家庭成员和其他非正式照护者提供心理干预、培训和支持，特别是应在照护需求较为复杂或照护者压力较大的情况下提供此种支持。

第二节　风险教育

一、能力健康常见的风险教育

1. 加强老年人的安全教育

随着年龄的增长、慢性疾病的侵袭，老年人身体各器官的功能减退，调节能力逐步下降，常伴有一种或多种日常生活自理能力的下降，如行动不稳、动作不协调等易发生跌倒的危险因素。根据老年人的需求，应做好安全教育，利用老年人喜欢的宣教方式进行安全指导，如讲课、家庭指导、发放宣传小册子等，重点对老年人用药安全、防跌倒、饮食、活动等内容进行指导。

2. 加强老年人自我防护意识

严格控制高危环节，纠正老年人生活中容易导致安全问题的不良生活习惯，改善社区和居家环境，安装防护设施。同时做好老年人照护者安全知识的培训，预防各种不安全事件的发生，以确保社区及家庭老年人的安全。社区定期组织志愿者进入社区居民家中，普及居家安全知识，为老年居民进行现场指导，讲解易燃易爆物品和电气、燃气等设备的使用须知，提高老年人的消防安全意识。

二、老年人常见的风险及预防措施

照护者需要针对老年人常见的风险予以防控。

1. 跌倒/坠床

跌倒/坠床是指突发的、不自主的、非故意的体位改变，倒在地上或更低的平面。预防跌倒/坠床是老年人照护过程中非常重要的环节。跌倒/坠床发生的常见原因包括年龄因素、环境因素、心理因素、疾病因素、家庭因素、血压因素和药物因素。

为避免跌倒/坠床的发生，可采用相应的预防措施。

（1）老年人自身预防措施

1）增强老年人的防跌倒/坠床意识。

2）对服用药物的老年人要加强药物管理。

3）老年人要加强合理运动。

4）老年人要参加并接受健康宣教。

5）老年人要改善不良的生活方式。

6）老年人要合理使用助行工具。

7）老年人要防治骨质疏松。

8）老年人要注重心理健康。

（2）照护者预防措施

1）协助老年人改变体位时，宜做到老年人醒来后卧床 1 min 再坐起、坐起 1 min 再站立、站立 1 min 再行走。

2）衣服过紧或过松都不利于老年人活动，照护者应协助老年人穿合身的衣服，不宜穿拖鞋外出。

3）步态不稳的老年人发生跌倒的危险较大，照护者应指导老年人正确使用助步器、拐杖等辅助器具，避免老年人单独活动。

4）老年人大都伴有高血压、糖尿病等基础疾病，对使用药物的老年人，应观察用药后的反应，及时给予相应的照护措施。

（3）家庭预防措施

1）家庭环境评估。鉴于多数老年人的跌倒都发生于家中，故应由专业人员对家中环境进行检查，并提出专业建议。

2）家庭环境管理。合理安排室内家具的高度和位置。家具的摆放位置不要经常变动，日用品固定摆放在方便取放的地方，使老年人熟悉生活空间。老年人的家居环境要求做到无障碍，移走可能会影响老年人活动的障碍物。将常用的物品放在老年人方便取用的高度和地方。不使用有轮子的家具。尽量避免地面高低不平，去除室内的台阶和门槛。

尽量避免东西随处摆放，电线要收好或固定在角落，不要将杂物放在经常行走的通道上。居室内地面应防滑，保持地面平整、干燥，过道应安装扶手。卫生间的地面应防滑，并且一定要保持干燥，最好使用坐便器而不使用蹲便器，浴缸旁和马桶旁应安装扶手，浴缸或淋浴室地板上应放置防滑橡胶垫。

室内光线充足，在过道、卫生间和房间等容易跌倒的区域应特别安排"局部照明"，在老年人床边应放置台灯。

2. 烫伤

烫伤是指由高温液体、高温固体或高温蒸汽等所致的损伤，主要临床表现为皮肤红肿、水疱以及疼痛。老年人感觉功能减退，加上行动不便，存在发生烫伤风险，照护者要能识别生活中存在的可能导致老年人烫伤的风险并及时排除。

（1）日常生活预防措施

1）洗澡时，要先开冷水，再开热水，试好水温后再洗澡。

2）进食前照护者应评估食物的温度，喝热汤或热水时，要提前将其放凉，避免老年人饮用的水或汤过烫。管饲喂食前，流食温度控制在 38 ~ 40 ℃，避免食物损伤老年人胃黏膜。

3）做饭时，要避免掀开锅盖导致蒸汽烫伤或触碰热汤锅。

4）热水瓶等放在固定位置或者房间角落等不易碰倒的地方。

5）指导老年人及其家属、照护者正确使用热水袋等取暖设备。使用电热毯时，应提前预热，上床睡觉时关闭或拨至保温挡，通电时间不宜过长，不能通宵使用，且不能紧贴皮肤。不要长时间贴近暖气片等取暖设备。

（2）治疗方面预防措施

1）使用各种热物理治疗仪器、中医药膏或灸法治疗时，应按说明书要求，防止烫伤。

2）使用红外线烤灯时，与老年人皮肤的距离应大于 30 cm，注意观察皮肤情况。

3）药物热疗严格掌握适应证，注意观察皮肤状况。若有明显红肿热痛等不适，应立即停止，并及时进行处理。

3. 压力性损伤（压疮）

压力性损伤（压疮）是指皮肤或潜在皮下软组织的局限性损伤，通常发生在骨骼凸起处。主要表现为局部皮肤的压红无法消退，受压部位出现水疱或皮肤溃烂。压力性损伤的常见原因包括疾病因素、非疾病因素（营养不良、皮肤潮湿等）。

照护者需做好防范措施，保持老年人皮肤的完整和健康。为避免老年人的压力性损伤，应采取相应的预防措施：

（1）勤翻身。长期卧床的老年人是压力性损伤的高发人群。长期卧床、无法自己翻身活动或感知觉障碍的老年人每 2 h 变换体位 1 次。压力性损伤风险程度评估为严重危险时，应增加翻身频次，可使用气垫床或在骨骼凸起处采取局部减压及压力性损伤预防措施。

（2）保持皮肤清洁、干燥。潮湿环境也是压力性损伤发生的重要原因之一，应保持老年人皮肤的清洁、干燥，对出汗、大小便失禁的老年人应及时更换潮湿被子和衣物，床铺应保持平整、清洁、干燥、无碎屑。

（3）选择正确的搬运方法。搬动卧床的老年人时，至少需要两名照护者协助搬运，可以连着床单一起将老年人抬起，切不可用拖、拉、拽的方式搬动老年人，避免其皮肤擦伤、擦破。

（4）勤观察。照护者应经常观察老年人受压处的皮肤情况，为促进局部的血液循环，可经常按摩受压部位。但是如果发现局部皮肤发红，应立即将局部抬高，不应按摩按压已经变红的皮肤。

（5）加强营养。在老年人身体条件允许的情况下，给予鸡蛋、牛奶、新鲜蔬菜和水果等高蛋白、高维生素饮食，从而改善老年人全身的营养状况，增强机体的抵抗力。

（6）向家属或者照护者介绍预防压力性损伤发生、发展及照护的一般知识，如经常改变体位、检查皮肤、保持皮肤清洁的重要性等，以有效防止压力性损伤的发生。

4. 误吸

误吸是指进食或非进食时，在吞咽过程中有数量不等的液体或固体的食物、分泌物、血液等进入声门以下呼吸道的过程。引起误吸的物质可以是固体也可以是液体。

引起误吸的主要原因包括老年人年龄过大、过度肥胖、意识不清，以及患有与食管相关的疾病。照护者需评估老年人有无误吸风险，并做好防控措施。

（1）进食护理要求。老年人应以松软的食物为主。饭菜不可过硬，食物宜切成小块并且煮软，使其易于吞咽；避免进食豆类，防止误吸。照护者要保证老年人在清醒状态下进食，进食时应取坐位或半卧位。进食的速度不宜过快，若出现呛咳应立即停止进食。对于吞咽功能异常的老年人，照护者应协助其进食，不可让老年人单独进食。

（2）管饲喂食。管饲喂食是指通过导管将流质饮食、营养液、水和药物注入胃内的方法。照护者应熟练掌握管饲喂食的方法、技巧，避免发生误吸。

管饲喂食前照护者应给老年人翻身、拍背，协助老年人咳痰。无禁忌证时床头抬高不应小于 30°，喂食后 30 min 内不宜搬动老年人，也不可为其翻身、拍背或降低床头，以防止发生误吸。

管饲喂食的食物应用料理机搅成流质，喂食前后给予 30 mL 温水冲管，避免管路堵塞。初次喂食时不可一次性注入过多，注入量应从少到多，逐渐加量，每天喂食 4 次，每次喂食量不超过 300 mL。喂食的速度不宜过快，应缓慢推注，防止误吸。

管饲喂食前照护者应用注射器回抽，观察是否能抽出胃液，确定胃管在胃内并观察抽出胃液的量、颜色和性质。如果抽出的胃液超过 100 mL，必须暂停喂食，及时就医。

5. 走失

走失是指记忆力、判断力减退和定向力障碍的老年人外出后回不到原地的行为。走失的常见原因包括疾病因素、家属因素、生活环境改变因素。

为避免走失可采取相应的预防措施：对患有痴呆症的老年人要严加看护；对于记忆力下降、诊断不清楚、痴呆的老年人，可随身携带一张小卡片，写上老年人的姓名、就诊的医院、病区、家庭地址、联系人的电话号码等内容；必要时可为老年人佩戴定位器。

6. 噎食

噎食是指食物堵塞咽喉部或卡在食道的第一狭窄处，甚至误入气管引起窒息。噎食的常见原因包括自身因素和饮食因素。

为避免噎食可采取相应的预防措施：

（1）如果老年人进食时有情绪不稳、大喊大叫的情况，应暂停进食。

（2）如果老年人卧床，则应端坐进食，进食后 30 min 再躺下休息。

（3）老年人进食时应细嚼慢咽，不宜催促进食慢的老年人。

（4）老年人要避免一次进食过多，应少食多餐。

（5）老年人发生呛咳时要暂停进食，待其呼吸平稳后再喂食；若频繁严重地呛咳，应停止进食。

（6）痰多的老年人进食前应充分吸痰，进食后不宜立即吸痰。

（7）为老年人翻身、拍背等行为应在进食前完成。

（8）创造良好的进食环境，以免不良环境的异味等刺激导致老年人恶心、呕吐。

7. 自杀

自杀是自发完成的、故意的行动，行为者本人完全了解或期望这一行动的致死性后果。自杀的主要原因包括身体疾病原因、经济原因等。

为避免老年人自杀，应采取相应的预防措施：

（1）识别存在自杀倾向的老年人，减少老年人可能产生的自杀行为。

（2）处理影响自杀的因素，对老年人的自杀进行有针对性的干预。例如专人看护、心理咨询治疗、及时送医就诊等。

（3）保证环境安全，严格管理危险品，如各种刀具、危险药品等。

（4）加强心理支持。在真诚、接纳、理解、支持的基础上与有自杀倾向的老年人建立一种治疗性关系，经常倾听他们的诉说，了解其内心感受，与其一起分析导致痛苦或自杀的原因，探讨可以提供帮助的潜在力量，如亲人或朋友等。这些心理支持手段对经历过无用、无助及无希望感觉的老年人来说，具有重要作用。能与有自杀倾向的老年人建立一种融洽的关系，本身就是一种最有效的预防自杀的措施。

（5）签订安全契约。签订不伤害或不自杀的安全契约对有自杀倾向的老年人来说非常有帮助。在此契约中，老年人要同意（口头或书面上）在一定时间内不会采取自杀行为，如果有自杀冲动应立即与他人联系。当有自杀倾向的老年人在一种开放、无偏见的氛围中与所信任的人说出自杀想法时，会有一种解脱的感觉。

（6）提供希望。鼓励有自杀倾向的老年人接受一些乐观的信息，告诉其生活会好起来的。注意与其讨论解决困难或矛盾的方法，告诉老年人尽管过程可能比较困难，但仍然存在希望。

（7）提高自尊。留意有自杀倾向老年人的优点，并真诚地给予表扬，以帮助他们建立正向的感觉和自信。

（8）参加有益活动。一些有益的活动可帮助老年人释放紧张和愤怒的情绪，如洗衣服、打扫卫生、修理家具等。让有自杀倾向的老年人独立参与日常活动也很重要，因为这些活动可以使其融入生活，增加其成就感、归属感、自我价值感。

（9）调动社会支持系统。自杀行为常常反映了内在与外在资源的缺乏，调动社会支持系统是实施干预措施的一个重要方面。患者的亲友或许对患者的自杀行为有诸多感受，他们也需要一个机会来表达并对未来提出一些现实的计划。

第十五章

培训指导与研究

第一节　理论培训

一、老年人能力评估师培训教师的要求

1. 具备老年人能力评估师二级 / 技师及以上级别的职业技能等级证书。

2. 熟练掌握老年人能力评估 4 个一级指标、22 个二级指标的内容。

3. 熟练掌握老年人能力评估师的相关技能操作。

4. 熟练掌握老年人能力等级判定知识和注意事项。

5. 熟练掌握影响老年人能力等级评定的特殊事项及其鉴定方法。

6. 熟练掌握老年人能力评估基本信息表、老年人能力评估表、老年人能力评估报告的填写规范。

7. 熟悉老年人能力评估中风险评估、专项评估的相关知识，以及变化时风险应对预案。

8. 熟悉失能老年人的照护服务及社会参与服务需求评估。

9. 具备健康教育、风险教育、安全防护等相关知识。

10. 具有良好的语言表达能力，严谨认真、客观公正。

二、教学规划设计相关知识

按照《老年人能力评估师国家职业技能标准（2020 年版）》对三级 / 高级工的相关要求，完成教学规划设计及讲义课件的编写。

1.《老年人能力评估师国家职业技能标准（2020 年版）》相关内容

（1）职业定义。为有需求的老年人提供日常生活活动能力、认知能力、精神状态等健康状况测量与评估的人员。

（2）职业能力特征。具备一定的观察能力、分析能力、理解能力、计算能力以及信息与数据处理能力，具有较强的语言表达与沟通、评价判断能力。

（3）培训参考学时。三级 / 高级工不少于 120 标准学时。

（4）申报三级 / 高级工的条件。具备以下条件之一者，可申报三级 / 高级工：

1）取得相关职业四级 / 中级工职业资格证书（技能等级证书）后，累计从事本职业或相关职业工作 5 年（含）以上。

2）取得相关职业四级 / 中级工职业资格证书（技能等级证书），并具有高级技工学校、技师学院毕业证书（含尚未取得毕业证书的在校应届毕业生）；或取得相关职业四级 / 中级工职业资格证书（技能等级证书），并具有经评估论证、以高级技能为培养目标的高等职业学校本专业或相关专业毕业证书（含尚未取得毕业证书的在校应届毕业生）。

3）具有大专及以上本专业或相关专业毕业证书，并取得相关职业四级 / 中级工职业资格证书（技能等级证书）后，累计从事本职业或相关职业工作 2 年（含）以上。

2. 教学规划设计

（1）制定授课内容

1）基本要求部分。基本要求部分包括职业道德、基础知识。

2）评估准备内容。评估准备内容包括评估资料准备、评估工具准备、评估环境准备。

3）信息采集与管理内容。信息采集与管理内容包括全面采集被评估者及联系人的相关信息并详细登记的方法。

4）能力评估内容。能力评估内容主要是 4 个一级指标和 22 个二级指标的评估方法。

5）等级评定内容。等级评定内容包括如何完成等级评定，以及如何完成评估报告的书写。

6）环境评估内容。环境评估内容主要包括家庭环境评估的相关知识。

7）需求评估内容。需求评估内容主要包括照护服务需求和社会参与服务需求。

8）健康教育内容。健康教育内容主要包括健康教育和风险教育。

（2）权重表。三级/高级工需要掌握理论知识和技能两部分，因而权重表分为理论知识权重表（见表15-1）和技能要求权重表（见表15-2）两部分。

● 表15-1 三级/高级工理论知识权重表

项目		权重/%
基本要求	职业道德	5
	基础知识	15
相关知识要求	评估准备	10
	信息采集与管理	15
	能力评估	20
	等级评定	10
	环境评估	10
	需求评估	10
	康复指导	—
	评估管理	—
	健康教育	5
	培训指导与研究	—
合计		100

（3）学时安排

1）三级/高级工的培训课程包括理论知识部分和技能部分，培训参考学时共120标准学时，每学时为45 min。

2）对于三级/高级工来说，理论知识部分和实际操作环节同样重要。理论知识部分所涉及的基础知识内容多、要求具体，对实际操作具有十分重要的指导意义；对于老年人能力评估师来说，实际操作也是非常重要的环节，它直接关系到能否胜任老年人能力评估工作。

● 表 15-2 三级 / 高级工技能要求权重表

项目		权重 /%
技能要求	评估准备	10
	信息采集与管理	15
	能力评估	30
	等级评定	15
	环境评估	10
	需求评估	10
	康复指导	—
	评估管理	—
	健康教育	10
	培训指导与研究	—
合计		100

3）理论知识和技能两部分培训学时相同，根据权重表按比例分配学时。其中，理论知识部分为 60 学时（见表 15-3），技能部分为 60 学时（见表 15-4）。

● 表 15-3 三级 / 高级工理论知识培训学时

项目		权重 /%	学时
基本要求	职业道德	5	3
	基础知识	15	9
相关知识要求	评估准备	10	6
	信息采集与管理	15	9
	能力评估	20	12
	等级评定	10	6
	环境评估	10	6
	需求评估	10	6
	健康教育	5	3
	合计	100	60

● 表 15-4 三级 / 高级工技能培训学时

项目		权重 /%	学时
技能要求	评估准备	10	6
	信息采集与管理	15	9
	能力评估	30	18
	等级评定	15	9
	环境评估	10	6
	需求评估	10	6
	健康教育	10	6
	合计	100	60

第二节 技能指导

一、信息化技术的应用指导

1. 信息化的概念

信息化是指以现代通信、网络、数据库技术为基础的信息技术应用。信息化技术可以极大地提高效率，避免各项指标出现逻辑错误，并可降低成本。

2. 纸质评估表的弊端

老年人能力评估报告是纸质评估表，以 4 个一级指标和 22 个二级指标为基础开展工作。纸质评估表存在以下弊端：

（1）表格内容繁杂，给存储及携带造成不便，而且后期管理、查阅、评估数据受限。

（2）评估指标选项的逻辑互斥容易被老年人能力评估师所忽略，导致评估结果不准确，制订照护计划时会出现偏差。

（3）评估结束后需要耗费时间、精力进行计算评估，并且在评分数值选定上对个人主观依赖性较强。

3. 老年人能力评估信息化的意义

老年人能力评估信息化将老年人能力评估结果借助信息化手段进行记录，确保评估结果的准确、完整和安全，且信息既可以多方共享，又各自独立。建立规范、完整、准确的数据库，对汇总统计数据、老年人能力评估师从业人员管理与相关政策的制定和完善提供了强有力的支撑。

二、失能、失智老年人风险防控

二级老年人能力评估师承担对被评估者的家属或者照护者进行培训的任务，以便照护者及时识别和干预风险。

失能、失智老年人的常见风险主要包括跌倒、坠床、烫伤、压力性损伤（压疮）、误吸、走失、药物中毒、导管滑脱等。

1. 跌倒风险防控技能（见表15-5）

● 表15-5　跌倒风险防控技能

项目	内容
操作内容	（1）教育指导。了解老年人跌倒的风险以及可能出现的不良后果 （2）体位指导。协助改变体位时，做到"起床三部曲"，即醒后卧床1 min再坐起、坐起1 min再站立、站立1 min再行走 （3）穿着指导。协助老年人穿合体的衣服，衣服裤子尺码适宜、舒适，鞋子大小合适、底部防滑，不宜穿拖鞋外出 （4）辅助器具搬运指导。指导老年人正确使用助步器、拐杖等辅助器具，在转移或者搬运老年人的过程中，确保床、轮椅等辅助器具处于制动状态 （5）用药指导 1）协助、指导服用安眠药，服用后应立即卧床休息，夜间起床要有照明或床旁排尿 2）知晓常用药物的不良反应。例如，老年人服用降压药后要使用血压计监测其血压变化，知晓血压的正常值，头晕、头痛加重时应及时到医院就诊；对于服用降糖药或注射胰岛素的老年人，会使用血糖仪为老年人监测血糖，老年人外出出现心慌、出汗、乏力，有"不由自主"感时能识别低血糖反应，给予简单处理，并及时就医 （6）洗浴指导。在老年人沐浴时，水温宜控制在39～41℃，沐浴时间宜控制在10～20 min，注意防滑 （7）环境指导。老年人活动区域或通道要宽阔、无障碍物，电话设置于容易拿取处；室内照明充足不刺眼，开关便捷易触及，睡前应开启夜间照明设备；老年人居所地面应保持干燥、无障碍，地面材料防滑、平坦；厕所、洗漱间增设防滑垫，楼梯台阶高度适宜 （8）外出及其他指导。老年人外出时宜陪同，多与老年人沟通交流，了解其心理状况，及时给予疏导

续表

项目	内　容
注意事项	（1）内容要有针对性。指导内容具有个性化，结合失能、失智老年人的主要跌倒风险因素进行有针对性的指导 （2）方式要合理恰当。根据老年人及其照护者的接受能力和理解程度，选择适当的方式进行风险防控指导，并动态观察效果

2. 坠床风险防控技能（见表 15-6）

● 表 15-6　坠床风险防控技能

项目	内　容
操作内容	（1）教育指导。做好防坠床的健康教育，加强预防坠床的意识 （2）巡视指导。应定时巡视老年人，特别是夜间应增加巡视次数，以便随时发现安全隐患；保证老年人需要离床时，自己能够安全离开或者有人协助；发现老年人睡在床边缘时，应将其移到床中央 （3）环境安全指导。患有直立性低血压、服用安眠药及降压药的老年人，夜间尽量不去厕所排尿，应在床边备好所需物品，夜间留地灯或过道灯 （4）用物安全指导。床要稳固，如有脚轮，应处于制动状态。床的高矮要适合老年人上下床，床应稍宽一些，过窄的床会使老年人在翻身时容易坠床，应根据情况适当加床挡进行保护，但要保证老年人在离开床时能够自己去除床挡，或者随时有人帮助离开床
注意事项	（1）常用物品应放在老年人易拿取处。经常发生跌倒和有直立性低血压的老年人，应有家属或照护者留陪 （2）卧床老年人出现躁动或癫痫发作时，应确保周围环境安全，搬离周围硬物，防止撞伤，及时就医 （3）家属或照护者一定要有较强的安全防范意识，知道采取安全防范措施的必要性和重要性以及具体方法，加强和老年人的沟通，让老年人知晓防范的重要性和注意事项

3. 烫伤风险防控技能（见表 15-7）

● 表 15-7　烫伤风险防控技能

项目	内　容
操作内容	（1）日常生活指导 1）家属或照护者要加强老年人预防烫伤知识的教育 2）热水袋不可直接接触皮肤，水温应低于 50 ℃

续表

项目	内 容
操作内容	3）电热毯、电暖手宝在使用时必须有布包裹，使用时间不宜超过 30 min 4）做饭时注意避免被蒸汽烫伤 5）暖水瓶放置位置合理，并有固定装置 6）流食温度控制在 38 ～ 40 ℃ （2）治疗仪器使用指导 1）使用各种热物理治疗仪器时，应有专人陪护，保持安全有效距离 2）使用红外线烤灯时，烤灯与皮肤的距离大于 30 cm；药物热疗时，应观察老年人皮肤颜色并询问其感觉
注意事项	（1）发生烫伤后要及时就医，不得擅自处理 （2）应了解预防烫伤的相关知识 （3）应知晓烫伤后的一般处理方法

4. 压力性损伤（压疮）风险防控技能（见表 15-8）

● 表 15-8　压力性损伤（压疮）风险防控技能

项目	内 容
操作内容	（1）预防为主。家属或照护者知晓预防压力性损伤的核心原则：减小或消除受压部位的压力，避免摩擦力和剪切力 （2）协助翻身。应给长期卧床、活动受限或感知觉障碍的老年人勤翻身，尽量每 2 ～ 3 h 变换体位 1 次，压力性损伤严重的应增加翻身次数，右侧、卧位、左侧交替进行，并查看易患部位（骶尾部、手肘、足跟、耳部等）皮肤情况；搬运卧床老年人时，动作要轻柔，切勿用力过猛 （3）查看老年人受压处的皮肤情况，发现皮肤破损、压力性损伤时，应及时就医 （4）卧床老年人使用便器时，应抬起老年人的臀部，防止拖拽 （5）使用辅具。可使用气垫床或在骨凸处采取局部减压及预防压力性损伤措施 （6）对出汗、大小便失禁的老年人应及时更换潮湿的被服，保持老年人皮肤清洁干燥 （7）应保持床单平整、清洁、干燥、无碎屑 （8）对于消瘦、营养状况差的老年人，要加强营养
注意事项	（1）保护老年人的隐私，注意保暖 （2）内容要有针对性，对于不能活动的老年人，要做好评估，采取个性化的护理措施 （3）在家使用鼻导管、夹板等的老年人，应注意对局部皮肤的观察与防护

5. 误吸风险防控技能（见表15-9）

● 表15-9　误吸风险防控技能

项目	内　容
操作内容	（1）餐具的选择 1）匙。柄长而粗，边缘钝厚，容量5～10 mL 2）碗。边缘倾斜，加防滑垫 3）杯。杯口不要接触鼻部 （2）食物的要求 1）密度均匀 2）避免食用发黏、不易松散、稠厚的食物，如软面包、糯米团等 3）不吃不熟的蔬菜和大块的食物，以免引发窒息 （3）鼻饲老年人的指导 1）体位。床头角度30°～35°是安全顺利进行鼻饲的体位，在病情允许的情况下，鼻饲后将老年人床头抬高或取半坐卧位，维持30～60 min，防止因体位过低导致食物逆流发生误吸 2）每次鼻饲前应准确无误地判断胃管是否在胃内，并在鼻饲前后用适量温开水冲洗导管 （4）意识障碍老年人的指导 1）昏迷老年人误吸率高，应定时翻身拍背，及时吸除分泌物，保持呼吸道通畅 2）对于昏迷的老年人，要做好口腔护理，保持口腔卫生
注意事项	（1）能识别误吸的症状和体征，进食时若出现呛咳，一定要警惕误吸的可能 （2）当发现老年人误吸后，要立即采取侧卧位，并保持头低脚高，叩拍背部，尽可能使吸入物排出，并及时就医 （3）及时清理口腔内的痰液、呕吐物等

6. 走失风险防控技能（见表15-10）

● 表15-10　走失风险防控技能

项目	内　容
操作内容	（1）安全指导 1）禁止有走失风险的老年人单独活动或外出，若外出必须有人陪伴 2）禁止在危险场所逗留 3）远离人流量大的区域 4）避免过多迁居 5）在老年人衣服口袋里放一张随身卡片，写明姓名、家庭地址和联系电话，准备近照以便走失时找寻 （2）生活需求指导 1）满足老年人的合理要求，外出活动时根据情况由安全人员陪同

续表

项 目	内 容
操作内容	2）鼓励参加社会活动，训练生活自理能力 3）培养良好的睡眠习惯，严防老年人夜间走失 （3）环境指导 1）减少外界的不良刺激，创造舒适、方便、安全的生活环境 2）房间要有醒目标记，物品放置简单明了，让老年人容易辨认
注意事项	加强老年人的健康指导，使其在走失后能主动拨打110，并能正确地寻找救助站

7. 药物中毒风险防控技能（见表15-11）

● 表15-11　药物中毒风险防控技能

项 目	内 容
操作内容	（1）正确服用药物指导 1）按照医生的医嘱正确服药 2）告知照护者药物的作用和毒副反应、特殊药物的服用时间 3）不同药物使用不同颜色的药盒分装，以便于区分 4）应在药袋上面注明服药的时间，遵医嘱服药 5）勿自行增加或减少服药的种类和数量 6）照护者应注意观察用药后的效果和副作用 （2）药物管理指导 妥善放置药物，口服药物应放置在避光、干燥的地方，服药时检查药物是否变质，以确保安全服药
注意事项	（1）口服药物时，防止老年人误吸 （2）老年人服药后出现异常反应，如头晕、头痛、心慌、恶心、呕吐等，应警惕药物中毒的可能，立即到医院就诊

8. 导管滑脱风险防控技能（见表15-12）

● 表15-12　导管滑脱风险防控技能

项 目	内 容
操作内容	（1）家属或照护者应观察导管位置，妥善固定 （2）发现导管扭曲、受压，衔接处有松动及液体外渗时，应及时给予妥善处理 （3）家属或照护者观察引流管的通畅性及引流液的颜色和量，发现导管移位、堵塞时，应及时就医，切勿自行处理 （4）老年人翻身、排便时应将导管妥善固定，防止牵拉 （5）老年人出现谵妄、烦躁不安、不合作时，给予必要的保护性约束
注意事项	（1）在防止老年人导管滑脱的同时，注意维持导管的正常功能 （2）如出现导管意外滑脱，应及时就医

三、老年人辅具应用相关知识

人的基本生活服务需求包括 10 项内容：进食、洗澡、修饰、穿衣、大便控制、小便控制、如厕、床椅转移、平地行走、上下楼梯。老年人日常生活活动能力下降主要表现在以上方面，如相关功能无法恢复，则需要应用辅助器具替代。常用的辅助用具如下。

1. 步行器

步行器是一种使用较为广泛的助步行走工具，它比拐杖和手杖更加稳固。腿脚受伤、下肢手术后早期行走、使用拐杖较为吃力的老年人可以选用。为避免跌倒，行走不稳、腿脚无力的老年人也适合使用步行器。

（1）行走

1）步行器置于面前，老年人站立在框中，左右两边将其包围。

2）双手持扶手向前移动步行器约一步距离，将步行器四个脚放置于地上摆稳。

3）双手支撑握住扶手，患腿向前摆动，重心前移。

4）稳定后移动正常腿向前一步，可适当落在患腿前方。

5）重复以上步骤，向前行走。

注意事项：步行器前移时，要保持背部挺直；不要站在离步行器太靠后的位置，要站在中间的框内；如果使用步行器不是因为腿脚受伤，而是为了维持平衡，则可以在保护框内按正常步态行走。

（2）坐下 / 起身站立。移步到待坐椅子前，扶住步行器，背对椅子后移正常腿，使腿后方碰到椅子，患腿略向前伸，双手向后扶住椅子扶手，重心后移，慢慢弯曲正常腿，降低身体坐到椅子上。反过来做以上动作可以起身站立。

注意事项：不要坐在不稳固或者过低的椅子上。

（3）使用步行器上下台阶（原则上不主张使用步行器上下台阶）。行走到台阶边，尽可能靠近台阶。站稳后，双手扶住扶手移动步行器上一级台阶，先移动患腿上一级台阶（不负重），正常腿在后支撑，再移动正常腿上一级台阶。下台阶时，先移动步行器下一级台阶，再移动患腿向下，最后让正常腿下来。

注意事项：如果患腿有石膏或者支具固定伸直位，可先上正常腿。用步行器可上下一两级台阶，但是不要上下楼梯，楼梯较窄容易造成步行器支撑不稳而摔倒。

小贴士

1.行走前检查步行器的脚底衬垫是否老化磨损，发现问题须及时更换。

2.检查步行器的四个脚是否高度相同，能否放平稳。

3.行走时不要穿拖鞋，尽量穿有牢固保护装置的鞋。

4.行走时不要把步行器放得太靠前，否则容易摔倒。一般为自己正常行走一步的距离。

5.起身时不要倚靠在步行器上，否则容易使步行器翻倒。

6.避免在湿滑的路面上行走。如果不可避免，应放慢步速。

7.行走路线上如有障碍物要移走。

2. 拐杖

拐杖是一种重要的医疗辅助器具，分为手杖、肘杖、腋杖。

使用腋杖时，将其立于体侧，顶端距离腋窝 3 ~ 5 cm（避免架拐时体重压于拐杖顶端而伤及腋窝内的血管、神经），手臂自然下垂，扶手高度位于腕横纹处（即手掌和前臂交界处）。此时，前臂屈肌群、伸腕肌群同时用力使腕关节保持中立位，再由上肢各部肌群共同发力将身体撑起以实现支持作用。

根据肢体运动障碍程度不同，拐杖的使用方法主要分为以下几种：如果一侧下肢不能运动，部分限制负重，采用单拐；如果一侧下肢损伤，完全限制负重，采用双拐；如果双侧下肢不能运动，均部分限制负重，采用双拐。

3. 轮椅

轮椅是一种装有轮子可以替代行走的椅子。普通轮椅适用于脊髓损伤、下肢伤残、颅脑疾患、年老、体弱、多病者。

（1）打开和收起。打开轮椅时，双手掌分别放在轮椅两边的横杆上（扶手下方），同时向下用力即可打开；收起时先将脚踏板翻起，然后双手握住坐垫两端，同时向上提拉。

（2）自己操纵轮椅。操纵轮椅向前时，先将刹车松开，身体向后坐下，眼看前方，双手向后伸，稍屈肘，双手紧握轮环的后半部分；推动时，上身前倾，双上肢同时向前推并伸直肘关节，当肘完全伸直后，放开轮环，如此重复进行。

对一侧肢体功能正常、另一侧肢体功能障碍（如偏瘫）、一侧上下肢骨折等老年人，可以利用健侧上下肢同时操纵轮椅。方法如下：先将健侧脚踏板翻起，健足放在地上，健手握住手轮；推动时，健足在地上向前踏步，与健手配合，将轮椅向前移动。上斜坡时，保持上身前倾，重心前移，其他步骤同平地推轮椅；如果上坡时轮椅后倾，很容易发生轮椅后翻。

（3）轮椅转移。以偏瘫老年人在床和轮椅间转换为例。轮椅放在健侧，与床成30°～45°夹角，刹住车轮，移开足托；老年人健手握住轮椅外侧扶手站起，站稳后以健足为轴缓慢转动身体，使臀部对着椅子缓慢坐下。从健侧靠近床，使轮椅与床成30°～45°夹角，刹住车轮，移开足托；健手抓住扶手站起，站稳后，向前将手放到床上，以健足为轴，缓慢转动身体，然后坐下。

4. 助听器

助听器是供个人使用的微小型扩声系统，是将外界声音放大到适应聋耳需要程度的放大设备，它能帮助使用者充分利用残余听力，进而补偿聋耳听力的不足，使聋人和正常人一样，能够听到各种语言及声音，是帮助聋人改善听力困难的有效工具。

助听器适用于听力下降的老年人、聋哑人、单侧或双侧耳聋人群。

使用助听器的要点：

（1）在安静的家中练习使用助听器。听听新的声音，听听各种背景声音，试着区分每一种声音，有些声音可能与以前熟悉的声音不同，循序渐进地增加佩戴时间，逐渐过渡到习惯全天佩戴助听器。

（2）使用前与人交谈测试效果。在安静的房间与人面对面坐下，在老年人能看清对方的面部表情后进行正常交谈。如果助听器调试正确，老年人会比以前更好地听见对方所说的内容。

（3）听收音机或电视。将收音机或电视调到正常的音量。第一步先练习听新闻，因为新闻播音员吐字清晰；第二步再练习听其他节目。

5. 穿袜辅助器

穿袜辅助器主要适用于患有腰椎疾病、关节疾患导致弯腰或屈腿不方便的老年人。

穿袜辅助器的功能特点包括以下几方面：

（1）具有弹性的塑胶板可轻易地将要穿的袜子套入穿袜辅助器中。

（2）呈凹槽状的尼龙内里，可使脚轻松地放入凹槽中。

（3）通过长达 32 cm 的拉绳和把手可方便地将袜子拉起。关节炎患者或弯腰有困难者可轻易自行穿袜。

（4）穿袜辅助器外裹一包巾布可保护袜子。

6. 与进食相关的辅助器具

（1）防洒盘。防洒盘为树脂材料制成，不怕烫，不怕摔。防洒盘方便单手使用，防止用餐过程中饭菜洒落，适合偏瘫及手精细动作困难的老年人，也适用于家庭康复训练。

（2）高低碗。高低碗适合偏瘫、单手功能障碍、手精细动作困难的老年人。

（3）防滑分餐盘。防滑分餐盘适合偏瘫、单手功能障碍、手精细动作困难、养老机构内的老年人。

（4）助食筷。助食筷分大小号，适合偏瘫、手精细动作困难的老年人。

（5）左右手刀叉。左手障碍选择左向刀叉，右手障碍选择右向刀叉，左右手刀叉适合偏瘫、手精细动作困难的老年人。

（6）握力勺。握力勺适合偏瘫、手功能障碍、手形态异常的老年人。

7. 与饮水相关的辅助器具

（1）安心饮水瓶。安心饮水瓶可有效防止进食中噎呛等，让老年人轻松进食，适合偏瘫或长期卧床的人使用。

（2）自立饮水壶。自立饮水壶有两种吸口，可分别饮用流食和液体。自立饮水壶适合长期卧床的老年人使用。

（3）方便抓握杯。方便抓握杯把手加长、曲度加大，或两侧设有杯把，便于单手握持或双手稳定。杯中有刻度，可以记录饮水量。倾斜设计的杯体可以让使用者在喝水时不需要仰头太高，适合偏瘫、单手功能障碍、长期卧床的老年人使用。

（4）轮椅专用杯子固定器。轮椅专用杯子固定器由两个弹簧夹子固定在轮椅扶手或餐桌上，夹子可以夹紧固定杯体，防止滑脱，适合长期乘坐轮椅的老年人使用。

8. 与穿衣相关的辅助器具

（1）贴身护理服。贴身护理服适合长期卧床的老年人更换衣服使用。

（2）围裙。围裙材质特殊、轻薄柔软、防水防油渍，洗涤后无须晾晒，可以立即使用，适合偏瘫及生活自理困难的老年人。

（3）保健鞋。保健鞋前部宽大，脚掌可舒展；鞋帮足后跟加高，可保持足跟稳定；鞋底与鞋跟之间有减震垫，对跟腱有保护作用。

9. 与梳洗相关的辅助器具

（1）长把梳和长把刷。长把梳和长把刷可作头部按摩刷，适合单上肢缺失、单手功能障碍、肩肘腕手活动障碍的老年人。

（2）多功能刷。多功能刷的把或底座上设有吸盘，可以吸附在墙体或稳定的平面上，代偿一只手的力度，能够平、竖、横向角度摆放，适合偏瘫或单手功能障碍的老年人。

（3）硅胶牙刷和假牙刷。硅胶牙刷采用食品级硅胶制作，按照老年人口腔特点设计，适合老年人口腔牙齿的保护；假牙刷根据义齿形状设计，毛刷细密柔软，可以变换不同角度，刷到义齿的每个部位，适合戴义齿的老年人使用。

10. 与如厕相关的辅助器具

（1）马桶增高器。马桶增高器适合下肢活动障碍，特别是髋、膝、踝关节障碍，下蹲、蹲起动作困难的老年人使用。带扶手型马桶增高器方便辅助起身，无扶手型马桶增高器与便桶座直径大小相同。

（2）马桶扶手围栏与起立架。马桶扶手围栏与起立架适合下肢活动障碍或蹲起弯腰困难的老年人使用。

（3）紧急呼救器。紧急呼救器适合 65 岁以上的老年人家庭选用，以备如厕中发生意外时紧急呼叫。

11. 与洗浴相关的辅助器具

（1）洗浴椅。洗浴椅适合老年人家庭洗澡时使用。

1）普通洗浴椅。普通洗浴椅由高硬度塑料制成，椅子高度可调节，椅靠背或两侧有扶手，椅面上有小孔和 U 形空当，方便渗水和清洗下身，椅腿有四个橡胶垫，可保证椅子稳定无滑动。

2）折叠式洗浴椅。折叠式洗浴椅可以折叠，体积小巧，便于收纳。椅座可以随时拆卸，方便清洁。

3）旋转型洗浴椅。旋转型洗浴椅的椅座有旋转功能，老年人洗浴时可以轻松转动方向，方便护理者从不同角度帮助老年人洗浴。

（2）洗浴设备

1）担架式洗浴设备。担架式洗浴设备适合养老机构使用。可将老年人从床边直接推入洗浴设备中，通过电动控制系统完成冲洗、擦拭、按摩及上下水等全过程，极大地降低了护理人员的劳动强度。

2）轮椅式洗浴设备。轮椅式洗浴设备适合长期坐轮椅的老年人以及养老机构使用。

四、工作督导相关知识

1. 督导检查的目的

督导三级 / 高级工公正、客观、准确、合规地开展评估工作，更好地贯彻落实各项管理制度，促进老年人能力评估工作有效地进行。

2. 督导检查的内容

（1）检查各项规章制度、下发文件等的熟悉情况及执行情况，各种记录的完善程度，工作计划的完成情况。

（2）采取定期督导检查与不定期督导检查相结合的形式进行。

（3）采用查、看、问、记的方法进行。

1）查。查是指检查各项制度是否健全和落实到位，评估工作计划完成情况。

2）看。看是指现场查看评估过程是否合规，评估记录单填写是否规范，重点检查评估结果是否正确、真实，有无误评、错评。

3）问。问是指对三级／高级工进行随机询问，检查他们对相关岗位职责、评估知识内容的掌握情况。

4）记。记是指对督导检查的结果及时做好记录，形成检查报告作为考核依据。

（4）重点内容

1）确认系统出现逻辑校正的项目，保证不存在因人为错误而导致的评估结果错误。

2）对评估项目存在疑问的地方，再次与被评估者、陪同人员进行沟通确认，确保评估结果符合被评估者的真实能力水平。

3）确定所有评估项目都完成且结果准确无误后，老年人能力评估师进行签名。同时，被评估者本人或陪同人员也需要签名确认（纸质或电子签名）。

3. 督导检查的注意事项

（1）制订定期督导的检查计划，交一级／高级技师审批。

（2）定期整理督导的检查记录并做分析整理，根据检查情况进行考核。

（3）根据检查结果，形成定期反馈机制，建立 PDCA 循环（plan 计划、do 执行、check 检查和 act 处理），不断提高老年人能力评估师的整体水平。

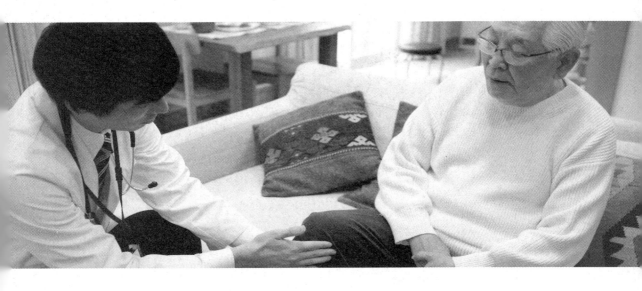

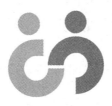

一级

第十六章

能力评估

第一节　特殊事项评估

一、特殊事项评估的概述

在老年人能力评估过程中，老年人能力评估师主要通过提问法、直接观察法、量表测试法进行评定。当被评估者存在失明、失聪、失语等功能受损，存在游走、作息混乱、干扰等认知失智，存在抑郁症、狂躁症、精神分裂症等精神疾病时，老年人能力评估师应结合被评估者的实际情况选择评估方法，在特殊事项记录单上如实、详细地记载真实情况，进行特殊事项评估。

二、功能受损老年人沟通技能

1. 常见功能受损的老年人群

（1）失明。失明又称为盲，即出现视力障碍，可由白内障、青光眼、年龄相关性黄斑变性、角膜混浊、儿童盲、屈光不正、沙眼、糖尿病视网膜病变等引起。2019 年世界卫生组织发布了首份《世界视力报告》，报告显示，全球有超过 22 亿人视力受损或失明。

失明及视力残疾人群已成为我国经济和社会发展的巨大负担。视力障碍人数不断增加的三大主要原因是人口老龄化、生活方式改变、获得眼科护理机会有限。

受人口增长和老龄化综合因素影响，未来患有眼部疾患和视力损伤的人数将继续增加。

（2）失聪。失聪俗称耳聋，有年老引起的，有噪声导致的，也有疾病、外伤等造成的。失聪导致听觉障碍，产生不同程度的听力减退或听力完全丧失。

（3）失语。失语是指在神志清楚、意识正常、发音和构音没有障碍的情况下，大脑皮质语言功能区病变导致的言语交流能力障碍，表现为自发谈话、听理解、复述、命名、阅读和书写六个基本方面的能力残缺或丧失。例如，患者口齿清楚但表达障碍，肢体运动功能正常但书写障碍，视力正常但阅读障碍，听力正常但言语理解障碍等。失语症患者不能准确表达自己的意思，严重的甚至无法说话而导致交流困难。

2. 有声语言和非有声语言

语言是评估过程中的主要交流方式，是沟通交流的重要功能，依赖正常的发音器官、听觉器官以及大脑的信息整合能力，可将语言分为有声语言与非有声语言。当被评估者出现失明、失聪、失语等功能障碍时，可采用一种或多种非有声语言取代有声语言传递信息，从而达到沟通的目的。

（1）有声语言。有声语言是指能发出声音的口头语言，是人类社会最早形成的自然语言。它是人类交流最常用的、最基本的信息传递媒介。

（2）非有声语言。非有声语言即无声语言，包括所有的能够通过情绪表达来反映可信度的非语言信号，如目光语、表情语、手势语、距离语和服饰语等。无声语言是有声语言的重要补充，主要通过身姿、手势、表情、目光等配合有声语言来传递信息，补充、强化口语信息，加强沟通、交流情感。

3. 沟通技巧

老年人能力评估师需要通过耐心、细致的交流和被评估者或照护者共同完成评估。

（1）有视力障碍时，老年人能力评估师可通过询问被评估者或照护者完成问卷调查，也可以通过语言交流。

（2）有听力障碍时，对于识字的老年人，老年人能力评估师可以通过纸笔、手机文字显示工具、手机聊天工具、手语翻译（包括被评估者独有的肢体语言）、唇语等方式完成评估。

（3）有语言表达障碍时，老年人能力评估师需要通过书写、手语等多种方式进行沟通。

（4）在评估时，老年人能力评估师要在熟悉、轻松的环境中进行交流，语气要温柔，避免无效交流，同时注意被评估者情绪的爆发。

（5）老年人能力评估师要用正常的音调，慢且清楚地重复关键词，交流时使用简单的表达方法，提出的问题应直接、简短，必要时使用手势等肢体语言。

（6）老年人能力评估师在评估时一次只问一个问题，使被评估者能用"点头"或"摇头"来回答问题，以免产生误解。

三、认知失智疾病鉴别的基础知识

1. 失智

（1）概述。失智是一个非特定的概括名词，也称痴呆，是一种因脑部伤害或疾病所导致的渐进性的认知功能退化，且此退化幅度远高于正常老化的进展。失智会影响记忆、注意力、语言、解题能力，严重时会无法分辨人、事、时、地、物。失智可分为可逆失智和不可逆失智，视疾病成因而异，只有不到10%的失智是可逆的。最常见的失智原因是阿尔茨海默病。

（2）诊断标准。目前主要使用《国际疾病分类（ICD）》、美国精神医学学会编写的《精神障碍诊断与统计手册（DSM）》和《中国精神障碍分类与诊断标准第3版（CCMD-3）》三种诊断体系。

这三种诊断体系都对痴呆有相应的诊断标准。《中国精神障碍分类与诊断标准第3版（CCMD-3）》中器质性智能损害（痴呆）的诊断标准见表16-1。

● 表16-1　CCMD-3器质性智能损害（痴呆）的诊断标准

症状标准	1. 记忆减退，最明显的是学习新事物的能力受损 2. 以思维和信息处理过程减退为特征的智能损害。如抽象概括能力减退，难以解释成语、谚语；掌握词汇量减少，不能理解抽象意义的词汇，难以概括同类事物的共同特征，或判断力减退 3. 情感障碍，如抑郁、淡漠、敌意增加等 4. 意志减退，如懒散、主动性降低 5. 其他高级皮层功能受损，如失语、失认、失用，或人格改变等 6. 无意识障碍 7. 实验室检查，如CT、MRI检查对诊断有帮助，神经病理学检查有助于确诊
严重标准	日常生活或社会功能受损
病程标准	符合症状标准和严重标准已至少6个月
排除标准	排除假性痴呆（如抑郁性痴呆）、精神发育迟滞、归因于社会环境极度贫乏和教育受限的认知功能低下、药源性智能损害

2. 阿尔茨海默病

（1）定义。阿尔茨海默病是一种中枢神经系统原发性退行性变性疾病，该病起病隐袭，病程呈慢性进行性，是老年期痴呆最常见的一种类型，主要表现为渐进性记忆障碍、认知功能障碍、人格改变及语言障碍等神经精神症状，严重影响社交、职业与生活功能。阿尔茨海默病的病因及发病机制尚未明确。

（2）临床表现

1）认知症状

①记忆障碍。记忆障碍是阿尔茨海默病早期的突出症状或核心症状。一般病情在前 2 ~ 4 年进展缓慢，早期主要累及短程记忆，记忆保存（如 5 min 内不能记住 3 个无关词）和学习新知识困难，表现为忘性大、好忘事、丢三落四，只能从事简单的工作；随着病情的进展，远程记忆也逐渐受累，记不住自己的生日、家庭住址和生活经历；严重时，连家里几口人，他们的姓名、年龄、职业都不能准确回答。

 小贴士

阿尔茨海默病的记忆障碍经常出现以下情况。

1. 家中物品常放错，不能在熟悉的地方找到，或是遗留在商店里、汽车上。

2. 常需核对做过的事，依靠记事本，即使如此，也常常忘记回电话、赴约会。

3. 重复地说同样的话，一次又一次地问同一个问题。

4. 故事未讲完就已经忘了开头。

5. 有些事可能重复做多次，如刷牙、洗脸、服药。

6. 不能记住新地址、新场所，常常迷失方向。

7. 对熟悉的面孔、地点和场所感到陌生，可在居住区或自己的宅院走失。

8. 记不住日期、时间，可能半夜要外出购物。

9. 不认识至亲好友，视若路人；而遇到生人则热情招呼，宛如故友或亲人。

②视空间和定向障碍。视空间和定向障碍是阿尔茨海默病的早期症状之一，由于记忆是人物、时间、地点定向力的要素，因此定向力亦进行性受累，如常在家中或熟悉的环境迷失方向，找不到厕所，走错自己的卧室，散步或外出迷路等。

③言语障碍。阿尔茨海默病患者常有言语障碍，其言语障碍呈特定模式，常常出

现找词困难、用词不当或张冠李戴，说话啰唆冗赘不得要领，可出现病理性赘述，也可出现阅读和书写困难等。

④智能障碍。智能障碍表现为一种全面性的智能减退，包括理解、推理判断、抽象概括和计算等认知功能减退。

2）精神行为症状。主要症状有焦虑、抑郁、幻觉、妄想等。1996年，国际老年精神病学会正式将此类症状确定为"痴呆的行为和心理症状"，也称为"痴呆的精神行为症状"，泛指痴呆者常见的感知觉、思维、心境和行为障碍。

痴呆早期常出现人格改变和情感性症状，后逐渐出现幻觉、妄想、攻击行为等精神行为症状。痴呆的所有精神行为症状在痴呆晚期前达到高峰，晚期以后精神行为症状逐步趋缓。

3. 失智（痴呆）常见疾病的鉴别诊断

（1）年龄相关记忆障碍。年龄相关记忆障碍是指老年人有健忘症状而缺乏痴呆临床证据，是一种正常或生理性非进行性大脑衰老的表现。阿尔茨海默病的记忆障碍主要涉及学习新知识困难和不能储存、保存记忆。而年龄相关记忆障碍的记忆减退主要是不能自如地从记忆库中提取已储存的信息，如记不住人名、地点、电话号码、邮政编码，但经提示就能回忆起来。

年龄相关记忆障碍与早期痴呆的鉴别可能存在困难，因二者的记忆减退存在某些重叠，需长期随访才能作出正确判断。

（2）轻度认知障碍。轻度认知障碍是介于正常衰老和痴呆之间的一种认知功能损害状态。认知功能包括许多方面，如记忆、学习、语言、计算、执行及视空间能力等。

正常老年人随着年龄的增加会出现记忆力下降，这是一种生理状态，但是有一部分老年人的记忆力下降超出正常的状态。如果通过认知方面的测验，发现有记忆下降与年龄、教育背景和智商不相称的情况，就要考虑诊断为轻度认知障碍。

（3）抑郁症。抑郁症是最常见的抑郁障碍，以显著而持久的心境低落为主要临床特征，是心境障碍的主要类型。临床可见心境低落与其处境不相称，情绪的消沉可以从闷闷不乐到悲痛欲绝，自卑抑郁，甚至悲观厌世，可有自杀企图或行为，甚至发生木僵；部分病例有明显的焦虑和运动性激越；严重者可出现幻觉、妄想等精神病性症状。每次发作至少持续2周，长者可达数年，多数病例有反复发作的倾向，每次发作后大多数可以缓解，部分可有残留症状或转为慢性。

老年人常常出现情绪低落、睡眠障碍等症状，也会导致记忆力障碍，出现"假性痴呆"，需要及时到专科医院作进一步诊治。

四、精神疾病的识别与防治

1. 精神障碍的概述

精神障碍是指大脑机能活动发生紊乱，导致认知、情感、行为和意志等精神活动不同程度障碍的总称。致病因素包括先天遗传、个性特征及体质因素、器质因素、社会性环境因素等。

常见的精神障碍有精神分裂症、双相情感性精神障碍、偏执性精神障碍及各种器质性病变伴发的精神障碍等。

2. 精神障碍的类型

（1）慢性脑部综合征和急性脑部综合征。例如，痴呆、意识障碍、脑器质性遗忘综合征、脑器质性精神病状态。

（2）心理社会因素和（或）身体（脑除外）疾病相关联的各种精神障碍，但不能归于（3）中任何一种确定的诊断类别。例如，糖尿病伴发精神障碍、居丧反应、离退休造成的困境、家庭关系问题等。

（3）所有发病高峰在中青年，但在老年期相对少见的精神障碍。例如，精神分裂症、各种偏执性精神障碍、心境障碍、各种神经症、人格障碍等。

3. 常见精神疾病的防治

（1）抑郁障碍

1）抑郁障碍的定义。抑郁障碍以显著而持久的心境低落为主要临床特征，临床表现可从闷闷不乐到悲痛欲绝，多数病例有反复发作的倾向，每次发作后大多数可以缓解，部分可有残留症状或转为慢性。

2）抑郁障碍的临床表现

①老年人自述高兴不起来，失去兴趣，精力减退，自我评价低，精神运动迟滞。

②自杀观念和行为。自杀观念和行为是抑郁症最危险的症状，自杀死亡率达到15% ~ 25%。老年人常不明确地表达，如可能说"打一针让我死吧"，却否认有自杀的念头。老年抑郁有慢性化趋势，也有不堪忍受抑郁的折磨，自杀念头日趋强烈，以死来解脱的病例。

③其他表现还有食欲减退、睡眠障碍、性欲障碍、认知功能障碍等。

3）抑郁障碍的治疗原则

①全病程治疗原则。抑郁障碍的复发率高达50% ~ 85%，其中50%的患者在疾病发生以后的两年内复发，因此提倡全病程治疗，包括急性期、巩固期和维持期

治疗。

②个体化合理用药原则。应该根据临床因素选择抗抑郁药物进行个体化的治疗，例如，考虑药物疗效和不良反应的性别差异来选择药物种类，考虑不同年纪患者的代谢差异来调整药物剂量。对于有自杀倾向的患者要避免一次储藏大量药物，防止意外。根据患者既往用药的情况优先选择过去治疗疗效比较满意的药物。

③量化评估原则。治疗前要对疾病症状诊断及特点，治疗和影响治疗的躯体情况，患者主观感受的社会功能、生活质量以及经济负担等情况进行充分的评估。治疗过程中，定期应用实验室检查和精神科的量表进行疗效、耐受性、安全性方面的量化评估。

④抗抑郁药单一使用原则。抗抑郁药尽可能地单一使用，对于难治性抑郁，可以联合用药以增加疗效。

⑤药物剂量调整原则。结合耐受性评估，选择比较适宜的起始剂量，根据药物动力学特点制定适宜的药物滴定速度，通常是在一到两周内达到有效的剂量。

⑥注意停药原则。停药一定要缓慢减量，注意评估病情和减量或停药后的症状表现。

4）抑郁障碍的预防。抑郁障碍须给予全生命周期的关怀，每个人都应在任何时候以维护自己的心理健康为人生的重要任务。从母孕期对母体和胎儿的心理健康呵护，到老年期的成功老化，强调在整个生命过程中都要对自身的心身健康加以关怀。抑郁障碍的预防包括以下内容：

①做好婚前检查和婚育指导，定期孕检，避免母孕期疾病。

②创造良好的家庭氛围、亲子关系及教养方式。塑造具有积极和谐人际关系与乐观向上的生活态度、客观理智的自我意识、较强的社会适应能力、良好的情绪调控能力的健康人格。

③注意在生活中培养和增加保护因素，如应对逆境的能力、适应能力、自主性、运动锻炼、安全感、情感驾驭能力、良好的教育、和谐的亲情关系、解决问题的技巧、父母与子女间正性相互影响、自尊、生活技巧、社交和冲突的处理技巧、家人和朋友的社会支持等。

④推荐通过科学养生、不断学习心理保健技术和健康理念来维护自己的心理健康。如果出现压力和心理亚健康状态，推荐及时通过心理治疗来解决。

如果已经出现抑郁的临床表现，应早发现、早诊断、早治疗。

（2）躁狂发作

1）躁狂发作的定义。以心境高涨、思维奔逸和意志行为增强的"三高"症状为特征，属于精神运动性兴奋状态。

2）躁狂发作的临床表现

①心境高涨患者表现为愉快、轻松、热情、乐观，觉得没有烦恼。表情丰富，与内心体验和周围环境一致，具有感染力。但情绪波动往往较大，易激惹。部分患者可能伴有焦虑和抑郁的情绪。

②思维奔逸是指患者联想过程加快，说话语速快、音调高、语量多，有时滔滔不绝，话题常随环境转移而改变，让人感觉其观念飘忽。

③意志行为增强患者表现为过高评价、吹嘘自己。例如认为自己变聪明了，身体变强壮了，同时也可在夸大观念的基础上，派生出关系妄想、被害妄想。

④精神运动性兴奋患者的兴趣变得广泛，喜欢热闹，他们会主动与陌生人打招呼，变得好管闲事，但缺乏深思熟虑。患者虽终日多说、多动，却毫无倦意，精力充沛。患者此时因自我感觉良好，躯体症状较少，容易造成对躯体疾病的忽视。也有患者由于过度兴奋，导致机体各系统失去代偿，出现意识混乱状态。食欲和性欲增强，睡眠需求减少，自知力往往丧失。

3）躁狂发作的治疗原则

①综合治疗原则。

②个体化治疗原则。

③以心境稳定剂为基础的治疗原则。

④联合用药治疗原则。

4）躁狂发作的预防

①长期服用锂盐进行预防性治疗。

②心理治疗和社会支持系统对预防本病的复发有非常重要的作用。

（3）精神分裂症

1）精神分裂症的定义。精神分裂症是一种常见的病因尚未完全阐明的精神病，多起病于青壮年，常有特殊的思维、知觉、情感和行为等多方面的障碍，且精神活动与环境不协调，一般无意识及智能障碍。病程多迁延。

2）精神分裂症的临床表现。精神分裂的临床症状多样复杂，几乎精神科的全部精神症状和症状群均可出现，临床表现为思维障碍、情感障碍、行为意向的不协调和脱离现实环境等。

急性期精神分裂症的临床表现主要是幻觉、妄想和思维紊乱，这些症状常被称为"阳性"症状；在慢性阶段主要临床表现为思维贫乏、情感淡漠、意志减退、动作迟缓和社会退缩，这些症状被称为"阴性"症状。

3）精神分裂症的防治措施

①抗精神病药物治疗是有效治疗的中心，常用药物以第二代抗精神病药物为主。

②取得患者的信任十分重要，尊重患者，愿意倾听患者的主诉，要取得患者家庭对治疗的理解和支持。

③改善躯体状况或感官缺陷，减少社会隔离，可减轻偏执症状。偏执患者的康复难点是社会交往，加强社会交往，对纠正一过性偏执观念会产生益处。

④促进康复，回归社会。

五、失智及精神疾病老年人的评估

在对有游走、作息混乱、干扰、强迫、自伤、不洁行为等特殊事项的认知失智，以及有精神疾病的老年人进行评估时，常用的方法有观察法、行为访谈（精神检查）法、心理测验法等，上述方法相互补充，可使评估更加完善。

1. 观察法

观察法是通过对被评估者的行为表现直接或间接（通过摄影录像设备）的观察或观测进行心理评估的一种方法。

2. 行为访谈（精神检查）法

（1）外表。详细描述被评估者的外表、着装、特征，穿着是否适时、相称。古怪或反常的穿戴可提示躁狂症或精神分裂症；忽视和缺乏自我照料则考虑抑郁症或认知功能障碍。通过面部表情可以推测被评估者目前的情绪状态。

（2）行为。被评估者有无引人注意的怪癖或运动障碍，有无精神运动性激越或迟滞的表现，有无冲动的表现。

（3）态度。注意被评估者对评估者的态度是否有敌意、猜疑等。

（4）言语。注意被评估者讲话的语速、音量、语量和自发性等。语速快、声音高亢、语量多，提示躁狂；语速慢、声音低沉、语量少，提示抑郁。

（5）心境和情感。观察被评估者主观描述情绪的语言及情绪状态，包括性质、强度、持续时间、稳定性、协调性。

（6）思维过程。正常人的思维特征具有目的性、连贯性、逻辑性、实践性。应注意被评估者有无思维的迟缓、贫乏、散漫、病理性赘述以及象征性思维、逻辑倒错性思维等。

（7）思维内容。观察被评估者考虑什么，以及担心的焦点。特别要注意被评估者有无被窃妄想、疑病妄想、虚无妄想、被害妄想等。

（8）自杀观念和行为。确定并记录被评估者是否存在主动或被动的、计划和企图自杀的观念和行为。

（9）感知觉。寻找异常的感知觉体验，如有无错觉及其出现的时间、频率、内容，有无幻觉，有无感知觉综合障碍。这些症状往往和精神疾病有关，应在精神状况检查中做好记录。

（10）认知功能。认知功能包括定向力、注意力、意识状态、记忆力和智力。可以在正式测试之前，通过观察评估认知的各个层面。

（11）自知力。自知力是指被评估者对自身疾病的理解和治疗需求的认知，被评估者是否能认识到自己患病并能识别自己患病的原因。

3. 心理测验法

心理测验法可以对心理现象的某些特定方面进行系统评定，测验一般采用标准化、数量化的原则，所得到的结果可以参照常模进行比较，避免了一些主观因素的影响。

痴呆患者可能出现很多行为和精神症状，目前常用的评定量表是神经精神问卷（neuropsychiatric inventory，NPI）（见表16-2），根据12项精神症状的发生频率、严重程度以及照护者的苦恼程度进行评估。其中，患者发生频率的评分范围为0～48分，严重程度的评分范围为0～36分，照护者的苦恼程度评分为0～60分。分数越高，表明症状越重，对照护者的影响越大。

技能操作　评估老年人的精神行为症状（神经精神问卷）

神经精神问卷是用于全面评估痴呆患者精神行为异常的量表，能全面了解痴呆患者的异常行为，用于被评估者的等级评定、治疗和照护。

一、操作准备

1. 提前与被评估者的家属及照护者进行确认。

2. 携带工作证明或老年人能力评估师证、纸质神经精神问卷和笔。

3. 被评估者家属需要提供与被评估事宜相关的医疗文书或证明材料。

二、操作步骤

1. 总体步骤

（1）介绍评估者及评估相关信息。向被评估者家属或者照护者介绍问卷的主要内容，取得他们的配合。

（2）按照神经精神问卷的内容逐项对被评估者进行询问。

（3）评估者根据评分细则评分。

2. 评估项目操作细则

● 表 16-2　神经精神问卷（NPI）

项目	有 / 无	发生频率	严重程度	苦恼程度
妄想	□　□	1　2　3　4	1　2　3	0　1　2　3　4　5
幻觉	□　□	1　2　3　4	1　2　3	0　1　2　3　4　5
激越 / 攻击	□　□	1　2　3　4	1　2　3	0　1　2　3　4　5
抑郁 / 心境恶劣	□　□	1　2　3　4	1　2　3	0　1　2　3　4　5
焦虑	□　□	1　2　3　4	1　2　3	0　1　2　3　4　5
情感高涨 / 欣快	□　□	1　2　3　4	1　2　3	0　1　2　3　4　5
情感淡漠 / 漠不关心	□　□	1　2　3　4	1　2　3	0　1　2　3　4　5
脱抑制	□　□	1　2　3　4	1　2　3	0　1　2　3　4　5
易激惹 / 情绪不稳	□　□	1　2　3　4	1　2　3	0　1　2　3　4　5
异常行为活动	□　□	1　2　3　4	1　2　3	0　1　2　3　4　5
睡眠 / 夜间行为	□　□	1　2　3　4	1　2　3	0　1　2　3　4　5
食欲和进食障碍	□　□	1　2　3　4	1　2　3	0　1　2　3　4　5
总分				

（1）评分细则

1）频率

①1分。偶尔（每周小于1次）。

②2分。经常（每周约1次）。

③3分。频繁（每周数次，但不是每天都有）。

④4分。非常频繁（每天1次或数次）。

2）严重程度

①1分。轻度，对患者几乎没有造成困扰。

②2分。中度，对患者造成较多困扰，但照护者能改变患者行为。

③3分。非常严重，患者的障碍大，行为难以改变。

3）苦恼程度

①0分。一点不苦恼。

②1分。有一点苦恼。

③2分。轻度苦恼。

④3分。中度苦恼。

⑤4分。重度苦恼。

⑥5分。非常严重的苦恼。

（2）询问语言

指导语：设计这些问题是来评估您先生／太太发病以来的行为，通常您只需回答"是"或"否"即可，所以请尽量简单地回答。

1）妄想。患者有什么不真实的信念吗？例如，坚持认为有人要伤害自己或偷自己的东西。患者说过家庭成员不是他们所说的人，或者居住的房子不是自己的家吗？我问的不仅仅是患者的怀疑，我非常想知道患者是否坚信这些事情正发生在自己身上。

①患者坚信自己处境危险，其他人正计划伤害自己吗？

②患者坚信其他人要偷自己的东西吗？

③患者坚信自己的配偶有外遇吗？

④患者坚信自己的房子里住着不受欢迎的外人吗？

⑤患者坚信自己的配偶或其他人不是他们所说的人吗？

⑥患者坚信自己住的房子不是自己的家吗？

⑦患者坚信自己的家庭成员要抛弃自己吗？

⑧患者坚信家里实际上有电视或杂志上的人物吗？

⑨患者还坚信什么异常的事情而我又没有问到的吗？

2）幻觉

①患者有错误的视觉或听觉等幻觉吗？患者似乎看见、听见或感觉到并不存在的东西吗？我问的这个问题指的不只是错误的观念，如患者说死去的人还活着，我想问的是患者实际上有没有听到异常的声音或产生异常的形象感觉。

②患者说过听到了声音，或者其表现好像是听到了声音吗？

③患者有过与实际上并不存在的人对话的情况吗？

④患者说看到过别人没有看到的东西，或者其表现好像见到了别人看不见的东西（人物、动物、光线等）吗？

⑤患者称闻到了气味，而别人并没有闻到，有过这种情况吗？

⑥患者说过感觉有东西在自己的皮肤上，或者看起来感觉有东西在自己身体上爬行或触摸自己吗？

⑦患者说过有什么原因不明的味道吗？

⑧患者讲过其他不寻常的感觉体验吗？

3）激越／攻击

①患者有时候拒绝合作或者不让别人帮助自己吗？与患者难以相处吗？

②患者厌烦那些想照顾自己的人，或者反对洗澡或更换衣服这样的活动吗？

③患者非常固执，一定要按自己的方式行事吗？

④患者有不合作，拒绝他人帮助的情况吗？

⑤患者有其他使自己难以与他人相处的行为吗？

⑥患者有生气地大喊大叫或谩骂他人的情况吗？

⑦患者有摔门、踢家具或扔东西的情况吗？

⑧患者有企图伤害或殴打他人的情况吗？

⑨患者有其他激越或攻击的行为吗？

4）抑郁／心境恶劣

①患者看起来悲伤或抑郁吗？患者说过自己感觉悲伤或抑郁吗？

②患者有时候流泪或哭泣，看起来似乎很悲伤吗？

③患者的话或行为显得忧愁或意志消沉吗？

④患者有贬低自己，或说觉得自己像一个失败者的情况吗？

⑤患者说过自己是一个坏人或应该受到惩罚之类的话吗？

⑥患者似乎非常缺乏勇气或说自己没有前途吗？

⑦患者说过自己是家庭的负担，或者如果没有自己家庭会更好之类的话吗？

⑧患者表示过希望死去或谈到过自杀吗？

⑨患者有表现出其他抑郁或悲伤的征象吗？

5）焦虑

①患者无明显原因地感觉紧张、担心或害怕吗？患者看起来非常紧张或坐卧不安吗？患者害怕与您分开吗？

②患者说过自己对计划中的事情感到担心吗？

③患者有时候觉得发抖、不能放松或过度紧张吗？

④患者诉说伴随紧张出现过胃内翻腾、心跳加速或加重吗？（症状无法用健康不佳解释）

⑤患者回避某些使自己精神更加紧张的地方或场合吗？如开车、访友或处于人群之中。

⑥患者与你（或其照料者）分开时会变得紧张不安吗？

⑦患者曾表现出其他的紧张症状吗？

6）情感高涨／欣快

①患者无缘无故地看起来过于高兴或快乐吗？我指的不是因为遇到朋友、收到礼物或与家庭成员共度时光而得到的正常的快乐，我想问的是患者有没有持久而异常的好心情，或者在其他人找不到幽默的地方发现幽默。

②患者看起来感觉非常良好或者非常快乐，这与他平时不同吗？

③患者在别人并不觉得好笑的事情中发现幽默或为此大笑吗？

④患者似乎有孩童样的幽默感，经常不合时宜地咯咯笑或大笑吗？（如他人遇到了不幸的事情时）

⑤患者常讲一些对别人来说几乎算不上幽默的笑话或评论，但是自己却觉得非常可笑吗？

⑥患者经常玩儿童式的恶作剧，如通过掐人或捉迷藏取乐吗？

⑦患者是否有说大话，或声称自己有非凡的能力或财富，而实际上并不是这样？

⑧患者表现出其他感觉非常好或非常快乐的症状吗？

7）情感淡漠／漠不关心

①患者对自己周围的世界失去兴趣了吗？患者失去做事的兴趣，或缺乏开始新活动的动机吗？患者很难进行交谈或做家务吗？患者情感淡漠或漠不关心吗？

②患者似乎比往常缺乏自发性或活力吗？

③患者不太愿意进行交谈吗？

④患者与平常相比不太热心或缺乏感情吗？

⑤患者做家务比以前少吗？

⑥患者似乎对别人的活动和计划缺乏兴趣吗？

⑦患者对朋友和家人不感兴趣了吗？

⑧患者对自己平时喜欢的事情缺乏热情吗？

⑨患者有表现出情感淡漠的其他征象吗？

8）脱抑制

①患者似乎不加思考地冲动行事吗？患者当众说或做平时不说或不做的事情吗？患者常做些使你或其他人感到难堪的事情吗？

②患者做事冲动不考虑后果吗？

③患者与素不相识的人交谈，好像自己以前认识对方吗？

④患者对别人说一些对方不感兴趣或伤害对方感情的话吗？

⑤患者说一些平时不说的粗话或与性有关的话吗？

⑥患者公开谈论很隐私或很秘密的事情吗？

⑦患者过于随意，或触摸、拥抱他人，方式超过自己一贯的风格吗？

⑧患者表现出其他对自己的冲动失去控制的征象吗？

9）易激惹／情绪不稳

①患者容易发火或不安吗？患者的心情很容易变化吗？患者异常缺乏耐心吗？患者脾气很坏，容易因小事而发脾气吗？

②患者的情绪能够很快地从一种状态变成另一种状态，一会儿情绪很好，一会儿又发怒吗？

③患者经常突然发怒吗？

④患者没有耐心，对延误或等待中的活动难以适应吗？

⑤患者脾气暴躁，很容易发火吗？

⑥患者爱与他人争吵，很难相处吗？

⑦患者表现出了其他易激惹的征象吗？

10）异常行为活动

①患者有反反复复地做一件事的情况吗？如反复开壁橱或抽屉，或者反复扯拉东西，或者缠绕绳子。

②患者会没有明确目的地在房子里不停地踱步吗？

③患者会打开、拉开抽屉或壁橱乱翻东西吗？

④患者会反复地穿脱衣服吗？

⑤患者有重复性的活动或一遍又一遍做事的习惯吗？

⑥患者会进行重复性的活动吗？如系扣子、捡东西、缠绕绳子？

⑦患者过于烦躁，似乎坐不住，或者晃动双脚，或者不停地敲击手指吗？

⑧患者还反复做其他事情吗？

11）睡眠／夜间行为

①患者有睡眠困难吗？患者晚上彻夜不眠吗？患者晚上到处乱走、穿上衣服或影响

你睡觉吗？

②患者入睡困难吗？

③患者晚上起床吗？（如果患者一晚上只起来一两次上厕所，上床后很快就能入睡，则不算在内）

④患者在晚上走动、踱步或从事其他不适宜的活动吗？

⑤患者会在晚上叫醒你吗？

⑥患者会在晚上醒来，穿上衣服，准备出门，认为当时是早上，该开始一天的活动吗？

⑦患者早晨醒得过早吗？

⑧患者夜里有其他让你苦恼的行为，而我们又没有谈到的吗？

12）食欲和进食障碍

①患者的食欲、体重或进食习惯有变化吗？（如果患者已成残疾或需要喂食，标记为 NA）患者喜欢的食物种类有改变吗？

②患者食欲减退了吗？

③患者食欲增强了吗？

④患者体重减轻了吗？

⑤患者体重增加了吗？

⑥患者的进食行为有改变吗？如一次往嘴里送入过多的食物。

⑦患者喜欢的食物种类有改变吗？如吃过多的甜食或其他特殊种类的食品。

⑧患者最近形成了这样的进食行为吗？如每天只吃同一种类的食物，或严格按同样的顺序进食。

⑨患者在食欲或进食方面还有其他我没有问到的变化吗？

三、注意事项

该量表调查的内容包括 10 个神经精神症状和 2 个自主神经症状，每个亚项均有反映其核心症状的筛检问题。如果筛检问题的回答是"否"，则进行下一筛检问题；如果回答"是"，则需评定过去 4 周内的症状严重程度和照护者的苦恼程度。由照护者回答，一般 7 ~ 10 min 即可完成。

第二节 综合评估

一、老年综合征

1. 老年综合征概述

老年综合征是一组发生在老年人群中由多种疾病或多种原因造成的，且不适宜进行独立疾病分型的临床表现或问题的综合征。

常见的老年综合征包括跌倒、痴呆、衰弱、肌少症、尿失禁、谵妄、抑郁症、疼痛、失眠、多重用药、老年帕金森综合征、压力性损伤。

对于老年患者，一种疾病可能会有几种老年综合征的表现，或不同的疾病会出现同一种老年综合征的表现。

2. 常见的老年综合征

（1）跌倒。跌倒是指一种不能自我控制的意外事件，个体被迫改变正常的姿势停留在地上、地板上或者更低的地方。老年人死亡的最常见原因是意外事故，而跌倒则被认为是最常发生的意外事故。

跌倒是可以有效预防的，为了更好地预防跌倒的发生，应做跌倒风险评估。根据评分结果，重点关注中高度风险患者，给予有针对性的跌倒风险干预措施。

（2）疼痛。疼痛是指组织损伤或潜在组织损伤所引起的不愉快感觉和情感体验。疼痛既是一种疾病，也是疾病的信号，更是引发身心疾患的诱因。疼痛是老年人的常见病，对老年人的生活质量影响极大。

引起老年人疼痛的常见疾病包括骨性关节炎、癌症晚期、带状疱疹后遗神经痛、糖尿病性神经病变、颈椎病、腰椎间盘突出症、骨质疏松症等。

疼痛评估的主要内容包括疼痛的特征、疼痛对被评估者的影响、疼痛强度评估等。

1）疼痛的特征。疼痛的特征主要包括：疼痛的加重和缓解因素，疼痛的性质（烧灼痛、刺痛、钝痛和波动性痛），疼痛的范围，疼痛的严重程度（通过疼痛量表进行评分），疼痛的时间（疼痛发生和持续的时间、频率）。

2）疼痛对被评估者的影响。疼痛对被评估者的影响包括对被评估者的功能（社会和身体）和生活质量的影响。特殊提问包括：

①社会和娱乐功能。多长时间参加一次愉快的活动，如看电影或演唱会、与朋友聚会或旅游？过去几周因疼痛影响这些活动达到什么程度？

②情绪、情感与焦虑。疼痛是否影响您的精力、情绪、性格？您是否容易哭泣？

③人际关系。疼痛是否影响您与家人、朋友、同事的人际关系？

④职业。是否因疼痛必须调整您的工作职责和（或）时间？您上次工作是什么时候？为什么停止工作？

⑤睡眠。疼痛是否影响睡眠？过去1周影响几次？

⑥运动。您多长时间做一次运动？过去1周，疼痛如何影响您的活动能力？

⑦日常生活活动能力。应该评估疼痛对基本日常生活活动能力的影响，明确被评估者洗澡、穿衣、如厕、进食的能力。同时应该询问其工具性日常生活活动能力，包括购物、交通、备餐、家务、理财和服药等方面。

3）疼痛强度评估。疼痛强度评估有助于临床医生和患者判断治疗后疼痛的加重或减轻。评估方法多种多样，常用方法如下：

①数字评价量表。将疼痛程度用0到10这11个数字表示。0表示无痛，10表示最痛，从0到10表示疼痛程度逐渐增加，被测者根据个人疼痛感受对其中一个数字作出标记。

②直观模拟量表。让被评估者在一条长10 cm的水平线上标记出最能代表疼痛强度的点（见图16-1）。

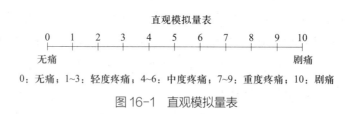

图16-1　直观模拟量表

③词语描述量表。词语描述量表是患者自述评价疼痛强度和变化的一种工具。常使用0～5级描述疼痛量表（见表16-3）评分法，用"无疼痛、轻度疼痛、中度疼痛、重度疼痛、剧烈疼痛、无法忍受"来代表不同强度的疼痛，患者在这些词语中选出最能代表其疼痛强度的词。该量表常用于文化程度不高的人群。

④面部表情疼痛量表。面部表情疼痛量表（见图16-2）包括一系列痛苦的面部表情，常用于文化程度较低及认知功能障碍的老年人。

● 表 16-3　0～5 级描述疼痛量表

级别	程度	表现
0 级	无疼痛	—
1 级	轻度疼痛	可忍受，能正常生活与睡眠
2 级	中度疼痛	适当干扰睡眠，需用镇痛药
3 级	重度疼痛	干扰睡眠，需用麻醉镇痛剂
4 级	剧烈疼痛	干扰睡眠较重，伴有其他症状
5 级	无法忍受	严重干扰睡眠，伴有其他症状或被动体位

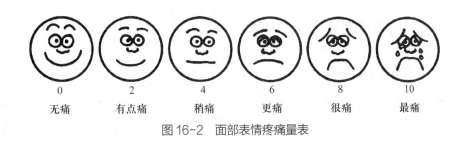

0	2	4	6	8	10
无痛	有点痛	稍痛	更痛	很痛	最痛

图 16-2　面部表情疼痛量表

（3）压力性损伤。压力性损伤又称压疮，是一种常见的皮肤损伤，多发生于 70 岁以上的人群，在养老院其患病率高达 20%。一旦发生压力性损伤，患者的住院时间将明显延长，医疗负担显著增加，甚至会因并发症导致老年人死亡。有压力性损伤的老年人较无压力性损伤的老年人，死亡率增加 4 倍，如压力性损伤经久不愈，则死亡率增加 6 倍。评估方法见第九章第三节。

（4）大小便失禁

1）小便失禁。小便失禁（尿失禁）是指膀胱不能维持其控制排尿的功能，尿液不自主地流出，是一种多因素相关的综合征。尿失禁的类型包括以下两种：

①暂时性尿失禁。暂时性尿失禁约占老年性尿失禁的 1/3。如果暂时性尿失禁未得到妥善处理，其症状亦会长期存在。暂时性尿失禁的主要诱因包括谵妄、活动能力受限、感染、尿排出量过多和药物的影响等。

②持续性尿失禁。纠正暂时性尿失禁的确切原因后，如果尿失禁仍持续存在，应考虑持续性尿失禁，此类患者多存在尿路疾病。

2）大便失禁。大便失禁也称肛门失禁，是指粪便及气体失去正常控制，不自主地流出肛门。

大便失禁是医院、护理院和家庭中老年人经常遇到的问题，给老年人造成身体和精神上的痛苦，严重地影响老年人的生活质量。

（5）多重用药。多重用药是指同时使用多种药品，包括处方药品、非处方药品、中药和保健品。目前一般认为同时使用大于或等于5种药品即为多重用药。

随着年龄增加，老年人常同时患有多种慢性疾病，往往需要联合应用多种药品，在社会老龄化加剧、老年人保健意识和自我药疗意识不断深化的情况下，多重用药已成为常见的老年问题之一。多重用药增加了药品之间产生不良反应的风险，是老年人不适当用药的主要原因之一，但多重用药不完全等同于不适当用药。老年人多病共存，多重用药的问题普遍存在，治疗中常多药合用，多重用药还包括与其他药物相互作用而风险未知的中成药。

二、老年废用综合征

1. 老年废用综合征概述

老年废用综合征是指老年人因长期卧床不活动或活动量不足，以及各种刺激减少，导致全身或局部的生理功能衰退，出现关节挛缩、肺部感染、压疮、深静脉血栓、便秘、肌肉萎缩、骨质疏松、肺功能下降，甚至智力减退等各种临床症状的综合征。

2. 常见的老年废用综合征

（1）失用性肌无力及肌萎缩。据相关研究显示，完全不运动的肢体肌力每天可减少1%～3%。这不仅影响局部，也会使全身肌力下降并导致肌萎缩，下肢比上肢更容易发生肌无力及肌萎缩。反过来，肌无力及肌萎缩能使肢体活动进一步受限，进而造成恶性循环。

（2）失用性关节挛缩畸形。失用性关节挛缩畸形是指由于先天性疾病、炎症及烧伤后遗症等原因导致老年人关节外软组织瘢痕形成，致使关节活动明显受限，可表现为局部关节变形、肌肉呈紧缩状态、关节活动范围减少或丧失、肢体活动障碍，严重影响日常生活活动。

（3）失用性骨质疏松症。失用性骨质疏松症属继发性骨质疏松症中的一种，是由于骨骼的机械张力刺激减少所引起的局部或全身性骨量丢失，由运动能力受限或功能障碍引起，也可发生于肌肉骨骼系统创伤或术后。失用性骨质疏松症可引起一系列并发症，如肾石病、肢体畸形及病理性骨折等。

（4）直立性低血压。直立性低血压是指一部分老年人在平时血压正常或偏高的情况下，当突然变换体位（特别是从平卧位起身或者蹲下之后站起来）时，由于老年人回心血量和心搏出量突然减少，导致眩晕、耳鸣、双眼发黑、恶心甚至神志不清等脑缺血症状。这时出现的血压偏低，就是直立性低血压。建议平卧位起身或者蹲下之后站起来时，动作一定要缓慢。有高血压的老年人一定要在医生的指导下服用降压药，避免因血压过低导致不必要的危险。

3. 评估方法

老年废用综合征按图 16-3 进行评估初筛。

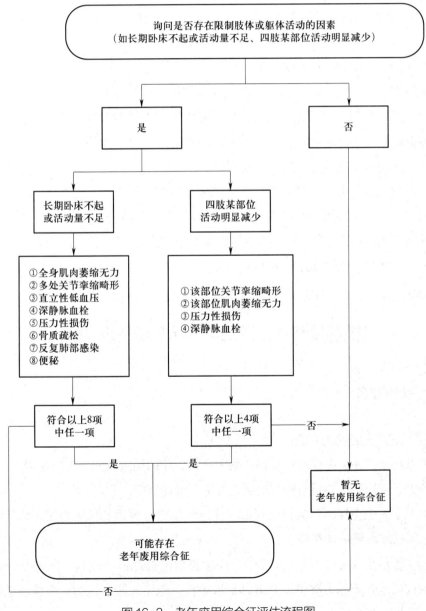

图 16-3 老年废用综合征评估流程图

4. 预防及康复方法

（1）运动训练。进行力量、耐久力和协调性的运动训练，以促使肌肉协调灵活，减轻废用综合征的症状。运动训练需要个体化。根据不同原因造成的运动障碍，选择有针对性的运动方法，如脑血管病所致偏瘫，可选择强制性运动疗法及减重行走等。训练时间要根据实际情况循序渐进，不能操之过急。

（2）关节活动。关节挛缩、疼痛、痉挛、长时间静止不动等是造成关节挛缩的原因。关节挛缩会阻碍肢体运动功能的恢复，也是导致残疾的重要原因。所以必须对此类患者定时变换体位，进行关节被动和主动活动。必要时也可进行机械矫正训练。

（3）防治骨质疏松。长期缺乏负重及肌肉活动等刺激，可使骨骼中的钙严重丢失，而运动可以调节神经内分泌，促进钙的吸收和利用。可根据老年人的身体状况选择适合的运动方式，包括行走、跑步等，体质较好的老年人可考虑选择负重运动。如果老年人不能自行站立，可帮助其靠在墙上站立，保持 70° ~ 90° 至少 30 min；也可以在平行杠内站立或行走，或借助支具站立或行走。

（4）减少直立性低血压的发生。发生老年废用时，需要定时变换体位，开始时动作要缓慢，以后可逐渐提速。平卧时，使头略高于脚，然后逐步抬高上身，从 15°、30°、45° 直到 90°，以老年人能耐受为度。对健侧肢体、躯干及头部做阻力运动，增加心搏出量，减少直立性低血压的发生。

技能操作1 评估老年人的跌倒风险

一、操作准备

1. 评估场所的选择与确定

（1）原则上，评估应尽可能在被评估者日常居住的场所完成。在除家以外的场所，如医院、养老机构等，必须与相关负责人员进行沟通核实。

（2）老年人能力评估师需提前联系，确定实施能力评估的日期。在评估过程中至少有一名家属或者照护者在场。

（3）准备至少 3 把椅子、1 张桌子。必须提前与被评估者或其家属进行确认是否具备该条件或是否有能力准备。若不具备该条件，老年人能力评估师需提前准备，保证评估当日具备符合要求的椅子和桌子。

2. 评估物品准备

（1）必须携带工作证明或老年人能力评估师证。

（2）携带纸质 Morse 跌倒评估量表和笔。

（3）被评估者需要提供与被评估事宜相关的医疗文书或证明材料。

二、操作步骤

1. 总体步骤

（1）老年人能力评估师在评估过程中判断是否需要进行跌倒风险评估。

（2）介绍老年人能力评估师及评估相关信息。向被评估者及照护者介绍跌倒风险评估的主要内容以及需要进行评估的环节，取得被评估者的配合。

（3）根据被评估者的真实情况，通过询问、观察、查询等方式，按照 Morse 跌倒评估量表逐项对被评估者进行跌倒风险评估，见表 16-4。

● 表 16-4　Morse 跌倒评估量表

项目	评分	评分细则
3 个月内的跌倒史 / 视觉障碍	无 =0 □	询问老年人及照护者近 3 个月内有无跌倒情况，老年人可能因记忆力下降或怕伤自尊而造成评分不准确
	有 =25 □	
医学诊断	无 =0 □	询问病史，查询病历记录
	有 =15 □	
使用助行器具	没有需要 / 完全卧床 / 照护者扶持 =0 □	能独自行走或完全不需要行走
	丁字形拐杖 / 手杖 / 学步车 =15 □	使用助行器具或需要人搀扶行走
	扶家具行走 =30 □	行走困难，需扶着家具、墙、扶手等行走
静脉治疗 / 置管 / 使用药物治疗	无 =0 □	使用麻醉药、抗组胺药、抗高血压药、镇静催眠药、抗癫痫药、抗痉挛药、轻泻药、利尿药、降糖药、抗抑郁药、抗焦虑药、抗精神病药
	有 =20 □	
步态	正常 / 卧床 / 轮椅代步 =0 □	步态正常或完全卧床患者
	乏力 / 年龄 ≥ 65 岁 / 直立性低血压 =10 □	双下肢虚弱乏力的老年人并不一定出现肌力及功能下降
	失调及不平衡 =20 □	因神经功能损伤或骨关节疾病等原因造成的一侧或双侧肢体运动感觉功能下降或残疾

续表

项目	评分	评分细则
精神状态	了解自己的能力 = 0 □	无认知障碍，遵医嘱，可因宣教而改变不良行为
	忘记自己的限制 / 意识障碍 / 躁动不安 / 沟通障碍 / 睡眠障碍 = 15 □	有认知障碍，过于自信，存在不遵医嘱的行为
评估总分		

注：总分 125 分，得分越高，说明发生跌倒的风险越大。低度风险总分 < 25 分，中度风险总分 25 ~ 45 分，高度风险总分 > 45 分。

2. 评估项目操作细则

（1）3 个月内的跌倒史 / 视觉障碍

1）25 分。25 分是指老年人有跌倒情况 / 视觉障碍。

2）0 分。0 分是指老年人无跌倒情况且无视觉障碍。

（2）医学诊断

1）15 分。15 分是指疾病大于 1 个。

2）0 分。0 分是指疾病小于等于 1 个。

注：此医学诊断是指现存疾患或长期存在的慢性病的诊断。

（3）使用助行器具

1）30 分。30 分是指老年人行走困难，需要扶着家具、墙、扶手等行走。

2）15 分。15 分是指老年人使用助行器具或需要人搀扶行走。

3）0 分。0 分是指老年人能够独立行走或完全不需要行走（如卧床、轮椅、照护者扶持）。

（4）静脉治疗 / 置管 / 使用药物治疗（使用麻醉药、抗组胺药、抗高血压药、镇静催眠药、抗癫痫药、抗痉挛药、轻泻药、利尿药、降糖药、抗抑郁药、抗焦虑药、抗精神病药）

1）20 分。20 分是指老年人正在接受此项治疗或正在服用药物。

2）0 分。0 分是指老年人没有接受此项治疗。

（5）步态

1）20 分。20 分是指老年人因神经功能损伤或骨关节疾病等原因造成的一侧或双侧肢体运动感觉功能下降或残疾。

2）10分。10分是指老年人的年龄超过65岁或有直立性低血压行走时双下肢虚弱乏力。

3）0分。0分是指老年人步态正常或完全卧床无法行走。

（6）精神状态

1）15分。15分是指老年人有认知障碍，但过于自信，存在不遵医嘱的行为。

2）0分。0分是指老年人无认知障碍，遵医嘱，可因宣教而改变不良行为。

三、注意事项

1. 在跌倒史询问过程中，老年人可能因记忆力下降或怕伤自尊而造成评分不准确，所以要询问照护者以获取准确信息。

2. 在查询医学诊断时要注意，同一系统疾病为同一诊断，如高血压和冠心病均为循环系统疾病，为一个诊断。

3. 评估是否需要行走辅助时，要仔细观察其情况，可以结合平衡能力和活动能力作出判断。

4. 如使用特殊药物治疗，根据此药物医嘱执行的时间进行再评估记录，评分不累加（还是20分）。

5. 如果老年人卧床，不考虑年龄因素，步态评为0分；老年人可以下床但不是正常步态，根据情况判断损伤还是虚弱，选择对应分值，不考虑年龄因素。

6. 对于精神认知问题，老年人能力评估师可以多问几个问题，通过比较询问的问题或与老年人沟通的情况，判断老年人精神和认知是否存在障碍。

技能操作2　评估老年人的疼痛

一、操作准备

1. 评估场所和评估时间的确定。

2. 评估物品准备

（1）必须携带工作证明或老年人能力评估师证。

（2）携带纸质疼痛评估表和笔。

（3）被评估者需要提供与被评估事宜相关的医疗文书或证明材料。

二、操作步骤

1. 总体步骤

（1）老年人能力评估师在评估过程中判断是否需要进行疼痛评估。

（2）介绍老年人能力评估师及评估相关信息。向被评估者及照护者介绍疼痛评估的主要内容以及需要进行评估的环节，取得被评估者的配合。

（3）根据被评估者的自述及照护者的协助，按照疼痛评估表逐项对被评估者进行疼痛评估，见表 16-5。

2. 评估项目操作细则

◉ 表 16-5 疼痛评估表

姓名　　　　　　　年龄　　　　　　　时间	
老年人能力评估师	
疼痛强度 0 —— 1 —— 2 —— 3 —— 4 —— 5 —— 6 —— 7 —— 8 —— 9 —— 10 　　0 无痛　　　　　　　　　　　1 ~ 3 轻度疼痛（睡眠不受影响） 　4 ~ 6 中度疼痛（睡眠受影响）　　7 ~ 9 重度疼痛（严重影响睡眠）　　10 剧痛	
疼痛 性质	□刀割痛　□酸胀痛　□闷胀痛　□撕扯痛　□压榨痛　□牵拉痛　□烧灼痛 □针刺痛　□电击痛　□切割痛　□暴裂痛　□绞痛　　□其他　＿＿＿＿＿
伴随 症状	□恶心　　□呕吐　□便秘　□腹泻　□瘙痒　□口干　□眩晕　□麻木 □抑郁　　□焦虑　□发热　□其他　＿＿＿＿＿
加重和缓解因素	
性质	
范围	
严重程度	
时间	
疼痛对被评估者的影响	
社会和娱乐功能	
情绪、情感与焦虑	
人际关系	
职业	
睡眠	
运动	
日常生活活动能力	
特殊情况或补充说明	

三、注意事项

疼痛评估遵循的原则：重视被评估者的疼痛自述，获得详尽的资料；重视被评估者的精神心理状况；评估疼痛的严重程度；注重被评估者的年龄、性别、性格和文化背景；全面考虑被评估者的感觉水平、感觉因素、认知因素、行为因素。

技能操作 3　评估老年人的大小便失禁

一、操作准备

1. 评估场所的选择与确定。
2. 评估物品准备
（1）必须携带工作证明或老年人能力评估师证。
（2）携带纸质特殊事项记录单和笔。

二、操作步骤

1. 老年人能力评估师在评估过程中判断是否需要进行大小便失禁评估。

2. 介绍老年人能力评估师及评估相关信息。向被评估者及照护者介绍大小便失禁评估的主要内容以及需要进行评估的环节，取得被评估者的配合。

3. 根据被评估者的真实情况，通过询问的方式了解被评估者大小便失禁的情况并记录在特殊事项记录单中。

4. 小便失禁。询问老年人和照护者："在过去的一年中，是否曾经因尿液漏出而浸湿裤子？"若答"是"，则继续问："不自主漏尿的总天数是否达6天以上？"若两题均答"是"，则考虑小便失禁。

5. 大便失禁。询问老年人和照护者："在过去3个月中，是否曾经出现无法控制的大便排出？"若答"是"，则继续问："是否反复多次发生无法控制的大便排出？"若两题均答"是"，则考虑大便失禁。

三、注意事项

在询问时，老年人能力评估师应重点了解有无引起大小便失禁的暂时性病因。一般情况应包括患者的日常生活活动能力及可能产生大小便失禁的相关病史。在注意消化系统及泌尿系统病史的同时，还应注意全身疾病史。

技能操作4　评估老年人的多重用药

一、操作准备

1. 评估场所的选择与确定。

2. 评估物品准备

（1）必须携带工作证明或老年人能力评估师证。

（2）携带纸质老年人用药清单和笔。

二、操作步骤

1. 总体步骤

（1）老年人能力评估师在评估过程中判断是否需要进行多重用药评估。

（2）介绍老年人能力评估师及评估相关信息。向被评估者及照护者介绍多重用药评估的主要内容以及需要进行评估的环节，取得被评估者的配合。

（3）根据被评估者的真实情况，通过用药回顾的方式，将被评估者的用药情况详细地记录在老年人用药清单（见表16-6）中，以此对被评估者进行多重用药评估。

2. 评估项目操作细则

（1）进行用药回顾。请老年人拿出所有近期正在使用的药物，逐一清点，询问用法用量。

询问语言：

您正在使用哪些处方药、保健品、维生素、中药？

这种药品使用了多长时间？每天用多少次？每次用多少剂量？用法是什么？

（2）记录用药情况。将询问到的老年人用药情况如实地记录在老年人用药清单中。

● 表16-6 老年人用药清单

用药清单					
姓名　　　　　　　　 年龄　　岁			时间　　年　　月　　日		
药品名称	用药途径	用药频率	每次剂量	用药时程	特殊情况

（3）进行老年人多重用药评估。通过询问老年人用药，记录用药清单，并进行统计，若服用5种或5种以上的药物，则该被评估者有多重用药风险。

三、注意事项

1. 记录药品名称时，除记录药品通用名外，也要记录商品名，药品的剂型、规格，以便提供更详尽的资料参考。如"苯磺酸氨氯地平片"为通用名，"络活喜"为商品名，"片剂"是剂型，"5 mg/片"是规格。

2. 药品的使用时间，需要具体询问该药物已经使用的时间为几年、几月或几天。如老年人服药经常不规律，需要在特殊情况中说明。

3. 药品用法需要具体询问药品的使用方法，如内服、外用或其他用法。还需要询问每次使用的剂量是多少，如某种药品无确切剂量，则需记录每次用多少片、袋、支等信息，并在特殊情况中说明。

第三节　风险评估

一、老年人照护安全性风险评估

1. 跌倒/坠床

（1）跌倒/坠床的概念。跌倒/坠床是指突发、不自主的、非故意的体位改变，倒在地上或更低的平面上。跌倒 / 坠床是老年人最常见的安全问题之一，老年人跌倒 / 坠床后会产生严重的不良后果，如软组织损伤、骨折、心理创伤及损伤后长期卧床导致一系列的健康问题。根据跌倒 / 坠床的风险因素进行有针对性的风险评估，有利于降低跌倒 / 坠床发生的概率和损伤的严重程度。

（2）跌倒 / 坠床的风险评估

1）评估老年人发生跌倒的风险级别，筛查跌倒高危老年人可采用 Morse 跌倒评估量表，具体详见本章第二节。

2）老年人跌倒与居住环境及自身衣着有关。跌倒多发生于室内，其中 1/3 的跌倒发生在卧室，其次发生在门口、洗澡间、厨房、楼梯、书房等。

本教材对老年人居住环境因素和衣着进行安全性风险评估。

①对室内灯光的评估（见表 16-7）。

● 表 16-7　室内灯光评估表

序号	评估内容	评估结果
1	居家灯光是否合适	□是　□否
2	楼道与台阶的灯光是否明亮	□是　□否
3	电灯开关是否容易打开	□是　□否
4	在床上是否容易开灯	□是　□否
5	存放物品的地方是否明亮	□是　□否

②对地面（板）的评估（见表 16-8）。

● 表 16-8　地面（板）评估表

序号	评估内容	评估结果
1	地面是否平整	□是　□否
2	地毯（垫）是否平放	□是　□否
3	地板的光滑度和软硬度是否合适	□是　□否
4	地板垫子是否无滑动	□是　□否
5	有溢出的液体是否立即擦干净	□是　□否
6	地面上是否无杂乱的障碍物	□是　□否
7	通道上是否无电线	□是　□否

③对卫生间的评估（见表 16-9）。

● 表 16-9　卫生间评估表

序号	评估内容	评估结果
1	浴缸或浴室内是否使用防滑垫	□是　□否
2	洗刷用品是否放在容易拿到的地方	□是　□否
3	马桶周围、浴缸或淋浴间是否有扶手	□是　□否
4	是否容易在马桶上坐下和站起来	□是　□否
5	浴缸是否过高	□是　□否

④对厨房的评估（见表 16-10）。

● 表 16-10　厨房评估表

序号	评估内容	评估结果
1	是否不用攀爬、弯腰或影响自己的平衡就可以很容易地取到常用的厨房用品	□是　□否
2	厨房内灯光是否明亮	□是　□否
3	是否常将溢出的液体立刻擦干净	□是　□否
4	是否有良好的通风设备	□是　□否
5	是否有烟雾报警装置	□是　□否
6	是否有家用灭火器	□是　□否

⑤对客厅的评估（见表 16-11）。

● 表 16-11　客厅评估表

序号	评估内容	评估结果
1	是否可以很容易地从沙发椅上站起来	□是　□否
2	过道上是否无电线、家具和凌乱的东西	□是　□否
3	家具是否放置在合适的位置，使得开窗或取物时不用弯腰或把手伸得太远	□是　□否
4	窗帘等物品的颜色是否与周围环境不相近	□是　□否

⑥对楼梯、台阶、梯子的评估（见表16–12）。

● 表16–12　楼梯、台阶、梯子评估表

序号	评估内容	评估结果
1	是否能清楚地看见楼梯的边缘	□是　□否
2	楼梯与台阶的灯光是否明亮	□是　□否
3	楼梯上下是否有电灯开关	□是　□否
4	每一级楼梯的边缘是否安装防滑踏脚	□是　□否
5	楼梯的扶手是否坚固	□是　□否
6	楼梯和梯凳是否短而稳固，且梯脚装了防滑胶套	□是　□否

⑦对老年人衣服和鞋子的评估（见表16–13）。

● 表16–13　老年人衣服和鞋子评估表

序号	评估内容	评估结果
1	是否穿有防滑鞋底的鞋子	□是　□否
2	鞋子是否有宽大的鞋跟	□是　□否
3	在房间以外的地方是否穿着上街的鞋子而不是拖鞋	□是　□否
4	穿的衣服是否合身且没有悬垂的绳子	□是　□否
5	是否坐着穿衣	□是　□否

⑧对周边环境的评估（见表16–14）。

● 表16–14　周边环境评估表

序号	评估内容	评估结果
1	阶梯的边缘是否已清楚地标明	□是　□否
2	阶梯的边缘是否有自粘的防滑条	□是　□否
3	阶梯是否有牢固且容易抓的扶手	□是　□否
4	房子周围的小路情况是否良好	□是　□否
5	夜晚时小路与入口处的灯光是否明亮	□是　□否
6	车库的地板是否没有油脂和汽油	□是　□否
7	房子周围的公共场所是否修缮良好	□是　□否

　　注：在进行居住环境因素和衣着安全性风险评估时，如评估结果为"否"，则表示存在风险。出现"否"的次数越多，表明跌倒/坠床的风险越高，照护者需高度重视，并制定相应的照护措施。

2. 烫伤

（1）烫伤的概念。烫伤是指由高温液体、高温固体或高温蒸汽等所致的损伤，主要临床表现为皮肤红肿、水疱以及疼痛。老年人感觉功能减退，加上行动不便，存在发生烫伤的风险，照护者应能识别生活中存在的可能导致老年人烫伤的风险并及时排除。

（2）烫伤的风险评估

1）年龄。年龄是指老年人的年龄大于等于 70 岁。

2）意识。意识是指老年人的精神异常或意识存在障碍。

3）处理能力。处理能力是指老年人存在自理缺陷，完全无法自理或需要帮助。

4）感觉。感觉是指老年人感觉降低。

5）既往史。既往史是指老年人有烫伤史。

注：有上述风险因素之一者列为烫伤危险者，具有上述两种及以上风险因素者列为烫伤高风险者，照护者需高度重视，并制定相应的照护措施，每周评估一次。

3. 走失

（1）走失的概念。老年人走失的主要原因是阿尔茨海默病。近年来，随着患有阿尔茨海默病的老年人数量增多，走失的老年人也越来越多，所以在判断老年人走失风险时要通过简易智力状态检查量表对老年人的认知功能进行评估，以便更好地预判老年人走失风险。

（2）走失的风险评估。简易智力状态检查量表在临床上常用于评估老年人定向力、注意力、计算能力、记忆力、语言能力、理解能力及行动能力、结构能力。

通过询问老年人日常生活中遇到的问题，要求老年人进行一些简单的计算、语言表达及作图等来判断和评估老年人的基本智能和精神状态。具体详见第十章第一节相关内容。

4. 噎食

（1）噎食的概念。噎食是指食物团块完全堵塞声门或气管引起的窒息，是老年人猝死的常见原因之一。导致噎食的常见食物有肉类、地瓜、汤圆、包子、豆子、花生、瓜子等。

（2）噎食的风险评估。噎食的风险评估可采用噎食风险评估表（见表16–15）。

5. 压力性损伤

（1）压力性损伤的概念。压力性损伤是指皮肤或潜在皮下软组织的局限性损伤，通常发生在骨隆突处或皮肤与医疗设备接触处。老年人因肢体功能障碍、长期卧床容易造成局部皮肤受压、弹性下降、血液循环障碍，易并发压力性损伤。

● 表 16-15 噎食风险评估表

序号	可能导致噎食的因素		评估结果
1	既往发生过噎食现象		□是　□否
2	药物副反应	锥体外系反应	□是　□否
		唾液分泌减少、口干	□是　□否
3	脑器质性疾病	中重度痴呆	□是　□否
		抢食	□是　□否
		脑血管意外后遗症	□是　□否
		有癫痫发作史	□是　□否
4	精神症状	进食速度过快	□是　□否
		言语过多	□是　□否
5	生理因素	牙齿脱落影响咀嚼功能	□是　□否
		咳嗽、吞咽反射减退	□是　□否

注：有上述风险因素之一者均列为噎食危险者，具有上述两种以上风险因素者列为噎食高风险者，照护者需高度重视，并制定相应的照护措施。

（2）压力性损伤的风险评估。具体详见第九章第三节的相关内容。

6. 昏厥

（1）昏厥的概念。昏厥为一过性意识丧失，是指由一过性脑组织低灌注引起的迅速发生的、短暂的、自限性的意识丧失。发作时因肌张力降低，不能维持正常体位而跌倒，是由大脑供氧短暂中断引起的一种临床综合征。

脑供血中断或严重不足时间达 6 ~ 8 s 或 20% 的脑供氧量减少可导致意识丧失，发生昏厥。昏厥可出现于任何年龄的人群，其发生率随年龄增长而增加。与中青年人相比，老年人因昏厥导致住院和死亡的风险更大。

通过昏厥风险评估，对引起昏厥的可控因素进行干预，加强防范措施，尽量降低昏厥的发生。

（2）昏厥的风险评估

1）收缩压 < 90 mmHg 的低血压者。

2）血细胞比容 < 30% 的贫血者。

3）血钾 < 3.5 mmol/L 的老年人。

4）患有严重心脏病、冠心病、心力衰竭、高血压、帕金森病、癫痫、糖尿病、心电图异常的老年人。

5）药物因素。使用降压药、抗心绞痛药、抗抑郁药、抗心律失常药、利尿剂和QT间期延长药的老年人。

6）既往病史。有猝死家族史和昏厥史的老年人。

注：有上述风险因素之一者列为昏厥危险者，具有上述两种及以上风险因素者列为昏厥高风险者，照护者需高度重视，并制定相应的照护措施。

7. 窒息

（1）窒息的概念。窒息是指人体的呼吸过程由于某种原因受阻或异常而导致全身各器官组织缺氧，主要表现为呼吸极度困难，口唇、颜面青紫，心跳加快而微弱，死亡率高。

（2）窒息的风险评估

1）生理因素。老年人的年龄大于65岁，体内器官老化，痴呆，吞咽功能生理性减退或丧失。

2）饮食习惯。饮食习惯是指老年人喜进食黏性食物或较大固体食物，如汤圆、馒头等。

3）进食习惯。进食习惯是指老年人进食速度太快，吃东西时说话等。

4）药物因素。药物因素是指老年人使用药物，如镇静安眠药、抗焦虑药等。

5）偏瘫失语，活动受限（如咀嚼乏力、咀嚼困难、咳嗽反射减弱等）的老年人。

6）感觉功能异常者。

7）既往病史。曾有哽噎窒息史的老年人。

注：有上述风险因素之一者列为窒息危险者，具有上述两种及以上风险因素者列为窒息高风险者，照护者需高度重视，并制定相应的照护措施。

8. 多重用药

（1）多重用药的概念。多重用药是指同时使用多种药品，包括处方药品、非处方药品、中药和保健品。目前一般认为同时使用大于或等于5种药品即为多重用药。

（2）多重用药的风险评估。目前，国际上应用较多的老年患者多重用药评估工具是ARMOR，即A—评估（assess），R—审查（review），M—精简（minimize），O—优化（optimize），R—再评估（reassess）。该工具将评估、审查、最大限度地减少不必要的药物、优化治疗方案和再评估整合为一体，具有评估多重用药的功能，有助于监控和优化老年患者用药。

若被评估者在遵从ARMOR评估后，仍有使用5种或5种以上药物的情况，则视为该被评估者有多重用药的安全风险。

因药物种类繁多而复杂，老年人能力评估师无法完全掌握老年人用药是否合理，目前仍然需要临床医生的专业指导。

二、老年人照护心理和行为风险评估

老年人照护心理和行为风险主要包括自伤自杀风险及攻击行为风险。

1. 自伤自杀风险评估

（1）自杀。世界卫生组织（WHO）2004年将自杀定义为自发完成的、故意的行动后果，行为者本人完全了解或期望这一行动的致死性后果。

1）自杀死亡。自杀死亡的基本特征是采取了伤害自己生命的行动，该行动直接导致了死亡的结局。

2）自杀未遂。自杀未遂的基本特征是采取了伤害自己生命的行动，但该行动没有直接导致死亡的结局。

3）自杀意念。自杀意念的基本特征是有了明确的伤害自己的意愿，但没有形成自杀的计划，没有行动准备，更没有实际的伤害自己的行动。

（2）自伤。自伤是以任何方式做出伤害自己身心健康的行为，但该个体并没有想结束自己生命的意愿。

（3）自伤自杀的危险因素

1）精神障碍。超过90%的自杀者有精神障碍，自杀率较高的精神疾病包括：抑郁症、精神分裂症、酒依赖、人格障碍、严重的药源性焦虑等。

2）躯体疾病。躯体疾病包括恶性肿瘤、迁延不愈的慢性躯体疾病、严重外伤导致的身体残疾等，严重地影响了患者的生活质量，造成了患者难以承受的经济负担。

3）遗传因素。自杀有一定的遗传学基础，且家庭成员间对自杀的认同和模仿都是危险因素。

4）心理社会因素。心理社会因素包括孤僻离群、极度自卑或自责、过度依赖、家庭成员矛盾、亲友死亡、丧偶、人际关系恶劣等。

5）环境因素。环境因素是指老年人居住的环境存在安全隐患，如玻璃窗不能抗冲撞、易碎，电源插座暴露于患者可触及的区域等。

6）工作人员因素。工作人员的因素主要包括：对有自伤自杀风险的患者未加强监护；工作人员的言语不慎，也会使患者感到绝望。

危险因素不是一成不变的，所以评估应是持续的、动态的，发现变化的危险因素要及时进行干预。

（4）自杀的危险信号。自杀者在自杀前往往会通过各种方式向周围人传递自杀的信息，这也是他们向周围人发出的求助信号。作为照护者可以根据老年人言行中流露出的种种信息识别出有自杀风险的老年人，及时做进一步的评估和了解。

（5）自杀的评估工具。自杀常用的评估工具为自杀风险因素评估量表，本量表分为三个模块，见表16-16。

表16-16 自杀风险因素评估量表

项目			得分
一类危险因素	抑郁症	轻中重	
	自杀观念	有无	
		频度	
		程度	
		时程	
	自杀企图	频度	
		计划性	
		坚定性	
	自我评价		
	自杀方式	有无	
		可救治性	
	无望		
	无助		
	酒药滥用		
二类危险因素	年龄		
	性别		
	婚姻状况		
	职业状况		
	健康状况		

项目		得分
三类危险因素	人际关系不良	
	性格特征	
	家庭支持	
	事业成就	
	人际交往	
	应激事件	
	自知力	
总分		
评定者		
评估日期		

计分方法：

1）一类危险因素（总分28分）

a. 抑郁症：1轻；2中；3重。

b. 自杀观念

有无：0无；1有。

频度：1偶尔；2经常。

程度：1轻度；2强烈。

时程：1短暂；2持续。

c. 自杀企图

频度：1偶尔；2多次。

计划性：1盲目；2有计划。

坚定性：1犹豫；2下决心。

d. 自我评价：1自责，自我评价低；2自罪。

e. 自杀方式

有无：1无具体的方式；2方法容易达到和实施。

可救治性：1容易发现可救治；2隐秘难以救治。

f. 无望：0无；2有。

g. 无助：0无；2有。

h. 酒药滥用：0无；2有。

2）二类危险因素（总分8分）

a. 年龄：0 < 45岁；1 ≥ 45岁。

b. 性别：1女；2男。

c. 婚姻状况：0已婚；1未婚；2离异或丧偶。

d. 职业状况：0在职、在校；1失业、无业。

e. 健康状况：0身体健康；1患病多年（未影响功能）；2患病多年（影响功能）。

3）三类危险因素（总分7分）

a. 人际关系不良：0无；1有。

b. 性格特征：0积极乐观；1内向、自卑、冲动。

c. 家庭支持：0良好；1差。

d. 事业成就：0事业有成；1一事无成。

e. 人际交往：0交友多；1交友少。

f. 应激事件：0无；1有。

g. 自知力：0良好；1自知力差。

4）评估结果

a. 10分以下为较安全，应每月评估1次。

b. 11 ~ 20分为危险，应每周评估1次。

c. 21 ~ 30分为很危险，应每天评估1次。

d. 31 ~ 43分为极度危险，应每天评估1次。

2. 攻击行为风险评估

（1）攻击行为的概念。攻击行为是以伤害另一生命的身体或心理为目的的行为，即对他人的敌视、伤害或破坏性行为，包括身体、心理或言语等方面。

（2）攻击行为的观察要点

1）精神病性症状。精神病性症状包括幻觉、妄想、易激惹、意识障碍。

2）性格特征。性格特征从被评估者受到外界影响和挫折时的应对方式、既往有无攻击史及生长环境影响三个方面体现。

3）治疗依从性。依从性也称顺从性、顺应性，是指患者按医生规定进行治疗、与医嘱一致的行为，习惯称患者"合作"；反之则称为非依从性。依从性可分为完全依从、部分依从（超过或不足剂量用药、增加或减少用药次数等）和完全不依从三类，在实际治疗中这三类依从性各占1/3。患者对于具体用药的依从性，即为该具体药物的依从性。

4）常用的攻击行为风险评估量表。常使用暴力风险评估量表（HCR-20）评估老年人的攻击行为风险。

该量表通过评估三个方面的情况来预测攻击行为的发生风险，包括历史因素、临床因素和风险控制因素，共20个条目，是目前应用最为广泛的攻击行为风险评估量表，见表16-17。

● 表16-17 暴力风险评估量表（HCR-20）

因素	序号	评估内容	选项			得分
			不存在	可能存在	确实存在	
历史因素	H1	既往有暴力行为史				
	H2	第一次发生暴力行为时年纪轻				
	H3	社会支持系统差				
	H4	失业				
	H5	物质滥用				
	H6	精神疾病				
	H7	心理疾患				
	H8	适应不良				
	H9	人格障碍				
	H10	管教不善				
临床因素	C1	无自知力				
	C2	消极态度				
	C3	精神症状明显				
	C4	冲动				
	C5	治疗效果差				
风险控制因素	R1	计划不易实施				
	R2	环境不安定				
	R3	缺乏支持				
	R4	缺乏依从性				
	R5	压力				

评定标准：本量表的选项部分，属于哪项在相应的位置打"√"；如选项为确实存在，每项为1分。得分越高，暴力发生的风险越大。

三、老年人照护环境及辅助器具应用性的风险评估

1. 老年人照护环境风险评估

老年人照护环境与老年人照护风险如跌倒、坠床、烫伤等息息相关，可以分别从各种角度对其涉及的环境风险进行评估，见表16-18。

● 表 16-18　老年人照护环境风险评估

环境风险因素	照护风险
地面不平、湿滑、有障碍物，灯光昏暗或刺眼等	跌倒
床、平车未使用护栏，未采取固定措施	坠床
设施、设备放置位置不合理	烫伤
床褥不符合防压疮要求，换洗不勤等	压力性损伤
照护者对误吸认知不足或无认知，未改变进食体位或方法	误吸
环境通风差，空气刺激性强，物品、食物摆放位置不当，排痰工具缺失等	窒息
床上东西繁多，身上衣物不整，环境拥挤	导管滑脱

2. 辅助器具应用风险评估

辅助器具应用风险与辅助器具的质量、使用方法、摆放位置及适配性密切相关。

（1）辅助器具的质量。辅助器具如拐杖、轮椅、助行器的质量要认真检查，必须达标，否则老年人使用之后跌倒和发生意外的风险会大大增加，造成不必要的二次损伤，可能会产生极其严重的后果。

（2）辅助器具的使用方法。辅助器具如拐杖、轮椅、助行器等的使用，需要有专业的指导和训练，不仅是对老年人本身，更要落实到对照护者的培训。错误地使用辅助器具会增加老年人发生危险的可能性。

（3）辅助器具的放置。老年人由于各方面功能皆有减退，辅助器具使用之后一定要放置在安全的地方，避免辅助器具变成老年人日常起居的障碍物，从而降低各种意外发生的风险，如助行器应折叠归置、轮椅应收起并锁死后放在角落或特殊的位置。

（4）辅助器具的适配性。辅助器具的适配性是指要通过自身评估选择出最适合老年人的辅助器具种类。如轮椅的选用，认知功能障碍或上肢活动功能减退或协调功能减退的老年人应尽量选用普通轮椅而非电动轮椅；若只是下肢功能障碍而其他功能较为完好的老年人可以选用操作性高的电动轮椅，以便培养老年人的操作能力和协调能力。

四、老年人照护风险评估报告

1. 老年人照护风险评估报告的构成和意义

老年人照护风险评估报告主要分为四部分：基本信息、安全性风险、心理和行为风险、环境及辅助器具风险。在整个评估过程中，需要老年人能力评估师具有全面充分的风险防范意识及风险控制能力，及时给予被评估者适当可行的照护建议，降低老年人的照护风险，减少意外及损伤的发生，对老年人能力的恢复起到积极的作用。因此，客观、规范地填写老年人照护风险评估报告尤为重要。

2. 老年人照护风险评估报告的内容（见表 16-19）

● 表 16-19　老年人照护风险评估报告

姓名		年龄	岁	性别	男 / 女	档案号	
文化程度		吸烟	是 / 否	饮酒	是 / 否	身高 /cm	
体重 / kg		BMI（体重 / 身高^2）				评估时间	
所患疾病							
	项目	是否存在安全风险			风险等级		
安全性风险	跌倒 / 坠床	是□ 否□			低□ 中□ 高□		
	烫伤	是□ 否□			低□ 高□		
	走失	是□ 否□					
	噎食	是□ 否□			低□ 高□		
	压力性损伤	是□ 否□			轻度□ 中度□ 高度□ 极高□		
	昏厥	是□ 否□			低□ 高□		
	窒息	是□ 否□			低□ 高□		
	多重用药	是□ 否□					
心理和行为风险	自伤自杀风险	是□ 否□			较安全□ 危险□ 很危险□ 极度危险□		
	攻击行为风险	是□ 否□					
环境及辅助器具风险	环境风险	是□ 否□					
	辅助器具风险	是□ 否□					
结论：							

3. 老年人照护风险评估报告的填写原则

按照报告对应的风险评定标准，逐一、客观、规范地评估老年人是否存在安全风险并判定风险等级，同时在"结论"栏逐项填写存在的安全风险及其风险等级。

第十七章

康复指导

第一节 能力康复指导

一、经济学效果评价的基础知识

在根据评估结果给失能老年人提出康复方案时，必须考虑方案的经济学价值，尽量以更低的成本达到相同的康复效果。因此老年人能力评估师需掌握卫生经济学评价的相关知识。

卫生经济学评价是经济学评价的一个分支，主要是运用经济学评价的理论和方法研究卫生领域资源的投入和产出，即成本和结果。由于卫生资源的稀缺性，经济学评价的重点是选择，简而言之就是控制能力恢复的成本。

治疗成本分为直接成本和间接成本。直接成本是治疗方案实施直接消耗的资源或所花的代价，包括检查费、手术费、家庭病房费用、康复费、康复器具费用等。间接成本是治疗措施或卫生服务实施过程中所导致的间接代价，是由于疾病而丧失的资源，包括由疾病引起的工作能力减退或失去劳动力所造成的损失，以及疾病所致的疼痛和死亡给患者带来的心理伤害等隐性成本。所以制定康复方案应充分考虑方案的直接成本和间接成本。

二、辅助器具应用的基础知识

辅助器具评估与适配技术是一种与物理治疗、作业治疗和言语治疗并列的康复医学治疗技术，即康复辅助技术。

辅助器具评估适配中心通常设立在康复医疗机构内部，机构除了提供康复治疗（物理治疗、作业治疗、言语治疗等）外，也提供关于辅助器具的评估适配服务，并根据患者的需求开具辅助器具处方，使患者重新融入家庭和社会。

老年人能力评估师应在辅助器具专业人士的指导下对服务对象的辅助器具适配方案进行优化。

1. 辅助器具适配化选择

辅助器具的选择应遵循必要原则和最小限度原则。

（1）行走困难老年人的选择。行走困难的老年人可以根据个人平衡能力、下肢支持能力、手部握力的不同，依次选择以下辅助器具。

1）手杖。手杖是老年人最常用的拐杖，有单脚手杖、多脚手杖。为老年人选择手杖时，应根据其身体状况、居家及社区环境的不同进行选择。同时根据老年人的身高选择高度合适的手杖。

2）肘杖。相比于手杖，肘杖能更有效地支撑身体，减轻下肢承受的负荷。肘杖不仅更加方便灵活，还可以避免因错误使用腋杖而导致的臂丛神经损伤，但肘杖的稳定性略低于腋杖。肘杖主要适用于手指和手关节不能承受强负荷，或者肘关节不能自由伸展的老年人。

3）腋杖。腋杖是最为稳定的杖类辅助器具，用于上肢和躯干有一定肌力的截瘫、外伤较严重的老年人。腋杖是通过把手而不是靠腋垫负重，否则容易因长期压迫造成臂丛神经损伤，最后导致手指发麻甚至变形，造成不良的后果。

4）助行器。助行器适合下肢支撑力和平衡能力都较差，但上肢具备握力和操控能力的偏瘫、截瘫老年人练习站立和短距离行走。助行器可分为标准型助行器和轮式助行器。

5）轮椅。轮椅是使用最为普遍的一种辅助器具，其种类繁多，可以根据使用者的上肢力量、灵活性、认知能力、反应程度而选择，也要根据行走距离、环境、时间长短选择不同操作方式的轮椅，如他人助推轮椅、手推轮椅、电动（机动）轮椅等。

（2）提高生活自理能力老年人的选择。为提高老年人生活自理能力及生活质量，根据老年人的需求提供个性化的辅助器具选择。

1）进食类辅助产品。进食类辅助产品包括防洒盘、碗，如易握持的碗、粗柄勺、掌套式勺、吸嘴式杯子、斜口水杯等。

2）如厕辅助产品。如厕辅助产品包括特制坐便器、坐便椅、便盆、尿液收集袋、床用小便器等。

3）清洁、洗澡辅助产品。清洁、洗澡辅助产品包括粗柄牙刷、无抓握能力者使用的手掌套式牙刷、淋浴椅、盆浴板、用于卧床者洗浴用的简易或充气式浴槽等。

4）计算机辅助器具。计算机辅助器具包括鼠标、特殊键盘、语音输入等。

5）操作和控制生活器具的辅助器具。操作和控制生活器具的辅助器具包括启盖器、钥匙扳手等。

（3）视力障碍老年人的选择。各类助视器包括光学助视器、电子助视器，可以帮助低视力的老年人更好、更有效地利用其视力，使视觉损伤的影响降至最低。

非光学性视觉障碍辅助产品包括辅助行走的盲杖，触摸式盲表，带语音提示功能的血压计、温度计、计算器等，还有用于学习交流的盲文写字板和笔、盲文打字机、盲用计算机、盲用计算机软件等，可以帮助全盲的老年人有效利用触觉、听觉等其他功能代偿视功能，提高老年人的生活能力。

（4）听力障碍老年人的选择。有听力障碍的老年人根据需要选择助听器，助听器的种类包括盒式助听器、耳背式助听器、耳内式助听器、耳道式助听器等。

有听力障碍的老年人也可选择听觉代偿辅助产品，如闪光门铃、震动闹钟、聋人用可视电话、可重复书写的沟通交流板等。

2. 辅助器具的发展趋势

（1）多元化。多元化是指不同人群对康复服务及辅助器具用品的个性化需求催生出了多元化的康复辅助器具产业。目前，国际市场上的康复辅助器具产品超过4万款，而我国市场仅有1万款左右。这充分说明随着生活水平的不断提高，残障群体的多元化康复产业日益增长。

（2）智能化。智能化日益成为推动辅助器具产业发展的动力。目前在辅助器具产业中，智能辅助器具的种类不断增多，很多智能产品能够根据不同的需求提供定位、健康监测、一键呼救、语音通话、运动检测等服务。

（3）人性化。由于老年人、残疾人、伤病人员的生活更多地依赖于家庭、机构，他们的生理和心理需求也发生了很大变化，这些生理和心理的微妙变化要求在照护服务细节上更加注意服务方法及沟通方式。充满人性化的康复服务和辅助器具，既兼顾了实用性、方便性，又兼顾了娱乐性和安全性，不仅很好地满足了人们的个性化需求，也让他们生活得更舒适、更有尊严。

（4）业态融合。业态融合是指随着康复服务模式的多元化发展，辅助器具产业涉及老年人、残疾人、伤病人员所处的居住环境、活动空间、生活条件、设施设备、用品用具等物质生活的方方面面。这些多样化的需求必然促使辅助器具不断地向适合他们个性化需要的辅助食品、休闲娱乐、康复医疗、家政服务等诸多产业渗透。

三、长期护理保险建议

长期护理保险是指对个体由于年老、疾病或伤残导致生活不能自理，需要在家中或疗养院治病医疗由专人照护所产生的费用进行支付的保险。

长期护理保险属于健康保险范畴，标的物为个体的身体健康状况。通常护理期限较长，可能为半年、一年、几年甚至十几年。护理的意义在于尽可能长地维持个体的身体机能而不是以治愈为主要目的。长期护理保险可以作为对护理费用的经济补偿。

长期护理保险保障的主要是老年人的日常照顾费用，或者由疾病或伤残引起的日常照顾费用。长期护理保险与医疗险的区别在于，医疗险主要保障医疗治疗所需要的费用，而长期护理保险主要用于保障一般生活照料所支付的费用，通常不包含医疗介入。老年人能力评估师应综合考虑服务对象当地政府的照护保险政策和服务对象的评估结果，为服务对象推荐合适的险种。

第二节 康复效果评价

一、评价照护计划对老年人能力维护与恢复的影响

1. 确定照护等级

根据老年人能力评估报告分级和老年综合征罹患情况的评估结果，对照护理需求等级评定表（试行）判断老年人所需要的照护等级，将失能老年人照护需求分为 5 个等级，即照护 0 级、1 级、2 级、3 级、4 级，见表 17-1。

● 表 17-1 护理需求等级评定表（试行）

照护等级	项目内容	
	老年人能力分级	老年综合征罹患项数
0 级	能力完好	1～2 项
1 级	能力完好	3～5 项
	轻度失能	1～2 项

续表

照护等级	项目内容	
	老年人能力分级	老年综合征罹患项数
2级	轻度失能	3～5项
	中度失能	1～2项
3级	中度失能	3～5项
	重度失能	1～2项
4级	重度失能	3～5项
	—	5项及以上

注：1. 照护级别的判定由两个方面的内容决定：老年人能力分级及老年综合征罹患项数。

2. 老年人能力分级参见第四章。

3. 常见的老年综合征包括跌倒、痴呆、衰弱、肌少症、尿失禁、谵妄、抑郁症、慢性疼痛、失眠、多重用药、老年帕金森综合征。

2. 照护计划对老年人能力维护与恢复的作用

在制订分级照护服务计划后，一级老年人能力评估师还要回顾整个照护服务计划，需要核对该照护服务计划的每一项措施细节，并考虑每一项措施细节能对老年人能力的恢复起到何种改善作用。

如果对评估效果不满意，需要进行照护服务计划及照护等级的调整。

二、照护效果评价

1. 失能老年人健康状况的改善

失能老年人健康状况的改善是服务效果评价中最核心最重要的内容，根据老年人能力评估的内容，主要包括老年人的日常生活活动能力、精神状态、感知觉与沟通、社会参与能力的改善。

（1）日常生活活动能力的改善。日常生活活动能力是评价功能恢复较为直观的依据。基本日常生活活动能力决定了老年人的生活自理情况，通过照护前后的评估情况对比可以直观地评价老年人生活自理能力改善的效果；工具性日常生活活动能力则能更加全面地评估老年人的生活质量和活动参与能力，这对提高生活质量至关重要，通过照护前后的评估结果可以较好地评价老年人在生活技能、社会交流方面能力的改善情况。

（2）精神状态的改善。认知功能、攻击行为、抑郁症状是评估老年人精神状态的三个重要指标，通过干预前后的评估结果，可以评价良好的照护是否可以进一步改善老年人的精神状态。

（3）感知觉与沟通的改善。感知觉与沟通包括意识水平、视力、听力、沟通交流，是评估老年人生活质量的重要指标，通过针对性的干预、辅助器具的应用，评估老年人在感知觉与沟通方面得到的改善和提升。

（4）社会参与能力的改善。社会参与能力是老年人与周围环境及社会交流的重要能力。良好的社会参与能力可以提高老年人生活质量、精神状态、自我认同感等。高质量的照护会通过生活能力、工作能力、时间/空间定向能力、人物定向能力、社会交往能力等方面的干预，提高老年人的社会参与能力。

2. 照护不良事件的防范

照护不良事件的防范也是评价内容的核心之一。老年人由于其特殊性，特别是失能或部分失能的老年人，在跌倒、误吸、烫伤、压力性损伤等方面有着很大的风险，这也是日常照护最基本和最重要的问题，不良事件的控制和防范反映了照护质量。

3. 照护的满意度

家属以及被照护老年人的满意度也是一个重要的评价指标。满意度是一种心理状态，是指一个人对一段关系质量的主观评价。它是客户的需求被满足后的愉悦感，是客户对产品或服务的事前期望与实际使用产品或服务后所得到的实际感受的相对关系。所以评价照护质量，除了客观指标以外，满意度作为主观指标也格外重要。

4. 照护者状况

照护者的负担受被照护者的年龄、失能程度、经济状况等因素的影响。照护效果受照护者的照护能力，即照护知识、照护技能等因素的影响。

5. 居家环境

居家环境的评价主要包括安全性、稳定性、适老化的改造和配置。居家环境的改善可以提升老年人的生活质量。

第十八章

评估管理

第一节　质量管理

一、质量管理基本知识

质量是指一组固有特性满足要求的程度。其中固有特性包括理化特性、感官特性、行为、时间、功能等内容。要求则包括明示的要求、通常会隐含的要求、必须履行的要求、期望的要求等。

质量管理是为了使质量能满足不断更新的顾客要求而展开的策划、组织、计划、实施、检查、改进等综合管理活动。

质量管理体系是在质量方面指挥和控制组织的管理体系。质量管理体系是组织内部建立的，为实现质量目标所必需的、系统的质量管理模式，是组织的一项战略决策。

老年人能力评估的质量管理是确定该评估的质量方针、目标和职责，并通过质量体系中的质量策划、控制、保证和改进来使其实现的全部活动。简言之，就是以适用性和市场化来进行老年人能力评估的质量管理。

二、质量管理体系设计的相关知识

建立、完善质量管理体系，一般要经历质量管理体系的策划与设计、质量管理体系文件的编制、质量管理体系的试运行、质量管理体系的审核与评审四个阶段，每个阶段又可分为若干的具体步骤。

1. 质量管理体系的策划与设计

该阶段主要是做好各种策划和设计工作。

（1）教育培训，统一认识。质量管理体系建立和完善，一般通过三个层次进行教育培训：第一层次为决策层，第二层次为管理层，第三层次为执行层。

（2）组织落实，拟订计划。质量管理体系的建设涉及一个组织的所有部门和全体职工，成立一个精干的工作班子，可分为最高管理者、工作领导班子、工作小组三个层次。

（3）确定质量方针，制定质量目标。质量方针应包含质量目标，结合组织的特点，确保各级人员都能理解和坚持执行。

（4）现状调查和分析。分析内容包括体系情况分析，组织结构分析，老年人能力评估师的组成、结构及水平状况的分析，管理基础工作情况分析等。

（5）调整组织结构，配备资源。在一个组织中除质量管理外，还有其他各种管理，必须将活动中相应的工作职责和权限分配到各职能部门。

2. 质量管理体系文件的编制

质量管理体系文件一般应在第一阶段工作完成后才能正式编制，必要时也可交叉进行。

（1）除质量手册需统一组织编制外，其他体系文件应按分工由归口职能部门分别编制，先提出草案，再组织审核，这样做有利于文件的执行。

（2）质量管理体系文件的编制应结合本单位的质量职能分配进行。

（3）制定质量体系文件明细表。

（4）为了提高质量管理体系文件的编制效率，减少返工，在编制过程中要加强文件各层次间、文件与文件间的协调性。

3. 质量管理体系的试运行

通过试运行考验质量管理体系文件的有效性和协调性，并对暴露出的问题采取改进措施和纠正措施，以达到进一步完善质量管理体系文件的目的。

4. 质量管理体系的审核与评审

质量管理体系审核的重点是验证和确认质量管理体系文件的适用性和有效性。

质量管理体系是在不断改进中加以完善的，质量管理体系进入正常运行后，仍然要采取内部审核、管理评审等各种手段以使质量管理体系能够保持和不断完善。

三、质量评价相关知识

1. 质量评价的含义

质量评价是指对评估工作具体满足规定要求的能力作出的系统检查。对老年人能力评估工作而言，质量评价可以是对评估过程、组织、体系、资料或老年人能力评估师的能力，以及评估质量、被评估者的满意度等多维度所进行的检验评定活动。

2. 质量评价的主要内容

（1）方法的评价。评价老年人能力评估所采用的方式、方法是否合理、合规、科学。

（2）内容的评价。评价老年人能力评估过程中涉及的内容是否全面、准确，使用的量表是否合适，指导建议是否合理，健康教育是否到位，初评、复核工作是否及时准确等。

（3）过程的评价。评价风险教育是否到位，评估过程中有无意外发生等。

（4）评估质量的评价。评价评估的结果是否真实、能否全面反映老年人的实际情况，初评、复评结果的一致性，被评估者的满意度，产生的社会效益如何等。

第二节 应急管理

一、意外事件应急预案的制定原则和要求

由于老年人能力和身体情况各有不同，在评估过程中各种可预测和不可预测的突发事件都有可能发生。意外事件应急预案与流程内容应立足于以人为本的理念，结合评估工作的实际情况，努力使评估工作人性化、规范化、程序化、制度化，力求最大限度地满足评估工作与老年人的实际需要。

预防和处置突发意外事件的原则包括以下内容。

1. 以人为本的原则

以人为本的原则是指把保障老年人的身体健康作为应急工作的出发点和落脚点，切实加强安全防护和科学指挥，最大限度地减少对老年人的损伤和危害。

2. 依法规范、决策科学的原则

依法规范、决策科学的原则是指在符合有关法律、法规和规章的前提下，做到与

相关政策相衔接，加强与政府及卫生行政主管部门的联系，提高预防和应对突发事件的水平，努力提升科学管理和指挥的能力。

3. 统一领导、分级负责的原则

统一领导、分级负责的原则是指坚持分级管理、分级响应的原则，根据突发事件的种类、性质、严重性，对生命、身体健康的影响范围等因素，分级启动相应的应急预案，落实岗位责任制，明确相关责任人的职责，建立职责分明、反应迅速、配合密切、处置高效的应对组织体系。

4. 平战结合、反应及时的原则

平战结合、反应及时的原则是指努力贯彻"预防为主"的方针，树立常备不懈的观念，经常性地做好应对突发事件的思想准备、预案准备、机制准备和工作准备，重点建立健全信息报告体系、科学决策体系，建立健全应急处置专业队伍，加强专业队伍培训并定期进行演练，确保突发事件发生时能够迅速反应、及时应对。

二、疾病应急处置的相关知识和注意事项

1. 突发疾病的应急处置

老年人突发疾病时，要立即拨打急救电话 120。测量老年人的生命体征（体温、脉搏、呼吸、血压），观察其意识状态及其他病情变化。积极配合医生进行抢救，遵医嘱给药。客观、真实、准确、及时、完整地做好相关记录。协助医生尽快通知被评估者家属。特殊情况需同时报告上级部门。

2. 跌倒／坠床的应急处置

（1）提供安全的、可预防跌倒／坠床的老年人评估环境。

（2）评估前对老年人做好预防跌倒／坠床的健康宣教。

（3）及时对有潜在跌倒／坠床隐患的老年人进行跌倒／坠床风险评估，以筛查高风险因素并进行重点预防，同时做好相关记录。

（4）被评估者不慎跌倒／坠床，老年人能力评估师应进行现场处理，并立即通知家属或照护者，必要时通知医生。

（5）初步评估被评估者情况。判断被评估者的意识，测量其血压、心率、呼吸，初步了解其受伤情况。

（6）医生到场后，协助医生进行检查。

（7）如病情允许，协助其移至病床或抢救室。

（8）向上级领导汇报。

（9）认真记录老年人跌倒/坠床的经过和抢救/处置过程。

（10）安抚被评估者及家属情绪，做好解释工作。

（11）组织讨论，分析跌倒/坠床因素，修改防范措施，加强安全教育。

3. 误吸/噎食的应急处置

（1）发生误吸/噎食后，要立即采取相应措施防止老年人窒息，同时立即请家属或照护者帮忙通知医生。

（2）当发现老年人发生误吸时，立即使其采取俯卧位，保持头低脚高，叩拍背部，尽可能使吸入物排出。

（3）及时清理口腔内的痰液、呕吐物等。

（4）监测生命体征和血氧饱和度，如出现严重皮肤发绀、意识障碍及呼吸异常，要立即进行心肺复苏，配合医生现场抢救。

（5）向上级领导汇报。

（6）认真记录老年人误吸/噎食发生的经过和抢救/处置过程，做好病情和抢救记录。

（7）安抚被评估者及家属情绪，做好解释工作。

（8）组织讨论，分析误吸/噎食因素，修改防范措施，加强安全教育。

4. 心肺复苏

心肺复苏是在人突然发病造成心跳、呼吸停止时，周围人在医生到来之前所能做的简单高效的急救方法，现实中不乏在救护车到来之前患者就被救回来的案例，所以熟练、正确地掌握心肺复苏的方法是居家照护的必备技能之一。

（1）操作准备

1）首先评估现场环境，要保证患者已经脱离危险环境才能进一步实施救治步骤。

2）拨打120叫救护车，并大声呼救。询问周围是否有医疗工作者或经过急救培训的人员；如果现场有多人，就需分工合作，有人呼救，有人进行急救。

3）检查患者的意识、脉搏和呼吸。拍患者肩膀并大声呼叫，观察其是否有反应；快速检查颈动脉是否有搏动（见图18-1）；对于非专业急救人员，可将耳朵靠近患者鼻孔确认是否有呼吸，同时注视其胸部观察是否有起伏。只要发现患者无反应且没有自主呼吸就应开始实施心肺复苏。

（2）操作步骤

1）胸外按压。找到胸骨中下段1/3处，即两乳头连线的中点位置，或剑突上两横指。把手掌根部放在两乳头连线中点位置，手掌根部重叠，双手十指交叉相扣，按压深度5～6 cm。按压频率控制在100～120次/min，保证胸廓充分回弹，尽量减少按压中断时间，如图18-2所示。

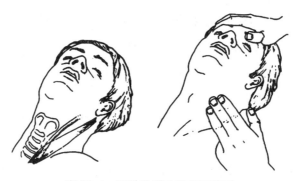

图 18-1　颈动脉搏动检查示意图

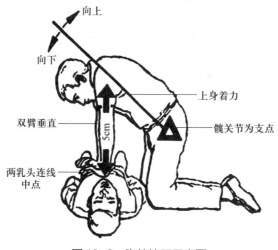

图 18-2　胸外按压示意图

2）开放气道。救援者需将患者姿势摆正为仰卧位置，并处于患者右侧以方便施救。一般采用托颌法 / 仰头抬颏法，左手掌根轻压于患者额头，并用右手食指与中指将患者的下巴轻轻抬起（见图 18-3），查看患者是否还有呼吸或呼吸是否顺畅。

开放气道是口对口人工呼吸前的必需动作，对于心跳呼吸停止、没有意识的患者，其肌肉是松弛的，因此舌根后坠，气道阻塞是非常常见的情况，而在人工呼吸前做开放气道的动作就是为了避免空气吹不进去。

3）人工呼吸。实施人工呼吸前要注意清理口腔。如可见有液体、固体异物、假牙等阻塞无意识患者的气道时，可采用手指清除法。人工呼吸时注意捏闭鼻孔，观察胸廓的起伏情况，口对全口、自然吸气、适力吹入。每次吹气持续 1 s 以上，连续吹气 2 次，使胸廓起伏。避免过度通气，不要吹气过多或吹气过猛，如图 18-4所示。

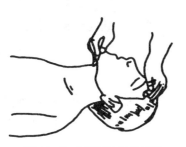

图18-3 开放气道示意图

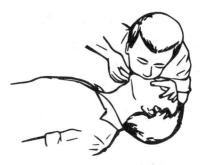

图18-4 口对口人工呼吸示意图

（3）注意事项

1）心脏复苏过程中，要确保患者仰卧于平地上，同时保证患者呼吸通畅，应以每个周期按压和通气比率为30：2（30次按压后予以2次人工呼吸）进行操作。

2）给予人工呼吸前，只要正常吸气即可，无须深吸气。所有人工呼吸均应该持续吹气1 s以上，保证有足够量的气体进入并使胸廓起伏。如第一次人工呼吸未能使胸廓起伏，可再次用仰头抬颏法开放气道，给予第二次通气。过度通气（多次吹气或吹入气量过大）可能会造成伤害，应避免。

3）做胸外按压，要求按压时手指必须向上抬起，不能触及患者的胸壁；按压过程中，双手肘关节必须伸直，利用身体重力垂直向下按压。

4）经过30 min的抢救后，若患者瞳孔由大变小，能自主呼吸，心跳恢复，紫绀消退，可认为心肺复苏实施成功。

5）终止心肺复苏的条件。终止心肺复苏的条件包括已恢复自主呼吸和脉搏，有医务人员到场。心肺复苏持续1 h之后，若患者瞳孔散大固定，心脏跳动和呼吸不恢复，则提示脑及心脏死亡。

三、矛盾冲突处理相关知识

1. 矛盾冲突的概述

矛盾冲突意味着分歧、敌意、对抗、争吵、打斗等，其含义极广，且形式不一。无论哪种形式的冲突，在评估工作中都可能发生。但评估工作的冲突与一般的人际冲突不同，它具有突发性、直接性、复杂性等特征。正确认识评估工作冲突的发生发展规律，弄清其产生的心理、行为、伦理等因素，对于避免评估工作的冲突、沟通老年人能力评估师与被评估者的关系具有极其重要的意义。

评估工作的冲突是指在评估工作中，老年人能力评估师与被评估者之间的分歧、争执或对抗。冲突可分为非纠纷性冲突与纠纷性冲突，后者是前者进一步激化的结果。

非纠纷性冲突包括期望冲突、观念冲突、情感冲突等。纠纷性冲突包括侵犯被评估者的隐私、评估意外等。

2. 矛盾冲突的过程

任何一种形式的冲突都不是纯粹偶然的，都有其发生的必然性，有其发生的条件和根据。一般说来，矛盾冲突的过程可分为四个阶段，即潜在的对立阶段、认知和个性化阶段、行为意向阶段、行为阶段。

（1）潜在的对立阶段。冲突的发生离不开一定的条件，但满足发生冲突的条件并不意味着冲突必然发生。冲突源主要包括以下三类。

1）沟通。沟通既是协调老年人能力评估师与被评估者关系的重要途径，也是造成双方冲突的主要原因。沟通作为冲突的原因，主要来自语言障碍及沟通渠道不畅，如表达不当或表达困难、产生误解等。

2）结构。结构方面主要是指评估部门人员职责不明、分工不清，相互推卸、相互扯皮的现象。这些都在无形中增加了潜在的冲突因素。同时，受被评估者及其家属年龄、病情、认识能力等因素的影响，需要对不同的被评估者选择不同的交流模式。在评估实践中如果模式运用不当，也可能增加被评估者及其家属的不满情绪。

3）个人因素。个人因素是指个体对他人接纳与否的态度。

在潜在的对立阶段，被评估者及其家属往往对评估管理等方面表现出不满情绪。态度上，由对评估者的尊重、热情，变得冷淡；语言上，显露出一些疑问或少言；行为上，表现出异常的关注和警惕等。

（2）认知和个性化阶段。如果在潜在对立阶段中的各种障碍或分歧不能引起双方的高度重视，并得到及时、有效的解决，相反出现了进一步的恶化且对客观的情境产生一定程度的影响，则潜在的冲突因素会在这一阶段显现出来，当被双方或一方知觉并表示不满时，冲突便由此产生。

在该阶段，被评估者及其家属对评估方的不满情绪渐渐明显，时而会表现出对评估方的抵触、发泄或戒备行为。此时，情绪对问题的处理会产生重要影响。一般说来，消极的情绪会导致破坏性冲突，并且在处理冲突时也容易简单化；相反，积极的情绪又会导致建设性冲突，在冲突中发现问题，开阔视野，并且在采取解决问题的办法时也具有创新性。

（3）行为意向阶段。行为意向阶段是指当双方之间产生了潜在的冲突，并明朗化之后，冲突的一方或双方就会采取行动以阻挠对方目标的实现，表明自己的立场、态度或期望，由此便进入了冲突的行为意向阶段。在这一阶段，冲突由潜在方式变成了外显方式，并且开始选择自己的对抗策略，明确地发泄不满。如被评估者及其家属用激烈的语言质问评估方，甚至实施了过激行为；听不进评估方的说明和解释；向评估方提出各种各样的要求；向有关部门反映自己的意见；通过媒体向社会传播等。

（4）行为阶段。在这一阶段，双方的冲突已经公开并付诸实施，彼此都希望通过冲突达到自己的愿望和目的。

3. 矛盾冲突处理流程

（1）矛盾冲突发生后，应立即向上级领导报告。

（2）领导应认真听取双方的意见，迅速采取积极有效的处理措施，争取及时解决，防止矛盾激化。针对被评估者及其家属的意见解释有关问题，如果双方能够接受，处理到此终止。

（3）对于不能终止的矛盾纠纷，应报告主管部门，有关部门接到报告或家属投诉后，应立即向当事部门了解情况，与家属、被投诉部门共同协商解决办法。如果被评估者及其家属能够接受，投诉处理即终止。

（4）对主管部门已接待，但仍无法解决的矛盾纠纷，建议被评估者及其家属按法定程序进行鉴定。

第十九章

健康教育

第一节　健康宣教

一、健康教育干预方案

健康教育工作的一般流程是：采集信息→分析信息→得出评估结果→制订干预方案→实施干预方案→评价干预效果并提出改进建议。

在这里主要是根据老年人能力评估结果，做出有针对性的健康教育干预方案（见表 19-1）。在实际评估过程中，会涉及老年人能力的很多方面，应该有条理、有针对性地对这些方面做出有指导意义的健康教育干预方案。

● 表 19-1　健康教育干预方案

老年人能力评估结果			健康教育干预方案
疾病相关	脑卒中后遗症（根据受限程度不同略有不同）	活动能力完全受限	①告知老年人及家属做好长期照护的准备 ②保持个人清洁卫生 ③保持皮肤干燥，勤换衣物及被褥 ④防压力性损伤及照护建议、指导 ⑤防意外跌倒 ⑥康复训练，遵医嘱进行 ⑦心理指导，包括老年人及照护者 ⑧了解危急情况并及时拨打 120

老年人能力评估结果			健康教育干预方案
疾病相关	脑卒中后遗症（根据受限程度不同略有不同）	活动能力部分受限	①告知老年人做好长期康复训练的准备 ②心理指导，保持平和乐观的心态 ③康复训练，遵医嘱进行 ④防意外跌倒 ⑤控制基础疾病
	慢性阻塞性肺病		①戒烟 ②预防感冒 ③接种肺炎及流感疫苗 ④必要时采用家庭氧疗并予以指导 ⑤用药指导，遵医嘱服药 ⑥了解危急情况并及时拨打120
	阿尔茨海默病等神经系统疾病		①告知老年人及其家属做好长期照护的准备 ②心理指导，老年人及照护者 ③防丢失，可在衣物上制作或在身上悬挂有个人信息的标识，包括姓名、联系电话、所患疾病 ④了解危急情况并及时拨打120
环境相关	居家环境适老化改造		①卫生间淋浴区及马桶处增设扶手及防滑垫 ②调整室内动线，减少不必要的障碍，必要时可在两侧增设扶手 ③居住地面注意防滑。卧室可采用地板，客厅等公共场所可使用反光度低、素色、易于清洁的防滑地砖 ④加强隔音，避免嘈杂。尤其是门窗的隔音效果要好 ⑤床的两侧最好不靠墙，既方便老年人上下床，也方便照护者照顾及整理床铺，必要时可在两侧安装床挡，防止老年人坠床 ⑥床周围设置呼叫器。呼叫器要放置在老年人触手可及的地方，以便于及时呼救 ⑦家具应安装防撞条，避免意外发生
	社会适应力相关		①鼓励老年人多和人接触，相互沟通交流 ②鼓励老年人多参加社区活动，丰富退休生活 ③鼓励老年人参加志愿者活动，增加社会认同感、获得感

二、健康教育评价

如何判定健康教育干预方案是否合理、有效？这就需要定期对老年人的能力进行效果评价。

1. 效果评价

（1）评价内容。评价内容包括营养状况、饮食习惯、吸烟情况、饮酒情况、运动情况、睡眠情况等，见表19-2。

● 表19-2 效果评价表

内容	干预前	干预后
营养状况		
饮食习惯		
吸烟情况		
饮酒情况		
运动情况		
睡眠情况		
服药情况		
心理状况		
康复情况		
居家环境		
患病情况		

效果评价的具体内容可根据实际情况增减，通过对比干预前后的变化来判断干预是否有效。

（2）评价时限。效果评价分为近期效果评价和中期效果评价。根据评价内容的不同，效果评价的时限也不同。如对高血压、糖尿病的效果评价，时限可以定为三个月；而居家环境的效果评价，时限可以定为一年；相关并发症的效果评价时限则可定为5～10年。

2. 分析效果评价，提出改进建议

分析效果评价，需要发现效果评价中出现的问题，并针对问题提出改进建议。例如，被评估者的饮酒习惯一直无法改善，在基本的健康教育无效的情况下，可发动其家属或者专科医生的力量协助被评估者改善饮酒习惯；再如，被评估者一直间断服药，

分析到底是因为药费高无法负担、服药习惯未养成，还是服药后有不良反应等，找准其原因再有针对性地提出改进建议。

第二节　风险教育

一、健康风险教育方案制定相关知识

1. 老年人能力健康风险的概述

健康风险是指作用于人的身体，影响人体健康的一种风险。具体来讲，健康风险是指在人的生命过程中，因自然、社会和自身发展的诸多因素，导致人出现疾病、伤残以及健康损失的可能性。

目前，我国已步入老龄化社会且人口老龄化进程正逐步加快。由于人口基数大，以及生活水平、医疗卫生事业的不断发展，人们的寿命日益延长，老年人能力健康风险问题已成为目前需要及时干预防控的主要问题。

老年人能力健康风险问题主要涉及三个方面：一是意外事故风险，二是心理健康问题，三是身体健康问题。本教材主要介绍意外事故风险。

2. 老年人能力健康风险教育方案的制定原则

（1）可行、适用、有效性的原则。风险教育方案首先应针对老年人能力健康风险制定相应的教育内容。需要选择适合老年人心理、生理特点的风险教育方式，尽量采用老年人喜闻乐见、易于接受和记忆的教育形式，确保老年人能够充分理解、知晓风险教育的内容。

（2）经济、合理、先进性的原则。制定风险教育方案时，需要充分考虑经费成本，选择性价比较高的风险教育方案。风险教育方案的内容应科学、严谨、合理，要具有确切的科学依据，并具备一定的先进性。

（3）主动、及时、全过程的原则。应在风险发生前进行主动、及时的教育，并贯穿全过程，达到防患于未然的目的。

（4）综合、系统、全方位的原则。风险教育方案的制定，是一项系统性、综合性极强的工作，需要全方位评估风险点，综合全局制定，这对一级老年人能力评估师提出了较高的综合素质要求。

3. 老年人能力健康风险防范和应急处置宣传教育方案

（1）老年人能力健康风险防范宣传教育方案

1）内容。老年人能力健康风险中最主要的意外事故风险包括跌倒/坠床、烫伤、走失、压力性损伤、误吸、窒息、导管滑脱等。

2）基本要求

①应建立风险管控制度，包括风险评估、风险标识、风险告知、健康宣教、风险上报。其中，对于老年人能力健康的风险教育也是重点之一，应制定适宜的风险教育方案以防患于未然。

②应建立应急处置方案并培训家属或照护者。

③识别老年人发生跌倒/坠床、烫伤、走失、压力性损伤、误吸、窒息、导管滑脱的风险因素，并告知老年人或家属可能发生的风险、不良后果及预防措施。

（2）老年人能力健康风险应急处置宣传教育方案。根据老年人能力健康风险中常见的意外给予相应的应急处置并编写相关流程图或者应急预案。

二、照护风险和预防基础知识

跌倒、烫伤、走失、噎食和外伤在独居老年人家庭中的发生率极高。有些老年人行动不方便，生活不能完全自理，这对无人照顾的独居老年人来说更是雪上加霜。老年人独死家中的事件也屡见报道。因此，独居老年人在生活中时刻存在着安全隐患，需要社会各界给予警惕和关注。

1. 跌倒

跌倒最常见的损伤是髋骨骨折。由于愈合时间长以及手术后的特殊护理要求，如长期卧床和局部的制动，导致老年人容易发生压力性损伤、肺炎和泌尿系统感染等并发症。有资料显示，老年人髋骨骨折后3个月的病死率为20%。有跌倒史的老年人还会因此产生巨大的心理创伤，主要表现为担心跌倒、自信心丧失，从而有意识地减少活动，且活动的依赖性增加等，容易造成恶性循环，增加跌倒的危险。跌倒是老年人群伤残、失能和死亡的重要原因之一，严重影响老年人的生活质量和生活自理能力，给家庭和社会带来了巨大的负担。

老年人一旦发生跌倒，老年人本人、身边的看护人员都应当立即给予处理，尽量减少对老年人的伤害，避免二次伤害。制定应急预案、规范处理流程有利于对跌倒进行及时、科学的处理。

（1）老年人独自跌倒后不要惊慌，要保持冷静。老年人要尝试自己站起来。自己不能站立且身边没有人可以寻求帮助时，要学会选择合适的方式应对。如果是背部着地，首先要弯曲双腿，挪动臀部到放有毯子或垫子的椅子或床铺旁，然后使自己较舒适地平卧，盖好毯子保持体温。休息一会儿，体力恢复后尽力使自己向椅子或床铺的方向翻转身体，使自己变成俯卧位，寻求牢固的家具协助自己站立起来。仰头，双手支撑地面，抬起臀部，弯曲膝关节，然后尽力使自己面向椅子或床铺跪立，双手扶住椅面或床面。以椅子或床铺为支撑，尽力站起来。

（2）不能站立起来时，尝试爬行及向他人寻求帮助。休息片刻使体力部分恢复后，拨打电话或手机寻求帮助，报告跌倒的时间、地点与大致情况。

（3）照护者发现老年人跌倒时，不要急于扶起，而应根据具体情况采取相应措施或拨打急救电话，尽量避免跌倒后的继发性损伤。

2. 烫伤

日常生活中因疏忽大意很容易发生意外，其中尤以烫伤较为常见。烫伤可导致不同程度的后果，轻者可能是轻微的皮外伤，严重的可导致死亡。所以要特别留意老年人的日常生活起居，以减少意外的发生。

老年人由于年龄大，皮下脂肪少，皮肤薄，因此烫伤后可能程度较深。而且如果有既往高血压、高血糖病史，会进一步影响治疗，尤其是患有糖尿病，这对创面愈合的影响极大。

水、火烫伤可分为三度，不同程度烫伤的处理方式各不相同。对局部较小面积的轻度烫伤，可在家中施治，在清洁创面后，可外涂烫伤膏等；对大面积烫伤，宜尽早送医院治疗。

（1）老年人烫伤后的处理建议

1）Ⅰ度烫伤属于红斑性，只损伤皮肤表层，表现为局部皮肤轻度红肿、无水疱，并有火辣辣的刺痛感，应立即脱去衣袜，将创面放入冷水中浸洗 0.5 h，再用烫伤膏涂抹创面。

2）Ⅱ度烫伤属于水疱性，损伤皮肤的真皮层，表现为局部红肿疼痛，有大小不等的水疱，大水疱可用消毒针刺破其下边缘放水，涂上烫伤膏后包扎，松紧要适度。

3）Ⅲ度烫伤属于坏死性，损伤至皮下，脂肪、肌肉、骨骼都有损伤，表面皮肤剥落，创面呈灰色或红褐色，此时应用干净的布包住创面并及时送往医院。切不可在创面上涂紫药水或膏类药物，以免影响对病情的观察与处理。

（2）具体步骤

1）如果烫伤面积较小，可以先用凉水把伤处冲洗干净，然后冲泡 0.5 h 左右，直到不再感到疼痛为止。如果烫伤的面积较大，比较严重，冲水不能解决时，可以把伤处放入装有凉水的大盆中浸泡。一般来说，浸泡的时间越早，水温越低（不能低于5 ℃，以免冻伤），效果越好。但伤处已经起疱并破损了，则不可浸泡，以防感染。

2）烫伤后不可强行拉开衣服，否则会很容易连皮也一起脱去，因为烫伤时衣服会和皮肤连在一起。应用凉水冲洗后选择用剪刀小心剪开衣服，也可以去医院找医生处理。

3）在家里准备好已消毒的干净医用纱布覆盖于烫伤部位，避免伤口污染而引发感染。

 小贴士

不要在烫伤部位涂抹酱油、香油、牙膏、奶油等，这不仅不能缓解烫伤，还会在影响医生判断的同时加重皮肤的损害。

不要用冰块降温，因为冰块温度太低，会进一步损伤皮肤。

3. 走失

走失后的应急处理：

（1）老年人走失后切勿惊慌失措，要在第一时间报案，求助人民警察发布协查通知。

（2）在老年人经常活动的场所寻找。

（3）携带老年人近期照片到救助站寻找。

（4）印制寻人启事求助于路人。

（5）向媒体求助。

（6）对佩戴有 GPS 定位设备的老年人，要立即进行追踪、定位。

4. 噎食

噎食后的处理：

（1）自救腹部冲击法。自救腹部冲击法的实施方法是：一只手握拳，另一只手抓住该手，快速冲击腹部；靠在一张椅子的背部顶端，或桌子的边缘，或阳台栏杆转角，快速挤压腹部。在这种情况下，任何钝角物件都可以用来挤压腹部，使阻塞物排出。

（2）立位腹部冲击法。立位腹部冲击法的实施对象是清醒的老年人。

1）抢救者站在老年人背后，用两手臂环绕老年人的腰部。

2）一手握空心拳，将拇指侧顶住老年人腹部正中线肚脐上方两横指处、剑突下方。

3）用另一手抓住拳头，快速向内、向上挤压，冲击老年人的腹部。

4）约每秒1次，直至异物排出。

（3）仰卧位腹部冲击法。实施对象是昏迷的老年人。

1）老年人平卧，抢救者面对老年人，骑跨在老年人的髋部。

2）一手置于另一手上，将下面一手的掌根放在老年人胸廓下脐上的腹部。

3）用身体重量，快速冲击老年人的腹部，直至异物排出。

4）同时呼救。

如上述方法失败，应及早施行胸外心脏按压。

5. 外伤

创伤一直是致死和致残的主要原因。在65岁以上的老年人中，严重的创伤是致死的重要原因，而外伤则是创伤的重要组成部分。相同条件下，老年人因合并慢性病、脑力和体力衰退及生理储备下降，会出现不同的表现。老年人创伤死亡率是年轻人的6倍。老年人受伤后，有额外的和其特有的危险因素。随着年龄的增长，老龄人群经常处于危险之中，当老年人经历与年轻人同样的损伤时，会有不同的受伤机制、损伤类型、救治要求和预后状况。

（1）外伤的常见原因

1）交通伤。交通伤在创伤中占重要位置。现代创伤中，交通伤具有高能量创伤（高速行驶所发生的交通伤）的特点，常造成多发伤、多发骨折、脊柱脊髓损伤、脏器损伤、开放性损伤等严重损伤。机动车撞击造成的交通伤很多，由于人口老龄化，年龄大的驾驶员逐渐增多，车祸的发生率及死亡率与生理退变和环境紧密相关。在被机动车撞伤的行人中，65岁以上老年人撞伤后的死亡率在所有年龄组中最高，达20%。其中约有46%是在人行横道上被撞伤的。老年人很难在规定的时间内通过人行横道。老年人独自外出易发生交通伤。

2）不合理的运动。老年人对预防运动损伤的意义认识不足，常常忽视准备活动或准备活动做得不充分，技术动作也缺乏正确性。另外，老年人的生理功能相对较低，肌肉力量差，动作的协调性下降，因而导致老年人在运动时容易发生外伤。

3）机械伤。机械伤以绞伤、挤压伤为主，常导致单肢体开放性损伤或断肢、断指、神经、肌腱损伤和骨折。随着年龄的增长，老年人的神经肌肉协调能力减退，使用家用电器设备时容易发生机械伤。

4）锐器伤。衰老和疾病引起老年人视力下降，楼梯过于陡峭、家具有棱角、使用剪刀等锐器均容易给老年人造成伤害。

（2）外伤的预防

1）尽量不要让老年人单独外出，外出时需有家人陪同。过马路要看红绿灯，走人行横道。夜晚光线不好，要避免外出。

2）创设安全环境。创造安全的老年人居室环境，应在设计上尽量减少台阶和门槛，尽量避免购置带棱角的家具。起居室的照明、浴室的防滑、走道的扶手、无障碍空间等都是需要注意的地方。改善老年人家里的摆设，增加室内照明、防滑等辅助器械，在适当的地方，尤其是浴室等常会滑倒的地方使用防滑地板、加装防滑扶手等。在楼梯、走道等地方加装感应灯和扶手，避免老年人因看不清楚而摔倒，使居家生活更安全。老年人穿的鞋大小要合适，鞋底不宜过厚，应防滑。行动不便的老年人应该配备适宜的助步器，并放置在固定的位置以便于取用。

3）增强老年人的安全意识。在日常生活中，注意适时地给老年人普及安全知识，并根据其自身能力和条件选择合适的养老环境，同时应该增加一些保险保障，这样在面对意外伤害时才能做到有备无患。正确评估自己的能力，遇到问题要及时向家人寻求帮助。视力不佳的老年人应配备合适的眼镜。

4）老年人在进行运动时，一定要掌握好技术动作，并且量力而行。注意不要做猛烈转头的运动，避免因头部转动过快，时间过长或动作幅度过大，而造成急性脑缺血，发生昏厥而出现意外。要避免空腹跑步，避免因增加心脏和肝脏负担而引发心律不齐，导致猝死。

5）老年人洗澡水温不要过高，不喝冰镇饮料，不要饱餐，更不能酗酒，避免心肌梗死、脑出血等意外的发生。

（3）外伤的处理。老年人发生外伤后，首先应搞清楚致伤的原因，是意外事故，还是因老年人自身固有疾病而导致的跌伤等。根据不同的原因，可以采取不同的应对措施。除外伤之外，观察老年人是否出现抽搐、面色苍白、四肢发冷、神志不清等情况，由此判断老年人是否存在严重的神经系统、呼吸系统、循环系统可能危及生命的症状。

1）软组织损伤的处理

①先进行制动。因为老年人极易发生骨折，骨关节损伤应先制动，并及时就医，以检查是否发生骨折。

②伤后 24 h 内需要冷敷。用毛巾包裹冰块或用塑料袋装冷水浸泡的毛巾敷于伤口处。禁止热敷，以免加重出血。发生损伤 24 h 后宜进行热敷，以促进伤口消肿散瘀。

③充分休息，减少活动。

2）对于表皮破损等轻微创伤，可进行简单消毒、止血、包扎处理。处理之后若无异常，可暂不必送往医院。若外伤较重，则必须在简易处理之后送往医院救治。具体步骤如下：

①先对有污染的伤口进行冲洗，冲洗时应用生理盐水（在凉白开水中加入食用盐，配成 1% 浓度的盐水）。

②有条件者可用碘酒或酒精消毒，但不可将碘酒或酒精直接倾倒在伤口处，而应用棉签蘸取，沿着伤口边缘从里向外擦拭。

③包扎时应松紧适宜，太松不能止血，太紧则影响血液循环，甚至损伤神经及局部软组织。包扎过程中不可用手直接接触伤口，包扎范围应超出伤口边缘 5～10 cm。

3）脚踝扭伤。老年人在走路时因跌倒、滑倒而导致脚踝扭伤，产生剧烈疼痛。脚踝扭伤大都是由于运动场地不平整或运动鞋不合适。一般来说，脚踝扭伤需要较长时间的恢复期。如果扭伤后及时对脚踝进行了正确的处理，则能大大减轻损伤，缩短恢复期的时间。

小贴士

脚踝发生扭伤后一定要等到完全治好才能逐渐增加运动，否则可能还会再度扭伤，并且症状会更加恶化。

第二十章

培训指导与研究

第一节　培训指导

一、人才培养理论相关知识

1. 人才培养概述

人才培养是指对人才进行教育、培训的过程。被选拔的人才一般都需经过培养训练，才能成为符合职业和岗位要求的专业人才。对于人才培养的具体要求，各行各业都有所不同，但总的目标是达到德、智、体全面发展。作为一级 / 高级技师，需要具备对二级 / 技师、三级 / 高级工进行培训和教学的能力，从而充分体现一级 / 高级技师的水平和作用。

2. 人才培养的内容

（1）人才培养的目标。人才培养的目标是培养具有良好人文、科学素质和社会责任感，具有自我学习能力、创新精神和创新能力的人才。

人才培养的目标具体包含以下几个方面：得到基础研究和应用研究的训练；具有扎实的基础理论知识和实践操作能力，动手能力强、综合素质高；掌握科学的思维方法，具备较强的获取知识的能力；具有探索精神、创新能力和优秀的科学品质。

（2）人才培养的形式。人才培养的形式有多种，除了在各级各类学校中进行系统教育外，还可采取脱产或不脱产的培训班、研讨班等形式，充分利用成人教育、业余教育、电化教育等方式，提倡并鼓励自学成才。

（3）人才培养体系。人才培养体系是指在一定的现代教育理论、教育思想的指导下，按照特定的培养目标和人才规格，以相对稳定的教学内容和课程体系，管理制度和评估方式，实施人才教育过程的总和。

二、教学效果评价

教学效果就是教学取得的成效。具备老年人能力评估师一级／高级技师资格，或相当于老年人能力评估师一级／高级技师资格的其他相关专业人员，承担着对各级老年人能力评估师进行理论和技能培训的职责。根据《老年人能力评估师国家职业技能标准（2020 年版）》制订各级老年人能力评估师的教学计划，并通过以下几个方面来具体评价教学的效果。

1. 教学任务

教学目的的明确性和具体性，以及与教学大纲要求的相应性等。

2. 教学内容

内容阐述的思想性与科学性，知识结构的逻辑性与系统性；基础知识、基本技能的落实，重点突出与难点突破；教材处理与分析、挖掘的深度；内容的实用性与适用性，反映本学科的最新研究成果等。

3. 教学组织

营造活动的气氛，集中学生的注意力，激发学生的兴趣等。

4. 教学基本功

语言规范清晰，态度亲切和蔼；板书简明工整，条理清楚；仪表端庄大方等。

5. 教学方法

启发式教学，师生配合的协调性，讲练的有机结合，利用反馈信息调节教学，直观与形象化的措施（如利用视听辅助设备，采用直观图表、模型等），讲授深入浅出等。

6. 教学效率

知识容量与训练的饱和度，教学时间利用的有效率，学生负担的合理性，课程难度与进度适中性等。

7. 教学效果

教学总体设计的妥当性，概念的正确形成与巩固，学生对学习过程的理解性，学生答问的正确率，学生智力的开发（如独立思考能力的形成、学习方法的掌握、自学能力的养成）。

三、各级老年人能力评估师教学规划设计

1. 三级 / 高级工教学规划设计

详见本教材第十五章。

2. 二级 / 技师教学规划设计

（1）制定授课内容。根据二级 / 技师需要掌握的职业功能进行授课内容安排，包括信息采集与管理、能力评估、等级评定、环境评估、需求评估、康复指导、健康教育、培训指导与研究八个方面。

（2）权重表及学时安排

1）二级 / 技师需要掌握理论知识和技能两部分，因而权重表分为理论知识权重表和技能权重表两部分。

2）二级 / 技师的培训课程包括理论知识部分和技能部分，培训参考学时共 80 标准学时，每学时为 45 min。

3）理论知识和技能两部分培训学时相同，根据权重表，按比例分配学时。理论知识部分和技能部分各安排 40 学时。二级 / 技师理论知识权重及培训学时见表 20-1，二级 / 技师技能权重及培训学时见表 20-2。

● 表 20-1　二级 / 技师理论知识权重及培训学时

项目		权重 /%	学时
基本要求	职业道德	5	2
	基础知识	10	4
相关知识要求	评估准备	—	—
	信息采集与管理	10	4
	能力评估	20	8
	等级评定	10	4
	环境评估	5	2
	需求评估	10	4
	康复指导	15	6
	评估管理	—	—
	健康教育	10	4
	培训指导与研究	5	2
合计		100	40

● 表 20-2 二级／技师技能权重及培训学时

项目		权重 /%	学时
技能要求	评估准备	—	—
	信息采集与管理	10	4
	能力评估	30	12
	等级评定	15	6
	环境评估	5	2
	需求评估	10	4
	康复指导	15	6
	评估管理	—	—
	健康教育	10	4
	培训指导与研究	5	2
合计		100	40

3. 一级／高级技师教学规划设计

（1）制定授课内容。根据一级／高级技师需要掌握的职业功能进行授课内容安排，包括能力评估、康复指导、评估管理、健康教育、培训指导与研究五个方面。

（2）权重表及学时安排

1）一级／高级技师需要掌握理论知识和技能两部分，因而权重表分为理论知识权重表和技能权重表两部分。

2）一级／高级技师的培训课程包括理论知识部分和技能部分，培训参考学时共80标准学时，每学时为 45 min。

3）理论知识和技能两部分培训学时相同，根据权重表，按比例分配学时。理论知识部分和技能部分各安排40学时。一级／高级技师理论知识权重及培训学时见表 20-3，一级／高级技师技能权重及培训学时见表 20-4。

● 表 20-3 一级／高级技师理论知识权重及培训学时

项目		权重 /%	学时
基本要求	职业道德	5	2
	基础知识	10	4

续表

项目		权重/%	学时
相关知识要求	评估准备	—	—
	信息采集与管理	—	—
	能力评估	25	10
	等级评定	—	—
	环境评估	—	—
	需求评估	—	—
	康复指导	20	8
	评估管理	15	6
	健康教育	15	6
	培训指导与研究	10	4
合计		100	40

● 表20-4 一级/高级技师技能权重及培训学时

项目		权重/%	学时
技能要求	评估准备	—	—
	信息采集与管理	—	—
	能力评估	35	14
	等级评定	—	—
	环境评估	—	—
	需求评估	—	—
	康复指导	20	8
	评估管理	20	8
	健康教育	15	6
	培训指导与研究	10	4
合计		100	40

四、督导二级／技师、三级／高级工开展工作

1. 督导的功能

（1）行政的功能。行政的功能是指督导者在被督导者的工作计划与分配、工作监督、回顾与评估、工作授权与协调等方面负指导责任。

（2）教育的功能。教育的功能是指督导者对被督导者完成任务所需的理论知识与技能要给予指导。

（3）支持的功能。支持的功能是指督导者向被督导者提供心理和情感上的支持。

2. 督导的意义

（1）保证老年人能力评估服务机构的正常运行。

（2）确保评估过程的安全与质量。

（3）促进老年人能力评估师的成长。

（4）推动老年人能力评估专业的发展。

3. 督导的类型

（1）师徒式督导。师徒式督导是指督导者扮演师傅的角色，提供教育训练，强调学习过程，被督导者承担更多的责任。

（2）训练式督导。训练式督导是指被督导者扮演学生或受教育者的角色，强调学习过程，在专业方面，督导者承担更多的责任。

（3）管理式督导。管理式督导是指督导者是被督导者的上级或主管，强调实务工作的完成及服务质量，焦点集中于某些特殊议题，督导者承担更多的责任。

（4）咨询式督导。咨询式督导是指督导者扮演纯粹的咨询角色，强调实务工作的完成及服务质量，被督导者主动寻求帮助与支持，并承担更多的责任。

4. 督导的内容

（1）行政性督导的内容

1）工作计划和分配。

2）工作授权、协调与沟通。

3）工作监督、总结、评估与调整。

（2）教育性督导的内容

1）教导有关"评估准备"的知识。

2）教导有关"信息采集与管理"的知识。

3）教导有关"能力评估"的知识。

4）教导有关"等级评定"的知识。

5）教导有关"环境评估"的知识。

6）教导有关"需求评估"的知识。

7）教导有关"康复指导"的知识。

8）教导有关"健康教育"的知识。

9）教导有关"培训指导与研究"的知识。

10）提供专业性的建议和咨询。

第二节　专业研究

一、老年人的专业研究概述

老年人属于社会特殊群体，老龄事业发展的工作是一项庞大的社会系统工程。根据评估数据结合老年人需求的满足和人口老龄化中的实际问题，努力挖掘和预测人口老龄化的具体发展趋势，在可持续发展的原则下撰写老年人能力评估的科普文章，并注意符合老年人的阅读和理解特点，在寓教于乐的形式下起到老年人能力评估工作的科普和宣传作用。

在实际工作中，要进行科普文章、学术论文、综述的撰写，均需查阅相关科学文献，使撰写出的内容更加科学、准确、客观。而一级/高级技师更多的是要关注职业发展，分析老龄事业发展的趋势，开展养老产业、长期照护保险和公共政策的研究，为我国老龄化社会提供一个完整、准确的数据支持，为进一步提高我国应对人口老龄化的能力献计献策。

二、科学文献检索的相关知识

1. 科学文献检索的途径

（1）依据文献外表特征的检索途径

1）文献名途径。文献名途径包括书名、刊名、篇名、特种文献名等。

2）著者途径。著者途径包括作者、编者、译者等。

3）序号途径。序号是指文献出版时所编的号码，如报告号、专利号、标准号、文摘号等。

4）其他途径。其他途径包括出版类型、出版日期、国别、文种等。

（2）依据文献内容特征的检索途径

1）主题途径。主题途径是指所需文献的主题内容，如主题索引、关键词索引等。

2）分类途径。分类途径是指按照学科分类体系查找文献的方法。

3）其他途径。其他途径是指依据学科特征查找，如分子式索引、环系索引、子结构索引等。

2. 科学文献检索的一般方法

（1）追溯法。追溯法是指当查到一篇新发表的文献后，以文献后面所附的参考文献为线索，由近及远进行逐一追踪的查找方法。优点：不需要利用检索工具，查找方法简单。缺点：检索效率不高，漏检率较大。

（2）常用法。常用法即利用检索工具查找文献的方法，分为顺查法和倒查法。

1）顺查法。顺查法是指按时间顺序由远及近的检索方法。缺点：费时，工作量大。

2）倒查法。倒查法是指按时间顺序由近及远的检索方法，常用于查找新课题或有新内容的老课题。缺点：不如顺查法齐全，可能出现漏检。

（3）分段法。分段法即循环法，是交替使用"追溯法"和"常用法"的一种综合检索方法，不断循环，直到满足检索要求为止。优点：当检索工具书刊缺期、缺卷时，也能连续获得所需年限内的文献资料线索。

3. 科学文献检索的步骤

（1）分析研究课题，明确查找要求。

（2）确定检索范围。检索范围包括时间范围、学科范围、文献类型范围等。

（3）选定检索工具。检索工具包括手工/机器检索工具、综合性/专业性检索工具、中文/外文检索工具，要考虑工具的覆盖面、收录文献的质量数量等。

（4）找出检索标识。找出检索标识包括找出主题词、关键词、分类号等，以便使用相应的检索工具。

（5）确定检索途径。确定检索途径是指依据检索标识确定检索途径，如主题途径、作者途径、序号途径等。

（6）利用索引工具查出文摘号。利用索引工具查出文摘号是指按所查索引的使用方法，查出文献的文摘号。

（7）查出资料线索和文摘。查出资料线索和文摘是指依据文摘号查出文献的篇名、作者、文种、刊载文献的刊名、出版社、出版时间、该文献所在页码、文献摘要等。

（8）获取原始文献。获取原始文献是指依据文摘内容，若需要进一步了解和详细阅读原始文献，则记下文献出处，利用有关工具书，查出刊名缩写的全称，再通过查馆藏目录或联合目录的方法，到国内有关馆藏单位借阅或复印原文。

三、学术论文与综述撰写的相关知识

1. 论文与综述的定义

人们把描述某一学术课题在理论性、实验性、预测性上具有的科学研究成果的学术文章简称为论文。

综述是指某一时间段内，作者针对某一专题，对大量原始研究论文中的数据、资料和主要观点进行归纳整理、分析提炼而写成的论文。

2. 论文标题

标题又称题目或题名。标题是以最恰当、最简明的词语反映论文中最重要的特定内容的逻辑组合。论文题目是一篇论文给出的涉及论文范围与水平的第一个重要信息，也是必须考虑到有助于选定关键词和编制题录、索引等二次文献可以提供检索的特定实用信息。

论文标题的要求包括准确得体，简短精练，外延和内涵恰如其分，醒目。

3. 论文摘要

论文一般应有摘要，有时为了国际交流，还有外文（多用英文）摘要。摘要是论文内容不加注释和评论的简短陈述，其作用是不阅读论文全文即能获得必要的信息。

摘要应包含以下内容：从事这一研究的目的和重要性；研究的主要内容，指明完成了哪些工作；获得的基本结论和研究成果，突出论文的新见解；结论或结果的意义。论文摘要虽然要求反映以上内容，但文字必须十分简练，对内容亦需充分概括，字数不可太多，论文摘要一般为 150 ~ 300 字。

4. 论文关键词

关键词属于主题词中的一类。主题词除关键词外，还包含单元词、标题词的叙词。关键词是标示文献的主题内容，但未经规范处理的主题词。

5. 引言

引言又称前言，属于整篇论文的引论部分。引言内容包括：研究的理由、目的、

背景，前人的工作和知识空白，理论依据和实验基础，预期的结果及其在相关领域里的地位、作用和意义。引言的文字不可冗长，内容选择不必过于分散、琐碎，措辞要精练，要吸引读者愿意读下去。引言的篇幅大小并无硬性的统一规定，需视论文篇幅的大小及论文内容的需要来确定。

6. 论文正文

正文是一篇论文的本论，属于论文的主体，它占据论文的最大篇幅。论文所体现的创造性成果或新的研究结果，都将在这一部分得到充分的反映。因此，这一部分要求内容充实，论据充分、可靠，论证有力，主题明确。为了满足这一系列要求，同时也为了做到层次分明、脉络清晰，常常将正文部分分成几个大的段落。这些段落即所谓的逻辑段，一个逻辑段可包含几个自然段。每一逻辑段可冠以适当标题（分标题或小标题）。段落的划分，应视论文性质与内容而定。

7. 参考文献

参考文献是指在研究过程中和论文撰写时所参考过的有关文献的目录，参考文献的完整标注是对原作者的尊重。参考文献不仅仅在格式上有具体要求，在数量、种类、年份等方面也有相关要求。

8. 论文写作基本步骤

论文写作的基本步骤：前奏→提纲→写作→收尾→校对。

（1）前奏。前奏是对资料的收集和遴选，并对文章需要的内容进行消化处理。

（2）提纲。提纲是对文章的整体思路进行总体掌握，从而对论文写作质量提供充分的保障。

（3）写作。写作是论文形成的核心。在论文的正式写作过程中，需要整合各种资源以及各种资料，这样才能写出好文章。

（4）收尾。开头和收尾都是文章不可缺少的组成部分，对保障文章的高质量具有重要意义。

（5）校对。校对是对文章的最终处理。校对工作包括文章写完后的校对以及对不满意地方的修改。

四、开展养老产业的研究

我国已经步入老龄化社会，老年人的养老需求越来越成为社会的焦点。从 2001 年到 2020 年，我国开始进入快速老龄化阶段，人口老龄化无论是对社会还是对家庭都将带来一些新的挑战。目前，我国针对人口老龄化的应对措施还比较滞后，特别是针对老年人养老和医疗护理方面的硬件支持和软件服务都相对欠缺。

长期护理保险的试点运行，在较大程度上解决了老年人养老医护的后顾之忧。进一步探索和完善长期护理保险的运行机制，形成适应我国经济发展和老龄化社会发展的有效机制，能够在很大程度上缓解人口老龄化对我国社会经济发展产生的冲击与影响。

开展养老产业和长期护理保险政策的研究，首先需要了解目前我国老年人养老产业与长期护理体系所面临的困局，再在此基础上开展针对性的研究，并在过程中不断探索、修订，以期达到较好的适应性。

1. 现存的养老观念和模式与现实脱节

"养儿防老""居家养老"是我国几千年来的传统养老观念。长期以来，我国的绝大部分老年人都是在家中由子女或者亲人照顾，这在过去人口高速增长、人口结构呈金字塔形的社会中具有一定的合理性和可行性。但是随着城市中年轻人生存竞争的加剧，职业流动的加速，独生子女政策的推行，家庭结构开始趋向小型化、核心化，传统的养老模式不可避免地将走向瓦解。

2. 老年护理机构少，养老措施的广度和深度都不足

随着城市化、现代化进程的推进，城乡广大参保人员就医需求日益增长，但是老年人护理机构数量却远远不足。

我国养老机构主要有公立和民办两种模式。公立养老机构由于是政府出资兴办，各方面条件都不错，并且收费低，老年人都想入住，但因数量极其有限，无法满足养老需求。而目前对民办养老机构在准入和监管上都存在空白，只有房屋等硬件规定，对软件未作限制。民办养老机构在面临较大的资金压力时，为保证盈利，势必造成服务质量下滑。

3. 护理人员的数量和质量都远未达到要求

目前我国已进入快速老龄化、高龄化的社会，迫切需要大量养老服务人才。但由于养老服务人才市场尚未形成，导致养老产业人才匮乏，养老服务机构专业化建设滞后。养老除了保障老年人的基本生活之外，还需要大量的适合老年人心理、医学等诸多方面的专业护理服务。

目前，全国最少需要1 000万名养老护理员，但现实情况却是全国老年福利机构的职工只有22万人，养老护理员不过2万多人，这不仅与我国几千万失能老年人的潜在需求相差甚远，而且由于服务队伍的整体素质偏低，其专业水平、业务能力、服务质量在一定程度上也无法满足老年人的护理需求。

附录 1

常用老年人能力评估量表

● 表 A　老年人能力评估基本信息表

A.1 评估基本信息表	
A.1.1 评估编码	□□□□□□□
A.1.2 评估基准日期	□□□□年□□月□□日
A.1.3 评估原因	1接受服务前的初评　2接受服务后的常规评估　3状况发生变化后的即时评估　4因对评估结果有疑问进行的复评　　□
A.2 被评估者基本信息表	
A.2.1 姓名	
A.2.2 性别	1男　2女　　□
A.2.3 出生日期	□□□□年□□月□□日
A.2.4 身份证号码	□□□□□□□□□□□□□□□□□□
A.2.5 社保卡号码	□□□□□□□□□
A.2.6 民族	1汉族　2少数民族_____　　□
A.2.7 文化程度	1文盲　2小学　3初中　4高中/技校/中专　5大学专科及以上　6不详　　□
A.2.8 宗教信仰	0无　1有_____
A.2.9 婚姻状况	1未婚　2已婚　3丧偶　4离婚　5未说明的婚姻状况　　□
A.2.10 居住情况	1独居　2与配偶/伴侣居住　3与子女居住　4与父母居住　5与兄弟姐妹居住　6与其他亲属居住　7与非亲属关系的人居住　8养老机构居住　　□
A.2.11 医疗费用支付方式	1城镇职工基本医疗保险　2城镇居民基本医疗保险　3贫困救助　4商业医疗保险　5全公费　6全自费　7其他_____　□/□/□/□

续表

A.2.12 经济来源		1 退休金 / 养老金　2 子女补贴　3 亲友资助　4 其他补贴 _____ □ / □ / □ /
A.2.13 疾病诊断	A.2.13.1 痴呆	0 无　1 轻度　2 中度　3 重度　　　　　　　　　　　□
	A.2.13.2 精神疾病	0 无　1 精神分裂症　2 双相情感障碍　3 偏执性精神障碍 4 分裂情感性障碍　5 癫痫所致精神障碍　6 精神发育迟滞伴发 精神障碍　　　　　　　　　　　　　　　　　　　　　□
	A.2.13.3 慢性疾病	
A.2.14 近 30 天意外事件	A.2.14.1 跌倒	0 无　1 发生过 1 次　2 发生过 2 次　3 发生过 3 次及以上 □
	A.2.14.2 走失	0 无　1 发生过 1 次　2 发生过 2 次　3 发生过 3 次及以上 □
	A.2.14.3 噎食	0 无　1 发生过 1 次　2 发生过 2 次　3 发生过 3 次及以上 □
	A.2.14.4 自杀	0 无　1 发生过 1 次　2 发生过 2 次　3 发生过 3 次及以上 □
	A.2.14.5 其他	
A.2.15 基本生命体征	A.2.15.1 体温	测量被评估者体表温度_____（单位：℃）
	A.2.15.2 脉搏	测量被评估者每分钟脉搏次数_____（单位：次 /min）
	A.2.15.3 呼吸	测量被评估者每分钟呼吸次数_____（单位：次 /min）
	A.2.15.4 血压	测量被评估者收缩压及舒张压_____（单位：mmHg）
A.3 信息提供者及联系人信息表		
A.3.1 信息提供者的姓名		
A.3.2 信息提供者与被评估者的关系		1 配偶　2 子女　3 其他亲属　4 雇佣照顾者　5 其他_____ □
A.3.3 联系人姓名		
A.3.4 联系人电话		

● 表B　老年人能力评估表

B.1 日常生活活动能力评估表		
B.1.1 进食	□分	10 分，可独立进食（在合理的时间内独立进食准备好的食物）
		5 分，需部分帮助（进食过程中需要一定的帮助，如协助把持餐具）
		0 分，需极大帮助或完全依赖他人，或留置营养管
B.1.2 洗澡	□分	5 分，准备好洗澡水后，可自己独立完成洗澡过程
		0 分，在洗澡过程中需他人帮助
B.1.3 修饰	□分	5 分，可独立完成
		0 分，需他人帮助

300

B.1.4 穿衣	□分	10分，可独立完成
		5分，需部分帮助（能自己穿脱，但需他人帮助整理衣物、系扣/鞋带、拉拉链）
		0分，需极大帮助或完全依赖他人
B.1.5 大便控制	□分	10分，可控制大便
		5分，偶尔失控（每周≤1次），或需要他人提示
		0分，完全失控
B.1.6 小便控制	□分	10分，可控制小便
		5分，偶尔失控（每天≤1次，但每周>1次），或需要他人提示
		0分，完全失控，或留置导尿管
B.1.7 如厕	□分	10分，可独立完成
		5分，需部分帮助（需他人搀扶去厕所，需他人帮忙冲水或整理衣裤等）
		0分，需极大帮助或完全依赖他人
B.1.8 床椅转移	□分	15分，可独立完成
		10分，需部分帮助（需他人搀扶或使用拐杖）
		5分，需极大帮助（较大程度上依赖他人的搀扶和帮助）
		0分，完全依赖他人
B.1.9 平地行走	□分	15分，可独立在平地上行走 45 m
		10分，需部分帮助（因肢体残疾、平衡能力差、过度虚弱、视力等问题，在一定程度上需他人搀扶或使用拐杖、助行器等辅助器具）
		5分，需极大帮助（因肢体残疾、平衡能力差、过度虚弱、视力等问题，在较大程度上依赖他人搀扶，或坐在轮椅上自行移动）
		0分，完全依赖他人
B.1.10 上下楼梯	□分	10分，可独立上下楼梯（连续上下 10～15 个台阶）
		5分，需部分帮助（需他人搀扶，或扶着楼梯、使用拐杖等）
		0分，需极大帮助或完全依赖他人
B.1.11 日常生活活动能力总分	□分	B.1.1～B.1.10 10 个项目得分之和
B.1 日常生活活动能力分级	□级	0：能力完好，总分 100 分 1：轻度受损，总分 65～95 分 2：中度受损，总分 45～60 分 3：重度受损，总分≤40 分
B.2 精神状态评估表		

B.2.1 认知功能	□分	0分，画钟正确（画出一个闭锁圆，指针位置准确），且能回忆出 2～3 个词
		1分，画钟错误（画的圆不闭锁，或指针位置不正确），或只能回忆 0～1 个词
		2分，已确诊为认知障碍，如阿尔茨海默病
B.2.2 攻击行为	□分	0分，无身体攻击行为（如打、踢、推、咬、抓、摔东西）和语言攻击行为（如骂人、语言威胁、尖叫）
		1分，每月有几次身体攻击行为，或每周有几次语言攻击行为
		2分，每周有几次身体攻击行为，或每日有语言攻击行为
B.2.3 抑郁症状	□分	0分，无
		1分，情绪低落、不爱说话、不爱洗漱、不爱活动
		2分，有自杀念头或自杀行为
B.2.4 精神状态总分	□分	B.2.1～B.2.3 3个项目得分之和
B.2 精神状态分级	□级	0：能力完好，总分为 0 分
		1：轻度受损，总分为 1 分
		2：中度受损，总分 2～3 分
		3：重度受损，总分 4～6 分
B.3 感知觉与沟通评估表		
B.3.1 意识水平	□分	0分，意识清醒，对周围环境警觉
		1分，嗜睡，表现为睡眠状态过度延长。当呼唤或推动其肢体时可唤醒，并能进行正确的交谈或执行指令，停止刺激后又继续入睡
		2分，昏睡，一般的外界刺激不能使其觉醒，给予较强烈的刺激时可有短时的意识清醒，醒后可简短回答提问，当刺激减弱后又很快进入睡眠状态
		3分，昏迷，处于浅昏迷时对疼痛刺激有回避和痛苦表情，处于深昏迷时对刺激无反应（若评定为昏迷，则直接判定为重度失能，可不进行其他项目的评估）
B.3.2 视力	□分	0分，能看清书报上的标准字体
		1分，能看清大字体，但看不清书报上的标准字体
		2分，视力有限，看不清报纸大标题，但能辨认物体
		3分，辨认物体有困难，但眼睛能跟随物体移动，只能看到光、颜色和形状
		4分，没有视力，眼睛不能跟随物体移动

B.3.3 听力	□分	0分，可正常交谈，能听到电视、电话、门铃的声音
		1分，在轻声说话或说话距离超过2 m时听不清
		2分，正常交流有些困难，需在安静环境下或大声说话时才能听到
		3分，讲话者大声说话或说话很慢，才能部分听见
		4分，完全听不见
B.3.4 沟通交流	□分	0分，无困难，能与他人正常沟通和交流
		1分，能表达自己的需求及理解他人的话，但需要增加时间或给予帮助
		2分，表达需求或理解他人的话有困难，需频繁重复或简化口头表达
		3分，不能表达需求或理解他人的话
B.3 感知觉与沟通分级	□级	0：能力完好。意识清醒，且视力和听力评为0或1分，沟通交流评为0分
		1：轻度受损。意识清醒，但视力或听力中至少有一项评为2分，或沟通交流评为1分
		2：中度受损。意识清醒，但视力或听力中至少有一项评为3分，或沟通交流评为2分；或嗜睡，视力或听力评定为3分及以下，沟通交流评定为2分及以下
		3：重度受损。意识清醒或嗜睡，但视力或听力中至少有一项评为4分，或沟通交流评为3分；或意识水平为昏睡/昏迷

B.4 社会参与能力评估表

B.4.1 生活能力	□分	0分，除个人生活（如饮食、洗漱、穿戴、二便）能够自理外，还能料理家务（如做饭、洗衣）或当家管理家庭事务
		1分，除个人生活能够自理外，还能做家务，但质量欠佳，家庭事务安排欠条理
		2分，个人生活能自理，只有在他人帮助下才能做些家务，但质量不好
		3分，个人基本生活事务（如饮食、二便）能自理，在督促下可洗漱
		4分，个人基本生活事务（如饮食、二便）需要提供部分帮助或完全依赖他人帮助
B.4.2 工作能力	□分	0分，原来熟练的脑力工作或体力技巧性工作可照常进行
		1分，原来熟练的脑力工作或体力技巧性工作能力有所下降
		2分，原来熟练的脑力工作或体力技巧性工作明显不如以往，部分遗忘
		3分，对熟练的工作只保留一些片段，技能则全部遗忘
		4分，对以往的知识或技能全部遗忘

续表

B.4.3 时间/空间定向	□分	0分，时间观念（年、月、日、时）清楚，可单独出远门，能很快掌握新环境的方位
		1分，时间观念有些模糊，年、月、日清楚，但有时会相差几天，可单独来往于近街，知道现住地的名称和方位，但不知回家路线
		2分，时间观念较差，年、月、日不清楚，可知上半年或下半年，只能在家附近单独行动，对现住地只知名称，不知方位
		3分，时间观念很差，年、月、日不清楚，可知上午或下午，只能在左邻右舍间串门，对现住地不知名称和方位
		4分，无时间观念，不能单独外出
B.4.4 人物定向	□分	0分，知道周围人们的关系，知道祖孙、叔伯、姑姨、侄子侄女等称谓的意义，可分辨陌生人的大致年龄和身份，可使用适当的称呼
		1分，只知家中亲密近亲的关系，不会分辨陌生人的大致年龄，不能称呼陌生人
		2分，只能称呼家人，或只能模仿称呼，不知其关系，不辨辈分
		3分，只认识同住的亲人，可称呼子女或孙子女，可辨熟人和生人
		4分，只认识保护人，不辨熟人和生人
B.4.5 社会交往能力	□分	0分，参与社会活动，对社会环境有一定的适应能力，待人接物恰当
		1分，能适应单纯环境，主动接触人，初次见面时难以让人发现智力问题，不能理解隐喻语
		2分，脱离社会，可被动接触人，不会主动待人，谈话中有很多不适当的词句，容易上当受骗
		3分，勉强可与人交往，谈吐内容不清楚，表情不恰当
		4分，难以与人接触
B.4.6 社会参与能力总分	□分	B.4.1～B.4.5 5个项目得分之和
B.4 社会参与能力分级	□级	0：能力完好，总分0～2分 1：轻度受损，总分3～7分 2：中度受损，总分8～13分 3：重度受损，总分14～20分

● 表 C 老年人能力评估报告

C.1 一级指标分级	C.1.1 日常生活活动：□级	C.1.2 精神状态：□级
	C.1.3 感知觉与沟通：□级	C.1.4 社会参与：□级
C.2 老年人能力初步等级	0 能力完好　1 轻度失能　2 中度失能　3 重度失能	□
C.3 等级变更条款	①有认知障碍／痴呆、精神疾病者，在原有能力等级上提高一个等级 ②近 30 天内发生过 2 次及以上跌倒、噎食、自杀、走失者，在原有能力等级上提高一个等级 ③处于昏迷状态者，直接评定为重度失能 ④若初步等级确定为"重度失能"，则不考虑上述①～③中各情况对最终等级的影响，等级不再提高	□
C.4 老年人能力最终等级	0 能力完好　1 轻度失能　2 中度失能　3 重度失能	□
老年人能力评估师签名 信息提供者签名	日期　　年　　月　　日 日期　　年　　月　　日	

注：老年人能力初步等级划分标准

0 能力完好：

日常生活活动、精神状态、感知觉与沟通的分级均为 0，社会参与分级为 0 或 1。

1 轻度失能：

日常生活活动的分级为 0，但精神状态、感知觉与沟通中至少有一项的分级为 1 及以上，或社会参与的分级为 2 或 3；或日常生活活动的分级为 1，精神状态、感知觉与沟通、社会参与中至少有一项的分级为 0 或 1。

2 中度失能：

日常生活活动的分级为 1，但精神状态、感知觉与沟通、社会参与的分级均为 2，或有一项的分级为 3；或日常生活活动的分级为 2，且精神状态、感知觉与沟通、社会参与中有 1～2 项的分级为 1 或 2。

3 重度失能：

日常生活活动的分级为 3；或日常生活活动、精神状态、感知觉与沟通、社会参与的分级均为 2；或日常生活活动的分级为 2，且精神状态、感知觉与沟通、社会参与中至少有一项的分级为 3。

● 表口 老年人能力评估结果判定卡

老年人能力评估结果判定卡

	C	C	C	C	C	C	C	C	C	C	C	C	C	C	C	C	C
	—	0	0	0	0	1	1	1	1	2	2	2	2	3	3	3	3
D	—	0	1	2	3	0	1	2	3	0	1	2	3	0	1	2	3
A B																	
0 0	—	A0+B0+ C0+D0	A0+B0+ C0+D1	A0+B0+ C0+D2	A0+B0+ C0+D3	A0+B0+ C1+D0	A0+B0+ C1+D1	A0+B0+ C1+D2	A0+B0+ C1+D3	A0+B0+ C2+D0	A0+B0+ C2+D1	A0+B0+ C2+D2	A0+B0+ C2+D3	A0+B0+ C3+D0	A0+B0+ C3+D1	A0+B0+ C3+D2	A0+B0+ C3+D3
0 1	—	A0+B1+ C0+D0	A0+B1+ C0+D1	A0+B1+ C0+D2	A0+B1+ C0+D3	A0+B1+ C1+D0	A0+B1+ C1+D1	A0+B1+ C1+D2	A0+B1+ C1+D3	A0+B1+ C2+D0	A0+B1+ C2+D1	A0+B1+ C2+D2	A0+B1+ C2+D3	A0+B1+ C3+D0	A0+B1+ C3+D1	A0+B1+ C3+D2	A0+B1+ C3+D3
0 2	—	A0+B2+ C0+D0	A0+B2+ C0+D1	A0+B2+ C0+D2	A0+B2+ C0+D3	A0+B2+ C1+D0	A0+B2+ C1+D1	A0+B2+ C1+D2	A0+B2+ C1+D3	A0+B2+ C2+D0	A0+B2+ C2+D1	A0+B2+ C2+D2	A0+B2+ C2+D3	A0+B2+ C3+D0	A0+B2+ C3+D1	A0+B2+ C3+D2	A0+B2+ C3+D3
0 3	—	A0+B3+ C0+D0	A0+B3+ C0+D1	A0+B3+ C0+D2	A0+B3+ C0+D3	A0+B3+ C1+D0	A0+B3+ C1+D1	A0+B3+ C1+D2	A0+B3+ C1+D3	A0+B3+ C2+D0	A0+B3+ C2+D1	A0+B3+ C2+D2	A0+B3+ C2+D3	A0+B3+ C3+D0	A0+B3+ C3+D1	A0+B3+ C3+D2	A0+B3+ C3+D3
1 0	—	A1+B0+ C0+D0	A1+B0+ C0+D1	A1+B0+ C0+D2	A1+B0+ C0+D3	A1+B0+ C1+D0	A1+B0+ C1+D1	A1+B0+ C1+D2	A1+B0+ C1+D3	A1+B0+ C2+D0	A1+B0+ C2+D1	A1+B0+ C2+D2	A1+B0+ C2+D3	A1+B0+ C3+D0	A1+B0+ C3+D1	A1+B0+ C3+D2	A1+B0+ C3+D3
1 1	—	A1+B1+ C0+D0	A1+B1+ C0+D1	A1+B1+ C0+D2	A1+B1+ C0+D3	A1+B1+ C1+D0	A1+B1+ C1+D1	A1+B1+ C1+D2	A1+B1+ C1+D3	A1+B1+ C2+D0	A1+B1+ C2+D1	A1+B1+ C2+D2	A1+B1+ C2+D3	A1+B1+ C3+D0	A1+B1+ C3+D1	A1+B1+ C3+D2	A1+B1+ C3+D3
1 2	—	A1+B2+ C0+D0	A1+B2+ C0+D1	A1+B2+ C0+D2	A1+B2+ C0+D3	A1+B2+ C1+D0	A1+B2+ C1+D1	A1+B2+ C1+D2	A1+B2+ C1+D3	A1+B2+ C2+D0	A1+B2+ C2+D1	A1+B2+ C2+D2	A1+B2+ C2+D3	A1+B2+ C3+D0	A1+B2+ C3+D1	A1+B2+ C3+D2	A1+B2+ C3+D3
1 3	—	A1+B3+ C0+D0	A1+B3+ C0+D1	A1+B3+ C0+D2	A1+B3+ C0+D3	A1+B3+ C1+D0	A1+B3+ C1+D1	A1+B3+ C1+D2	A1+B3+ C1+D3	A1+B3+ C2+D0	A1+B3+ C2+D1	A1+B3+ C2+D2	A1+B3+ C2+D3	A1+B3+ C3+D0	A1+B3+ C3+D1	A1+B3+ C3+D2	A1+B3+ C3+D3
2 0	—	A2+B0+ C0+D0	A2+B0+ C0+D1	A2+B0+ C0+D2	A2+B0+ C0+D3	A2+B0+ C1+D0	A2+B0+ C1+D1	A2+B0+ C1+D2	A2+B0+ C1+D3	A2+B0+ C2+D0	A2+B0+ C2+D1	A2+B0+ C2+D2	A2+B0+ C2+D3	A2+B0+ C3+D0	A2+B0+ C3+D1	A2+B0+ C3+D2	A2+B0+ C3+D3

续表

A/B	C0 D0	C0 D1	C0 D2	C0 D3	C1 D0	C1 D1	C1 D2	C1 D3	C2 D0	C2 D1	C2 D2	C2 D3	C3 D0	C3 D1	C3 D2	C3 D3
2 1	A2+B1+C0+D0	A2+B1+C0+D1	A2+B1+C0+D2	A2+B1+C0+D3	A2+B1+C1+D0	A2+B1+C1+D1	A2+B1+C1+D2	A2+B1+C1+D3	A2+B1+C2+D0	A2+B1+C2+D1	A2+B1+C2+D2	A2+B1+C2+D3	A2+B1+C3+D0	A2+B1+C3+D1	A2+B1+C3+D2	A2+B1+C3+D3
2 2	A2+B2+C0+D0	A2+B2+C0+D1	A2+B2+C0+D2	A2+B2+C0+D3	A2+B2+C1+D0	A2+B2+C1+D1	A2+B2+C1+D2	A2+B2+C1+D3	A2+B2+C2+D0	A2+B2+C2+D1	A2+B2+C2+D2	A2+B2+C2+D3	A2+B2+C3+D0	A2+B2+C3+D1	A2+B2+C3+D2	A2+B2+C3+D3
2 3	A2+B3+C0+D0	A2+B3+C0+D1	A2+B3+C0+D2	A2+B3+C0+D3	A2+B3+C1+D0	A2+B3+C1+D1	A2+B3+C1+D2	A2+B3+C1+D3	A2+B3+C2+D0	A2+B3+C2+D1	A2+B3+C2+D2	A2+B3+C2+D3	A2+B3+C3+D0	A2+B3+C3+D1	A2+B3+C3+D2	A2+B3+C3+D3
3 0	A3+B0+C0+D0	A3+B0+C0+D1	A3+B0+C0+D2	A3+B0+C0+D3	A3+B0+C1+D0	A3+B0+C1+D1	A3+B0+C1+D2	A3+B0+C1+D3	A3+B0+C2+D0	A3+B0+C2+D1	A3+B0+C2+D2	A3+B0+C2+D3	A3+B0+C3+D0	A3+B0+C3+D1	A3+B0+C3+D2	A3+B0+C3+D3
3 1	A3+B1+C0+D0	A3+B1+C0+D1	A3+B1+C0+D2	A3+B1+C0+D3	A3+B1+C1+D0	A3+B1+C1+D1	A3+B1+C1+D2	A3+B1+C1+D3	A3+B1+C2+D0	A3+B1+C2+D1	A3+B1+C2+D2	A3+B1+C2+D3	A3+B1+C3+D0	A3+B1+C3+D1	A3+B1+C3+D2	A3+B1+C3+D3
3 2	A3+B2+C0+D0	A3+B2+C0+D1	A3+B2+C0+D2	A3+B2+C0+D3	A3+B2+C1+D0	A3+B2+C1+D1	A3+B2+C1+D2	A3+B2+C1+D3	A3+B2+C2+D0	A3+B2+C2+D1	A3+B2+C2+D2	A3+B2+C2+D3	A3+B2+C3+D0	A3+B2+C3+D1	A3+B2+C3+D2	A3+B2+C3+D3
3 3	A3+B3+C0+D0	A3+B3+C0+D1	A3+B3+C0+D2	A3+B3+C0+D3	A3+B3+C1+D0	A3+B3+C1+D1	A3+B3+C1+D2	A3+B3+C1+D3	A3+B3+C2+D0	A3+B3+C2+D1	A3+B3+C2+D2	A3+B3+C2+D3	A3+B3+C3+D0	A3+B3+C3+D1	A3+B3+C3+D2	A3+B3+C3+D3

结论（对照相应填充色）：

能力完好	轻度失能	中度失能	重度失能

说明：A 为日常生活活动，B 为精神状态，C 为感知觉与沟通，D 为社会参与；0 为能力完好，1 为轻度失能，2 为中度失能，3 为重度失能。

①当 A 为 0，B 或 C 有一项为 1 及以上，或 D 为 2 或 3 时，判定为轻度失能，其余为能力完好。

②当 A 为 1，B、C、D 有一项为 3，或 B、C、D 同时为 2 时，判定为中度失能，其余为轻度失能。

③当 A 为 2，B、C、D 有一项为 3，或 B、C、D 同时为 2 时，判定为重度失能，其余为中度失能。

④当 A 为 3，B、C、D 三项为任何情况时，都为重度失能。

附录 2

特殊事项记录单

● 特殊事项记录单

编号	说明

附录3

老年人能力评估主要内容一览表

● 老年人能力评估主要内容一览表

评估项目	三级/高级工		二级/技师		一级/高级技师	
评估项目	评估一级指标	评估表	评估内容	评估表	评估内容	评估表
能力评估	日常生活活动能力	日常生活活动能力评估表（巴塞尔指数）	工具性日常生活活动能力	Lawton-Brody 工具性日常生活活动能力评估量表	特殊事项评估	神经精神问卷（NPI）
能力评估	精神状态	精神状态评估表	身体活动能力评估	步态："起立－行走"计时测试（TUGT） 平衡能力：伯格平衡量表（BBS） 肌力：徒手肌力评定（MMT） 心肺耐力：六分钟步行试验（6MWT）	综合评估	跌倒：Morse 跌倒评估量表 疼痛：疼痛评估表
能力评估	感知觉与沟通	感知觉与沟通评估表	复核评估	简易智力状态检查量表（MMSE） 老年抑郁量表（GDS） 格拉斯哥昏迷量表（GCS）	风险评估	噎食：噎食风险评估表 自杀：自杀风险因素评估量表 攻击行为：暴力风险评估量表（HCR-20）
能力评估	社会参与能力	社会参与能力评估表				
专项评估			压力性损伤：布雷登压疮危险因素预测量表 深静脉血栓：Caprini 血栓风险评估量表 导管滑脱：导管滑脱风险评估量表			

续表

评估项目	三级/高级工		二级/技师		一级/高级技师	
	评估一级指标	评估表	评估内容	评估表	评估内容	评估表
环境评估		家庭成员基本情况信息采集表 APGAR 家庭功能评估量表				
				社会参与支持：社会支持评估量表（SSRS）		
需求评估		社会支持网络和社会支持服务：社会支持评估量表（SSRS）				

参考文献

［1］宋岳涛.老年综合评估［M］.2版.北京：中国协和医科大学出版社，2019.

［2］田兰宁.走进变老的世界：老年人能力评估基础操作指南［M］.北京：中国社会出版社，2016.

［3］卢桂珍.老年健康照护［M］.天津：天津大学出版社，2008.

［4］刘晓红，陈彪.老年医学［M］.3版.北京：人民卫生出版社，2020.

［5］费尔德曼.发展心理学：人的毕生发展（第6版）［M］.苏彦捷，邹丹，译.北京：世界图书出版公司，2013.

［6］郝伟，陆林.精神病学［M］.8版.北京：人民卫生出版社，2018.

［7］迪特里克.老年社会工作：生理、心理及社会方面的评估与干预（第二版）［M］.隋玉杰，译.北京：中国人民大学出版社，2008.

［8］许冬梅，邵静.精神科护理风险评估手册［M］.北京：中国医药科技出版社，2019.

［9］郑洁皎.老年康复学［M］.北京：人民卫生出版社，2018.

［10］黄晓琳，燕铁斌.康复医学［M］.6版.北京：人民卫生出版社，2018.

［11］黄岩松，李敏.老年健康照护（临床案例版）［M］.武汉：华中科技大学出版社，2017.

［12］许虹，李冬梅.养老护理师资培训教程［M］.北京：人民卫生出版社，2018.

［13］李丽珠.“医养结合”老年护理服务手册［M］.太原：山西经济出版社，2014.

［14］陈家伦.临床内分泌学［M］.上海：上海科学技术出版社，2011.

［15］宁光.内分泌学高级教程［M］.北京：中华医学电子音像出版社，2016.

［16］胡秀英.老年护理手册［M］.2版.北京：科学出版社，2015.

［17］化前珍.老年护理学［M］.3版.北京：人民卫生出版社，2012.

［18］周中苏，刘复林，唐广良.老年安全护理与风险防范［M］.北京：科学技术文献出版社，2018.

［19］孙红，尚少梅.老年长期照护规范与指导［M］.北京：人民卫生出版社，2018.

［20］杨莘，程云.老年专科护理［M］.北京：人民卫生出版社，2019.

［21］董碧蓉.老年照护者手册［M］.成都：四川大学出版社，2016.

［22］高桂云，郭琦.医学伦理学概论［M］.北京：中国社会科学出版社，2009.

［23］王明旭，赵明杰.医学伦理学［M］.5版.北京：人民卫生出版社，2018.

［24］陈勰.医学伦理学［M］.2版.南京：江苏凤凰科学技术出版社，2018.

［25］龚玉秀，方珏.医学伦理学［M］.2版.北京：清华大学出版社，2018.

［26］陈涛.老年社会学［M］.北京：中国社会出版社，2009.

［27］白勇，邵玉普.药学专业知识（二）［M］.西安：世界图书出版公司，2017.

［28］张明园，何燕玲.精神科评定量表手册［M］.长沙：湖南科学技术出版社，2015.

［29］彭丹涛，张占军.神经心理认知量表操作指南［M］.北京：人民卫生出版社，2015.

［30］戈德布鲁姆.精神科临床评估技巧［M］.王学义，译.北京：北京大学医学出版社，2010.

［31］陈雪萍，姚蕴伍，杜丽萍.养老机构老年护理服务规范和评价标准［M］.杭州：浙江大学出版社，2011.

［32］董碧蓉.新概念老年医学［M］.北京：北京大学医学出版社，2015.

［33］陈孝平，汪建平，赵继宗.外科学［M］.9版.北京：人民卫生出版社，2018.

［34］杨延宗，杜建玲.实用老年内科学［M］.北京：华龄出版社，2010.

［35］汪耀.实用老年病学［M］.北京：人民卫生出版社，2014.

［36］王辰，王建安.内科学［M］.3版.北京：人民卫生出版社，2015.

［37］成蓓，曾尔亢.老年病学［M］.3版.北京：科学出版社，2018.

［38］北京协和医院.老年医学诊疗常规［M］.北京：人民卫生出版社，2012.

［39］王再谟.老年消化病［M］.北京：人民军医出版社，2007.